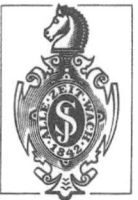

P. M. Osswald · H.-J. Hartung · U. Muth

Präoperative Diagnostik

Vorbereitung zur Narkose und Operation

Mit 37 Abbildungen

Springer-Verlag Berlin Heidelberg GmbH

Priv.-Doz. Dr. med. Peter Michael Osswald
Priv.-Doz. Dr. med. Hans-Joachim Hartung
Dr. med. Ulrike Muth

Institut für Anästhesiologie und Reanimation
Theodor-Kutzer-Ufer
6800 Mannheim 1

ISBN 978-3-540-15909-4   ISBN 978-3-642-87909-8 (eBook)
DOI 10.1007/978-3-642-87909-8

CIP-Kurztitelaufnahme der Deutschen Bibliothek
Osswald, Peter M.:
Präoperative Diagnostik / P. M. Osswald,
H.-J. Hartung, U. Muth.
Berlin, Heidelberg, New York: Springer, 1986
ISBN 978-3-540-15909-4 (Berlin...)
ISBN 978-3-540-15909-4 (New York...)
NE: Hartung, Hans-Joachim, Muth, Ulrike

Das Werk ist urheberrechtlich geschützt. Die dadurch begründeten Rechte, insbesondere die der Übersetzung, des Nachdruckes, der Entnahme von Abbildungen, der Funksendung, der Wiedergabe auf photomechanischem oder ähnlichem Wege und der Speicherung in Datenverarbeitungsanlagen bleiben, auch bei nur auszugsweiser Verwertung vorbehalten. Die Vergütungsansprüche des §54, Abs. 2 UrhG, werden durch die 'Verwertungsgesellschaft Wort', München, wahrgenommen.

© Springer-Verlag Berlin Heidelberg 1986
Ursprünglich erschienen bei Springer-Verlag Berlin Heidelberg New York 1986

Die Wiedergabe von Gebrauchsnamen, Handelsnamen, Warenbezeichnungen usw. in diesem Buch berechtigt auch ohne besondere Kennzeichnung nicht zu der Annahme, daß solche Namen im Sinne der Warenzeichen- und Markenschutz-Gesetzgebung als frei zu betrachten wären und daher von jedermann benutzt werden dürften.

Produkthaftung: Für Angaben über Dosierungsanweisungen und Applikationsformen kann vom Verlag keine Gewähr übernommen werden. Derartige Angaben müssen vom jeweiligen Anwender im Einzelfall anhand anderer Literaturstellen auf ihre Richtigkeit überprüft werden.
Satz: H. Hagedorn, Berlin
2119/3020-543210

Vorwort

Das vorliegende Taschenbuch wendet sich an Studenten der Medizin gleichermaßen wie an klinisch tätige Ärzte und an Hochschullehrer. Dem Studenten soll es eine systematische Diagnostik am Patienten vermitteln. Dem klinisch tätigen Arzt vermittelt es Einzelheiten zu bestimmten Problemen, dem Hochschullehrer mag das Taschenbuch didaktische Vorbereitungshilfen bieten.

Das Buch soll dazu beitragen, die präoperative Diagnostik zur Vorbereitung zur Narkose und Operation in einem größeren Rahmen der problemorientierten Diagnostik zu sehen. An diesen genannten Zwecken orientiert sich auch der jeweilige Umfang. Indikationen zu weiteren Untersuchungen bei spezifischen Symptomen oder infolge spezieller Untersuchungsergebnisse sind als Empfehlungen zu betrachten und eben nur so gemeint. Die beschriebenen diagnostischen Verfahren erfordern oftmals optimale Bedingungen, d. h. die dazu erforderliche Zeit und auch die diagnostischen Möglichkeiten, die dann auch zur entsprechenden Therapie verpflichten. Nicht immer aber verfügt der klinisch tätige Arzt über solche Voraussetzungen, so daß die Entscheidung der Auswahl der der jeweiligen Situation angepaßten und geeigneten Diagnostik einzig und allein bei ihm bleiben muß.

Das Buch wendet sich somit an den Anästhesisten, der sich präoperativ ein Bild über den Zustand des Patienten machen muß, um die potentiellen Organfunktionsstörungen aufzufinden, die vor einer Anästhesie noch therapeutisch angegangen werden könnten. Dieses Buch empfiehlt sich aber auch dem Operateur, dessen Aufgabe es ist, den Patienten zur Operation vorzubereiten. Und das Buch richtet sich nicht zuletzt auch an den Hausarzt des Patienten und den internistischen Fachkollegen, denen eine Hilfe angeboten werden soll bei der Überlegung, welche der möglichen diagnostischen Verfahren über den Zustand des Patienten im Hinblick auf eine Risikominderung bei der durchzuführenden Anästhesie am aufschlußreichsten ist.

Mannheim, im Juni 1986　　　　　　　　　　　　Peter Michael Osswald
　　　　　　　　　　　　　　　　　　　　　　　　Hans-Joachim Hartung
　　　　　　　　　　　　　　　　　　　　　　　　Ulrike Muth

Inhaltsverzeichnis

Einführung ... 1

Risikoanalyse ... 4

Standarddiagnostik ... 10
  Diagnostische Verfahren ... 10
    Anamnese ... 10
    Klinische Untersuchung ... 10
    Laboruntersuchungen ... 11
    Elektrokardiogramm ... 13
    Thoraxröntgen ... 14

Spezielle Diagnostik ... 16

Kardiozirkulatorisches System ... 16
  Problembeschreibung ... 16
  Diagnostische Verfahren ... 17
    Anamnese ... 17
    Klinische Untersuchung ... 19
    Laboruntersuchungen ... 25
    Thoraxröntgen ... 27
    Elektrokardiogramm ... 30
    Echokardiographie ... 56
    Phonokardiographie ... 57
    Doppler-Sonographie ... 57
    Nuklearmedizinische Untersuchung des Herzens ... 58
    Vena-cava-Katheter ... 59
    Herzkatheter ... 61

Respiratorisches System ... 72
  Problembeschreibung ... 72
  Diagnostische Verfahren ... 73
    Anamnese ... 73
    Physikalische Untersuchung des Thorax ... 75
    Röntgenologische Untersuchung des Thorax ... 80
    Elektrokardiogramm ... 81
    Lungenfunktionstest ... 81
    Blutgasanalyse ... 92

Leber 98
   Problembeschreibung 98
   Diagnostische Verfahren 98
      Anamnese 98
      Klinische Untersuchung 99
      Laboruntersuchungen 100

Niere 107
   Problembeschreibung 107
   Diagnostische Verfahren 107
      Anamnese 107
      Klinische Untersuchung 108
      Laboruntersuchungen 110
      Elektrokardiogramm 118
      Röntgenologische Untersuchung des Thorax .. 119
      Funktionsdiagnostik 120
      Weiterführende Untersuchungen 120

Endokrines System 122
   Diagnostisches Verfahren 122
      Schilddrüsenhormone 122
      Wachstumshormon 124
      Adrenokortikotropes Hormon (ACTH) 124
      Nebennierenhormone und Metaboliten 124

Hämatologisches System 125
   Problembeschreibung 125
   Diagnostische Verfahren 126
      Anamnese 126
      Klinische Untersuchung 126
      Laboruntersuchungen 126

Neuromuskuläres System 154
   Problembeschreibung 154
   Diagnostische Verfahren 155
      Anamnese 155
      Klinische Untersuchung 155
      Thoraxröntgen 155
      Elektrokardiogramm 155
      Muskelbiopsie 155
      Elektromyogramm 155
      Laboruntersuchungen 156
      Computertomogramm 156

Indikationen zur Durchführung diagnostischer Verfahren bei speziellen Organfunktionsstörungen 157

   Kardiovaskuläres System 157
      Hypertonie 157
      Hypotonie 158
      Herzinsuffizienz 159
      Koronare Herzerkrankung 161

Herzrhythmusstörungen ... 167
Herzklappenerkrankungen ... 168
Myokarditis, Perikarditis, Perikarderguß ... 174
Gefäßerkrankungen ... 175

Respiratorisches System ... 176
   Obstruktive Erkrankungen ... 176
   Restriktive Erkrankungen ... 179
   Akutes Lungenversagen ... 183
   Lungenneoplasma ... 185
   Pleuraerkrankungen ... 186

Leber ... 186
   Obstruktion der extrahepatischen Gallenwege ... 186
   Leberparenchymerkrankungen ... 187
   Idiopathische Hyperbilirubinämien ... 192

Niere ... 192
   Entzündliche Erkrankungen der ableitenden Harnwege ... 192
   Obstruktionen der ableitenden Harnwege ... 194
   Chronische Niereninsuffizienz ... 194
   Terminale dialysepflichtige Niereninsuffizienz ... 196
   Akutes Nierenversagen ... 196
   Zustand nach Nierentransplantation ... 197

Endokrines System ... 197
   Schilddrüsenerkrankungen ... 197
   Erkrankungen der Nebennierenrinde ... 202
   Erkrankungen der Adenohypophyse ... 205
   Phäochromozytom ... 207
   Karzinoide Tumoren ... 209
   Erkrankungen der Nebenschilddrüsen ... 209
   Diabetes mellitus ... 211

Hämatologisches System ... 213
   Anämien ... 214
   Erkrankungen des Blutgerinnungssystems ... 219

Neuromuskuläres System ... 224
   Myopathien ... 224
   Muskuläre Dystrophien ... 225
   Myasthenien ... 227
   Maligne Hyperthermie ... 228
   Familiäre periodische Paralyse ... 229
   Myositis ossificans ... 230
   Intrakranielle Raumforderungen ... 230
   Intrakranielle Blutungen (Aneurysmen) ... 231
   Zerebrovaskuläre Erkrankungen ... 231
   Degenerative Erkrankungen ... 231
   Neuropathien ... 233
   Akute und chronische Para- bzw. Tetraplegie ... 234
   Epilepsien ... 235

Indikationen zur Durchführung diagnostischer Verfahren
bei speziellen operativen Eingriffen 236

Lobektomie - Pneumektomie 236
Aortokoronare Bypassoperation 242
Herzklappenersatz 244
Bauchaortenaneurysmen - Operationen peripherer Gefäße 246
Karotischirurgie 247
Kraniotomie 249
Chirurgie der Gelenke 250
Wirbelsäulenchirurgie 251
Polytrauma 251
Der ambulante Patient 257
Kinderchirurgie 260

Anhang 267

A. Diagnostikprogramme 267
B. Laborparameter 271
C. Protokolle 284

Literatur 287

Sachverzeichnis 289

Einführung

Erhöhte Lebenserwartung und zunehmende Behandlungsmöglichkeiten haben das Spektrum des operativen Patientengutes deutlich verändert: Eine Vielzahl von Patienten, die sich einem operativen Eingriff unterziehen müssen, leiden an einer oder mehreren Begleiterkrankungen. Gelegentlich soll sogar durch den operativen Eingriff selbst eine internistische Erkrankung gebessert oder geheilt werden. Herzerkrankungen, pulmonale Erkrankungen, Funktionsstörungen von Leber und Niere sind ebenso wie endokrine Störungen einige Beispiele für dieses Problem.
Bei der präoperativen Diagnostik müssen die spezifischen, für den vorgesehenen operativen Eingriff notwendigen Informationen und die Gesamtfunktion des Organismus beurteilt werden.
Da das Vorliegen von Begleiterkrankungen das Risiko eines operativen Eingriffs in unterschiedlichem Ausmaß erhöht, sind wir aufgefordert, unsere Patienten präoperativ in den bestmöglichen Zustand zu versetzen. Ein solches Konzept beinhaltet einerseits eine präoperative Befunderhebung, die jedes durch die Operation und die Anästhesie beeinflußte Organsystem erfaßt, andererseits aber auch eine medikamentöse Therapie, die den Besonderheiten der jeweiligen Begleiterkrankung gerecht wird.
Eine präoperative Befunderhebung ist somit als Grundlage einer Reduktion des perioperativen Risikos anzusehen. Es ist bekannt, daß die Letalität bei Notoperationen ohne entsprechende Befunderhebung und Vorbereitung 4mal höher ist als bei elektiven Eingriffen.
Das Ausmaß einer präoperativen Befunderhebung muß sich überwiegend an der Dringlichkeit des bevorstehenden operativen Eingriffs orientieren:

I **Soforteingriffe:**
   Hämorrhagische oder ischämische Ereignisse, akute intrakranielle Drucksteigerung usw.
   Vorbereitungszeit: Minuten.

II **Dringliche, nicht geplante Eingriffe:**
   Ileus, Frakturen, penetrierende Verletzungen ohne akute Blutungen.
   Vorbereitungszeit: Stunden.

III **Bedingt dringliche, geplante Eingriffe:**
   Malignome, diagnostische Eingriffe, Probeexzisionen.
   Vorbereitungszeit: Tage.

IV **Nicht dringliche, geplante Eingriffe:**
Kosmetische Operationen, Cholelithiasis ohne Verschlußsymptomatik, Hernien ohne Inkarzerationen usw.
Vorbereitungszeit: Wochen/Monate.

Nach dieser Einteilung wird erkennbar, daß nur Eingriffe der Dringlichkeitsstufen III und IV eine sorgfältige präoperative Diagnostik und Therapie zulassen. Gruppe III z. B. umfaßt geplante, dringliche, aber doch aufschiebbare Eingriffe und erlaubt prinzipiell die Durchführung jeder gewünschten Befunderhebung. In diese Gruppe fallen die meisten Patienten. Der Gruppe IV sind geplante, nicht dringliche Eingriffe zugeordnet, deren Zeitpunkt durchaus frei wählbar ist, so daß Wochen, ja sogar Monate für eine präoperative Diagnostik zur Verfügung stehen. Bewährt hat sich die Durchführung von Routineuntersuchungs- oder sog. Standarddiagnostikprogrammen, z. B.:

Präoperative Befunderhebung (Checkliste, Basisinformation)

Berufsverband deutscher Internisten	*Mannheimer Institut für Anästhesiologie*
BKS	–
Großes Blutbild	Hämoglobin, Hämatokrit
–	Serumprotein oder Albumin
Blutzucker	Blutzucker
Elektrolyte: Kalium	Elektrolyte: Kalium
–	Natrium
Transaminasen: SGPT	Transaminasen: SGPT
Kreatinin	Kreatinin
Gerinnungsstatus	(Quick-Wert)
Thrombozyten	–
Blutgruppe	(Blutgruppe)
Urinstatus	Urinstatus
EKG	EKG
	(Thoraxröntgen)

Sie erlauben dem Anästhesisten zwar keine spezielle Diagnosefindung, vermitteln ihm aber dennoch eine hinreichende Orientierung über den Funktionszustand der einzelnen Organsysteme. Ergeben sich aus diesen Befunden und Untersuchungsergebnissen Hinweise für pathologische Organveränderungen, so müssen, wenn dies für die Anästhesie von Bedeutung ist, spezielle diagnostische Schritte angeschlossen werden:

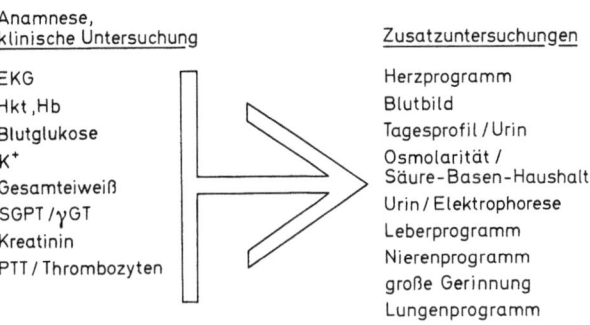

Ob es richtig ist, die Anwendung eines solchen Routineuntersuchungsprogramms auf Patienten jenseits eines bestimmten Lebensalters, z. B. des 40. oder 50. Lebensjahres, wie häufig gefordert, zu begrenzen, muß bezweifelt werden. Die prozentuale Verteilung der Nebenerkrankungen innerhalb der verschiedenen Lebensjahrzehnte ließe einen derartigen Standpunkt nur dann vertretbar erscheinen, wenn Einigkeit darüber bestünde, durch welche Nebenerkrankungen das perioperative Risiko nicht erhöht wird.

Risikoanalyse

Soll mittels therapeutischer Eingriffe eine Senkung des Anästhesierisikos erreicht werden, sind systematische Methoden zur frühen Entdeckung krankheitsbedingter Risiken notwendig. Viele solcher Methoden basieren auf der Erarbeitung von Punktskalen oder Scores. Beispielsweise entwikkelte Virginia *Apgar* den weltweit anerkannten Apgar-Score zur Beurteilung des Wohlbefindens der Neugeborenen.
Seit über 40 Jahren beschäftigen sich Anästhesisten mit den Möglichkeiten einer Risikoanalyse. Obwohl inzwischen erhebliche Fortschritte auf diesem Gebiet erzielt worden sind, konnte dieses Problem bis heute nicht gelöst werden. Die bisher publizierten Vorschläge haben dazu beigetragen, den präoperativen Zustand der Patienten einzuschätzen und das Risiko der bevorstehenden Anästhesie zuverlässiger zu beurteilen.
1941 wurde von einer Kommission der Amerikanischen Gesellschaft für Anästhesiologie (ASA) ein Klassifizierungssystem erarbeitet, das den präoperativen Zustand des Patienten 4 verschiedenen Gruppen zuordnet, deren Stellenwert im wesentlichen vom Allgemeinzustand des Patienten bestimmt war. Dieses System wurde 1961 auf 5 Gruppen erweitert und 2 Jahre später von der Amerikanischen Anästhesiegesellschaft offiziell als Methode zur präoperativen Risikoeinstufung empfohlen.
Nach geringen Veränderungen wurde die Einstufung 1974 von der ASA erneut bestätigt und wird auch heute noch, nicht nur in den USA, sondern ebenso in vielen europäischen Ländern angewandt:

1941 Einführung des ASA-Risikoscores (4 Gruppen),
1961 Erweiterung des Scores auf 5 Gruppen,
1974 Modifikation des ASA-Risikoscores,
1976 Mannheimer Risikoscore (5 Gruppen),
1977 Goldman-Risikoscore,
1980 Münchner Risikoscore.

Risikogruppen (ASA)

  I: Gesunder Patient;
  II: Patient mit leichter Allgemeinerkrankung;
  III: Patient mit schwerer Allgemeinerkrankung und Leistungsminderung;

IV: Patient mit inaktivierender Allgemeinerkrankung, die eine ständige Lebensbedrohung darstellt;
V: moribunder Patient, von dem nicht erwartet wird, daß er die nächsten 24 h überlebt.

Bei der Betrachtung dieses Schemas wird deutlich, daß es nur eine unzureichende Beurteilung erlaubt, denn es beläßt der subjektiven Beurteilung des Benutzers einen weiten Raum und berücksichtigt weder spezielle Begleiterkrankungen noch den Einfluß des operativen Eingriffs selbst.

Es ist daher nicht verwunderlich, daß die Aufschlüsselung der Anästhesietodesfälle nach den Risikogruppen dieses Systems keine zuverlässige Prognose erlaubt.

Wenngleich seine Einführung als wichtiger Meilenstein auf dem Weg zu einer Methode der präoperativen Risikoeinstufung bezeichnet werden muß, ist doch festzustellen, daß die Kritik an diesem System nie verstummt ist. Insbesondere die Ergebnisse von Nachuntersuchungen der intra- und postoperativen Verläufe präoperativ klassifizierter Patienten zeigten auf, daß eine hinreichend zuverlässige Voraussage zu erwartender Komplikationen bzw. Todesfälle nicht möglich ist. Lediglich bei der Betrachtung der Gesamtletalität ließ sich eine positive Korrelation mit der jeweiligen Risikogruppe nachweisen.

Ursache dieser wenig überzeugenden Ergebnisse ist vor allem, daß das System nicht auf objektiven Kriterien beruht und dem Arzt ein weiter Ermessensspielraum bei der Zuordnung des Patienten in die eine oder andere Risikogruppe bleibt. Fehlbeurteilungen sind demzufolge unvermeidbar.

1977 publizierten Goldman et al. eine Studie über das kardiale Risiko bei nichtkardiochirurgischen Eingriffen. Aus den präoperativen Befunden ließen sich 9 Faktoren isolieren, die eng mit schweren postoperativen Komplikationen korrelierten, so z. B.:

- Myokardinfarkt innerhalb der letzten 6 Monate,
- Aortenklappenstenose,
- Jugularvenenstauung,
- Galopprhythmus,
- fehlender Sinusrhythmus,
- ventrikuläre oder supraventrikuläre Extrasystolie.

Nicht nur wegen der sorgfältigen Bearbeitung der gesammelten Daten, sondern auch wegen des hohen Anteils kardiovaskulärer Nebenerkrankungen und Komplikationen im operativen Krankengut ist die Studie als wertvoller Beitrag bei der Suche nach einer zuverlässigen Methode zur präoperativen Risikoeinstufung zu werten.

Gleichzeitig ist die von Goldman et al. veröffentlichte Studie der erste tatsächliche Versuch einer Risikoanalyse. Anhand des Einsatzes logistischer Diskriminanzanalysen konnte die hohe Zuverlässigkeit in der Vorhersage auftretender Komplikationen bestätigt werden. Da diese Diskriminanzanalyse retrospektiv erstellt wurde, kann sie nicht generell auf das Patientengut anderer Krankenhäuser übertragen werden. Sie beschränkt sich im wesentlichen auf das kardiale Risiko operativer Eingriffe und erlaubt hier eine gute Voraussage. Allerdings bleiben andere bei der Operation beteiligte Organsysteme, insbesondere Lunge und Niere, unberücksichtigt und mindern somit etwas den Nutzen dieser Checkliste, deren Wert v. a. in der sorgfältigen Klassifizierung kardiovaskulärer Risikofaktoren liegt.

Der Vollständigkeit halber sei hier erwähnt, daß auch aus chirurgischer Sicht eine Checkliste zur Risikoeinstufung vorgestellt wurde. Ebenso wie die zuvor genannten berücksichtigt sie neben Angaben zum operativen Eingriff v. a. Daten über den Patientenstatus (im einzelnen: Lebensalter, Allgemeinzustand, Bewußtseinslage, Funktion von Herz, Lunge und Niere, an Laborwerten Kreatinin-, Hämoglobin-, Albumin- und Kaliumkonzentration).

In diesem Klassifizierungssystem sind immerhin einige objektive Beurteilungskriterien enthalten, insbesondere die genannten Laborparameter und der arterielle Sauerstoffpartialdruck; der kardiale Status wird pauschal beurteilt.

Das von Grass und Schwermann vorgestellte System ist insofern von Bedeutung, als es den bislang einzigen Beitrag zum Problem der präoperativen Risikoeinstufung aus chirurgischer Sicht darstellt und darüber hinaus als eine Bestätigung der Bemühungen unseres Fachgebietes um die Beantwortung dieser Fragestellung gewertet werden darf.

Da es nur bei einem eng begrenzten Patientenkreis angewendet werden kann, den Zustand des kardiovaskulären Systems nur sehr oberflächlich berücksichtigt und die statistische Überprüfung aussteht, ist seine breite Anwendung jedoch nicht zu erwarten.

Im Jahre 1973 wurde in Mannheim eine präoperative Risikocheckliste vorgestellt, die anhand präoperativer Befunde und anhand von Kriterien der zu erwartenden Operation eine Zustandsbeurteilung erlaubt (Abb. 1). Diese Liste berücksichtigt neben Angaben wie Lokalisation, Dringlichkeit und Dauer der Operation, v. a. Befunde des kardiovaskulären Systems, der Stoffwechselorgane, des Blutes, des Elektrolyt- und des Wasserhaushalts. Die Zahl der erreichten Punkte bildet die Grundlage für die Zuordnung der Patienten zu einer der Risikogruppen. In folgenden Bereichen ergeben sich hieraus praktische Konsequenzen:

- personelle Operationsplanung, d. h. Auswahl des Anästhesisten und der Assistenz,

0	1	2	4	8	16	Punkte
Geplante Operation, nicht dringlich	Geplante Operation, bedingt dringlich	Nicht geplante Operation, dringlich	Soforteingriff			
Oberflächenchirurgie	Extremitäteneingriff	Operation mit Eröffnung der Bauchhöhle	Operation mit Eröffnung von Thorax oder Schädel	Zweihöhleneingriff	Polytrauma/Schock	
Alter 1 – 39 Jahre	0 – 1 Jahre 40 – 69 Jahre	70 – 79 Jahre	> 80 Jahre			
Voraussichtliche Operationszeit < 60 min	61 – 120 min	121 – 180 min	> 180 min			
Normgewicht ± 10 %	10 – 15 % Untergewicht	10 – 30 % Übergewicht 15 – 25 % Untergewicht	> 30 % Übergewicht			
Normotonie < 160, < 95 mm Hg	Behandelte Hypertonie (kontrolliert)	Unbehandelte oder kurzfristig behandelte Hypertonie	Behandelte Hypertonie (unkontrolliert)			
Herzleistung normal	Rekompensierte Herzinsuffizienz	Angina pectoris			Dekompensierte Herzinsuffizienz	
EKG normal	Mäßige EKG-Veränderungen	Schrittmacher-EKG	Fehlender Sinusrhythmus > 5 ventrikuläre Extrasystolen/min			
Kein Herzinfarkt	Herzinfarkt > 2 Jahre	Herzinfarkt > 1 Jahr	Herzinfarkt > 6 Monate	Herzinfarkt < 6 Monate	Herzinfarkt < 3 Monate	
Atmung normal	Obstruktion behandelt	Obstruktion unbehandelt	Bronchopulmonaler Infekt, Pneumonie	Restriktion	Manifeste Ateminsuffizienz, Zyanose	
Laborwerte Leber normal	Laborwerte Leber leichte Veränderungen	Laborwerte Leber schwere Veränderungen				
Laborwerte Niere normal	Laborwerte Niere leichte Veränderungen	Laborwerte Niere schwere Veränderungen				
Laborwerte SBH und Elektrolyte normal	Laborwerte SBH und Elektrolyte leichte Veränderungen	Laborwerte SBH und Elektrolyte schwere Veränderungen				
Hb > 12,5 g %	Hb 12,5 – 10,0 g %	Hb < 10,0 g %				
Verbrennungsindex (% Verbrennungsfläche · mal Alter)	≤ 20	≤ 40	≤ 60	≤ 80	> 80	
					Punkte gesamt	

Risikogruppe	I	II	III	IV	V
Punkte	0–2	3–5	6–10	11–20	> 20

Abb. 1. Mannheimer Risikocheckliste

- organisatorische Operationsplanung, d. h. Auswahl des Operationssaales und des Monitorings,
- postoperative Planung.

1980 erarbeiteten Peter et al. eine Risikocheckliste, die weitgehend auf der Mannheimer Risikocheckliste aufbaut. Auch sie verwendet eine Zuordnung zu den verschiedenen Risikobereichen nach Punkten. Der wesentliche Unterschied zum Mannheimer Risikoscore 1976 besteht darin, daß anstelle der geometrisch ansteigenden Gewichtung eine arithmetische Bewertung der Befunde erfolgt und daß nicht mehr 5, sondern nur noch 3 Risikogruppen unterschieden werden. Diese Verdichtung der Patientengruppen wurde vorgenommen, um die Korrelation zu den Komplikationsquoten zu erhöhen.

Um die Anwendbarkeit der Mannheimer Risikocheckliste nachzuweisen, wurden im Rahmen einer Kohortenstudie in einem definierten Zeitraum 700 Anästhesien prospektiv untersucht und dabei die intraoperativ, im Aufwachraum und während der postoperativen Liegezeit aufgetretenen Komplikationen erfaßt. Dabei hat sich gezeigt, daß die Häufigkeit schwerer Komplikationen eng mit dem Ansteigen der Risikogruppe korreliert. Bei der Überprüfung mittels diskriminanzanalytischer Methoden läßt sich eine Trefferrate von 40% für leichte, 57% für mittelschwere und 79% für schwere Komplikationen errechnen. Es zeigt sich also eine ausgezeichnete Übereinstimmung zwischen erwarteten und beobachteten Befunden, dabei wurden leichte Komplikationen eher zu selten, schwere Komplikationen eher zu häufig erwartet. Insofern ist die Mannheimer Risikocheckliste bezüglich der Voraussage ernsthafter Komplikationen geeignet (vgl. Tabelle 1).

Tabelle 1. Ergebnis der Untersuchung von 700 Anästhesien

Mannheimer Risikocheckliste (Punkte)	Komplikationen			
	Leicht	Mittel	Schwer	Gesamt
0–5	*135*	9	3	147
6–10	163	*107*	35	305
> 10	38	70	*140*	248
Gesamt	336	186	178	700
Richtig eingestuft	40%	57%	79%	54%

Ob die Wertung der erhobenen Befunde in 3 oder 5 Risikogruppen erfolgt, hat solange keine Bedeutung, als mit beiden Methoden das Auftreten schwerer Komplikationen zu einem hohen Prozentsatz vorausgesagt werden kann.

Eine Einteilung in 3 Gruppen läßt eine leicht höhere Sicherheit in der Voraussage erwarten, eine Einteilung in 5 Gruppen besitzt insofern Vorteile, als sie eine weitere Differenzierung der präoperativen Ausgangslage erlaubt und auf dem klassischen ASA-System aufbaut.

Mittels mathematischer Verfahren gelang es im Rahmen der oben erwähnten Kohortenstudie, die 15 Kriterien der Risikocheckliste ohne einen Verlust an Zuverlässigkeit auf 10 zu reduzieren, wodurch sich der diagnostische Aufwand verringert und therapeutische Entscheidungen verbessert werden können.

Die bedeutendsten prognostischen Variablen sind:

- Blutdruck,
- erwartete Operationsdauer,
- Lokalisation des operativen Eingriffs,
- Hämoglobinwert,
- Herzleistung,
- Lungenfunktion,
- Alter.

Nur einen geringen Beitrag für die Qualität der Prognose leisten die Beurteilung der Nierenfunktion, der Leberfunktion und des Säure-Basen-Haushalts.

Alle Risikochecklisten, die auf objektiven Kriterien beruhen und die im Rahmen von Anästhesie und Operation relevante Informationen berücksichtigen, sind im klinischen Alltag praktikabel und zuverlässig.

Da jedoch jedes Krankenhaus entsprechend seiner spezifischen diagnostischen und therapeutischen Programme auch eine spezifische Patientenstruktur aufweist, ist es notwendig, eine Checkliste diesem charakteristischen Unterschied der einzelnen Kliniken anzupassen, wenn man eine zuverlässige und gültige Aussage zur Prognose im Einzelfall machen will.

Es ist festzustellen, daß der routinemäßige Einsatz einer Risikocheckliste praktische Konsequenzen bezüglich der Planung und Vorbereitung einer Anästhesie hat. Ein brauchbares System zur präoperativen Risikoanalyse erlaubt zwar keine absolut zuverlässige Voraussage des Anästhesierisikos, aber aufgrund einer exakten präoperativen Zustandsbeschreibung des Patienten wird die Kalkulation des bevorstehenden Anästhesierisikos zuverlässiger.

Standarddiagnostik

Diagnostische Verfahren

Anamnese

Der Anamneseerhebung, insbesondere was die Leistungsfähigkeit des Patienten betrifft, kommt zweifellos eine außerordentlich große Bedeutung zu.
Dabei ist auf folgende Kriterien zu achten:
- Treppensteigen über 2 Stockwerke ohne anzuhalten,
- flach liegen,
- keine Nykturie,
- keine Unterschenkelödeme.

Zur Anamneseerhebung gehört die Frage nach der Verträglichkeit früherer Anästhesien, nach körperlichen Besonderheiten, die dem Patienten bekannt sind, nach Dauermedikation und insbesondere nach Unverträglichkeiten von Medikamenten oder anderen Substanzen.
Körpergröße und Körpergewicht müssen mindestens als Schätzwerte bekannt sein.

Klinische Untersuchung

Hier sind an erster Stelle die klassischen Untersuchungsmethoden zu nennen: Inspektion, Perkussion, Palpation und Auskultation.

Inspektion

Hierzu gehören vor allem:
- Mund- und Racheninspektion (Festigkeit der Zähne, Infektfreiheit),
- Beweglichkeit der Halswirbelsäule,
- Beweglichkeit der Kiefergelenke,
- Kiefergröße,
- Kehlkopfstellung bezüglich des Unterkiefers,
- Füllungszustand der Jugularvenen (im Sitzen und im Liegen),
- Thoraxexkursionen (Maximum, Symmetrie),
- Form und Beweglichkeit der Wirbelsäule,
- Aussehen der Hände (Trommelschlegelfinger, Uhrglasnägel),

- Venenverhältnisse der oberen Extremitäten,
- Hautkolorit (Zyanose, periphere Durchblutung),
- Venenverhältnisse des Abdomens und der unteren Extremitäten (Ödeme).

Perkussion

Die Perkussion des Thorax erlaubt die grobe Diagnostik pathologischer Veränderungen der intrathorakal gelegenen Organsysteme. Festzustellen sind:
- Herzgröße (ungefähr),
- intrapulmonale Verdichtungen (Tumoren),
- Hohlräume (Kavernen),
- Flüssigkeitsansammlungen.

Palpation

Die Palpation erlaubt die Schätzung von Größe und Konsistenz intraabdomineller Organe, z. B. von Leber und Milz.
Beurteilt werden weiterhin die peripheren Pulsqualitäten (Rhythmik, Pulsstärke) sowie die Konsistenz und Ausprägung peripherer Ödeme.

Auskultation

Die sorgfältige Auskultation des Patienten schließt die klinische Untersuchung ab. Besonderes Augenmerk liegt auf:
- pathologischen Strömungsgeräuschen im Bereich der Karotiden,
- pathologischen kardialen Geräuschen,
- Neben- und Rasselgeräuschen der Lunge.

Die abschließende seitengetrennte Blutdruckmessung nach Riva-Rocci und die Prüfung der Herzfrequenz runden die klinische Untersuchung des Patienten ab.
Einzelheiten zur Bewertung pathologischer klinischer Untersuchungsbefunde werden im Abschnitt „Spezielle Diagnostik" besprochen.

Laboruntersuchungen

Die Standarddiagnostik umfaßt die Bestimmung folgender Laborwerte (vgl. auch Übersicht S. 2):

Hämoglobin, Hämatokrit (Hb, Hkt)

Die Bestimmung der Hb-Konzentration muß präoperativ durchgeführt werden, da ein anämischer Patient die Grenze kardialer Kompensationsfähigkeit früher als der Normalpatient erreicht. Durch die Anämie gerät er leichter und schneller in eine klinisch oft nicht erkennbare Hypoxämie.

Abgesehen von seltenen Ausnahmen stellt ein Hkt-Wert von weniger als 30% eine Kontraindikation für jeden elektiven Eingriff dar. Ob eine Anämie präoperativ behandlungsbedürftig ist, muß individuell unter Berücksichtigung des zu erwartenden Blutverlustes sowie der kardialen Leistungsfähigkeit entschieden werden.
Der Hkt-Wert gibt in Verbindung mit dem Serumprotein- und Serumnatriumgehalt wertvolle Hinweise auf den Hydratationszustand des Organismus.

Serumprotein

Durch die Bestimmung des Serumproteingehalts können Rückschlüsse auf das intravasale Volumen sowie den onkotischen Druck gezogen werden. Die Gefahr der Hypalbuminämie liegt in einer maskierten Hypovolämie, die während der Anästhesieeinleitung zu schweren Hypotensionen und zu einer relativen Medikamentenüberdosierung führt, durch verminderter Eiweißbindung der Pharmaka. Darüber hinaus kann es durch eine vermehrte interstitielle Wasseransammlung infolge des verminderten onkotischen Drucks zu Störungen des pulmonalen Gasaustausches sowie zu Wundheilungsstörungen und Darmparalysen kommen. Die Substitution mit hochprozentigem Albumin ist präoperativ angezeigt, wenn 5,2 g% Gesamtprotein entsprechend einem Albumingehalt von etwa 3 g% unterschritten werden.

Elektrolyte

Die negativen Auswirkungen sowohl auf das Reizleitungs- wie auch auf das Reizbildungssystem zwingen zur präoperativen Bestimmung der Elektrolyte, insbesondere des Serumkaliums. Veränderungen des Kaliumspiegels sind bei Patienten, die Diuretika, Digitalispräparate, Kalium oder Laxanzien einnehmen, zu erwarten. Eine präoperative Therapie ist angezeigt, wenn der Serumkaliumspiegel unter 3,5 bzw. 4,0 mmol/l bei digitalisierten Patienten und über 5,5 mmol/l liegt.

Transaminasen

Es ist bekannt, daß es nach Operationen unabhängig von den zur Anästhesie benutzten Narkotika zu einer Leberschädigung unterschiedlichen Grades kommen kann. Besondere Gefahren drohen bei nicht bekannten Lebererkrankungen, insbesondere Hepatitis. Die Frage, welche Laborparameter für die präoperative Basisinformation wichtig sind, scheitert an der Problematik der entweder zu hohen oder zu geringen Empfindlichkeit spezifischer Enzymuntersuchungen.

Harnstoff, Kreatinin

Bereits die gesunde Niere wird in ihrer Funktion durch eine Allgemeinanästhesie und den operativen Eingriff beeinflußt. Die Ausscheidungsgeschwindigkeit verschiedener in der Anästhesie benutzter Pharmaka wird durch die Nierenfunktion bestimmt. Durch die Bestimmung des Serumharnstoffs- bzw. Serumkreatininspiegels wird dem Anästhesisten die Möglichkeit gegeben, präoperativ eine Einschränkung der Nierenfunktion abzuschätzen und so Auswahl und Dosierung der Pharmaka der Nierenfunktion anzupassen. Der Anästhesist hat außerdem nicht nur die Möglichkeit, frühzeitig zu therapieren, sondern hat mit der Infusionsbehandlung und der Osmodiurese wirksame Mittel in der Hand, weiteren, sich negativ auf die Nierenfunktion auswirkenden Einflüssen von Anästhesie und Operation vorzubeugen.

Quick-Wert, PTT, PTZ, Thrombozytenzahl

Diese Parameter erlauben eine globale Beurteilung der Funktion des Gerinnungssystems. Lassen sich Störungen dieser Globalparameter nachweisen, so ist eine weitere Diagnostik angezeigt, um Blutungskomplikationen (chirurgisches Trauma, Durchführung von Regionalanästhesien) zu vermeiden.

Blutzuckerkonzentration

Die Bestimmung der Blutzuckerkonzentration ist angesichts der großen Zahl unerkannter Diabetiker eine absolute Forderung für die präoperative Diagnostik. Jeder pathologische Blutzuckerwert bedarf einer Abklärung. Für einen elektiven Eingriff müssen die Blutzuckerwerte beim insulinpflichtigen Diabetiker unter 180 mg%, bei nichtinsulinpflichtigen unter 150 mg% liegen.

Blutgruppenbestimmung und Kreuzproben

Blutgruppenbestimmung und Kreuzproben müssen für operative Eingriffe mit einem zu erwartenden Blutverlust von 1000 ml und mehr stets vorliegen.

Elektrokardiogramm

Das routinemäßige Anfertigen eines präoperativen EKG erlaubt die Erfassung und Objektivierung von u. a. asymptomatischen Herzerkrankungen, z. B.:

- Störungen des Reizleitungssystems,

Tabelle 2. Erfahrungswerte für durchschnittliche Blutverluste bei verschiedenen Operationen

Durchschnittlicher Blutverlust [l]	Operationsart oder Krankheitsprozeß
0,5–1,0	Strumektomie, Mastektomie, Dünndarmresektion, Thorakotomie, Unterarmfraktur, Oberarmfraktur, Laminektomie, Hysterektomie, Prostatatumorresektion, Sectio caesarea
1,0–2,0	Magenresektion, Dickdarmresektion, Lobektomie, Pneumonektomie, Unterschenkelfraktur, Schultergelenkfraktur, Hüftgelenkendoprothese, offene Schädelfraktur, Kraniotomie, Nephrektomie, Prostatektomie
1,5–3,0	Abdominosakrale Rektumamputation, intraabdominale Verletzung (bis 4 l), retroperitoneale Verletzung, Thoraxtrauma, Oberschenkelfraktur
3,0–5,0	Multiple Beckenfraktur, Nekrektomie nach Verbrennung

Tabelle 3. Geschätzter Blutverlust bei Weichteilverletzungen unter Vergleich der Ausdehnung des Hämatoms mit der Handfläche

Ausdehnung des Hämatoms	Geschätzter Blutverlust (in % des Blutvolumens)
< 1 Handfläche	10–20
1–3 Handflächen	20–40
3–5 Handflächen	> 40

– Rhythmusstörungen,
– asymptomatischer Herzinfarkt.

Neben dieser Screeningfunktion liegt die Bedeutung in der Erkennung von Schädigungs- und Hypertrophiezeichen sowie des Lagetyps (z. B. Rechtsherzbelastung).

Thoraxröntgen

Die Übersichtsaufnahme des Thorax ermöglicht im Sinne einer erweiterten Diagnostik die Beurteilung der Herzgröße und der Herzsilhouette und gestattet wertvolle Rückschlüsse auf evtl. vorhandene Stauungszeichen (Dekompensationszeichen). An Parenchymveränderungen der Lunge können nachgewiesen werden:

– Dys- und Atelektasen,
– Ergüsse
– frische pneumonische Infiltrationen,
– spezifische Infiltrationen und Residuen,

- Schwartenbildungen,
- intrapulmonale Metastasen.

Das aufgeführte Standarduntersuchungsprogramm stellt ein Basisprogramm dar, das im Einzelfall durch weitergehende Untersuchungen und Vorbereitungen ergänzt werden kann. Die Laborwerte dürfen nicht älter als 2 Wochen sein und müssen in absoluten Werten unter Vorlage der Normwerte angegeben sein.

Spezielle Diagnostik

Kardiozirkulatorisches System

Problembeschreibung

Alle Anästhetika beeinflussen in unterschiedlichem Ausmaß - dosisabhängig - das kardiovaskuläre System. Die dieses Organsystem betreffenden intra- und postoperativen Komplikationen sind bei klinisch gesunden Patienten erstaunlich häufig. Liegen präoperativ pathologische Befunde vor, nimmt die Komplikationsrate weiter zu.

Eine eventuelle Funktionseinschränkung des kardiovaskulären Systems muß aus diesem Grund nicht nur klinisch erkannt, sondern auch durch entsprechende Untersuchungsmethoden objektiviert und damit vergleichbar und einer Therapie zugänglich gemacht werden. Zur üblichen Standarddiagnostik kommt die erweiterte kardiale Diagnostik hinzu. Dazu zählen:

- Leistungsanamnese,
- spezifische klinische Untersuchungen,
- Labordiagnostik,
- spezifische Auswertung des Thoraxröntgenbildes,
- EKG (Langzeit- und Belastungs-EKG),
- Echokardiographie, Phonokardiographie, Doppler-Sonographie,
- Vena-cava-Katheter,
- Rechtsherzkatheter,
- Linksherzkatheter.

Diagnostische Verfahren

Anamnese

Eine wesentliche Aufgabe des präoperativen Gespräches des Anästhesisten mit den Patienten ist die Erfassung der kardialen Leistungsfähigkeit bzw. bereits bestehender Leistungseinschränkungen oder Erkrankungen des Herz-Kreislauf-Systems. Besteht eine Herz-Kreislauf-Erkrankung, so konzentrieren sich Anamnese und klinische Untersuchung auf das Vorhandensein eventueller, bis jetzt unerkannter Klappenerkrankungen, begleitender Lungenerkrankungen und mit Herz-Kreislauf-Erkrankungen einhergehender Organfunktionsstörungen. In der Regel gibt der Patient selbst Auskunft über bereits durchgeführte Untersuchungen (wie z. B. Belastungs-EKG, Langzeit-EKG oder Herzkatheteruntersuchungen). Frühere Untersuchungsbefunde oder Arztbriefe sind hier hilfreich. Nach folgendem ist gezielt zu fragen:

- Rauchgewohnheiten,
- in den linken Arm ausstrahlende Schmerzen,
- Druckgefühl oder Schmerzen über der Brust (in Ruhe oder bei Belastung),
- Belastbarkeit (z. B. sportliche Aktivitäten, Spaziergänge),
- Auftreten von Beschwerden, wie Herzschmerzen und Atemnot unter Belastung (Anzahl der Stockwerke),
- bereits bekannter Hypertonus,
- Herzschmerzen in Abhängigkeit von erhöhten Blutdruckwerten,
- Auftreten von Atemnot im Liegen,
- Nykturie,
- prätibiale Ödeme (abends),
- Varikosis (Thrombophlebitis, tiefe Beinvenenthrombose),
- Durchblutungsstörungen, (cerebral, peripher),
- bisherige Medikamenteneinnahme (Digitalispräparate, Nitrokörper, Diuretika, Antihypertensiva).

In diesem Zusammenhang sei daran erinnert, daß Herzbeschwerden einer subjektiven Interpretation unterliegen. Werden sie näher analysiert, findet man, daß sie verschiedene Symptome umfassen, die vom Patienten richtiger- oder fälschlicherweise auf das Herz bezogen werden können. Typische Symptome von Herzerkrankungen sind (s. auch Tabelle 4):

- Angina pectoris,
- Dyspnoe (Belastungsdyspnoe, Ruhedyspnoe, nächtliches Asthma cardiale),
- Synkopen,
- periphere Ödeme,
- Magen-Darm-Beschwerden (Stauungsgastritis, Meteorismus).

Es ist nicht unüblich, daß Patienten mit Herz-Kreislauf-Erkrankungen Medikamente einnehmen, die die Anästhesie und das perioperative Mana-

Tabelle 4. Symptome kardiovaskulärer Erkrankungen

Pathologisches Kriterium	Ursachen	Symptome
Erhöhter linksatrialer Druck	Linksventrikuläres Versagen, Mitralklappenerkrankung, Aortenklappenerkrankung	Dyspnoe, häufige Bronchitiden, Husten, Hämoptysis, Palpitationen
Erhöhter Venendruck	Trikuspidalklappenerkrankung, konstriktive Perikarditis, Rechtsherzversagen, Lungenerkrankung, pulmonale Hypertension, Pulmonalstenose, Linksherzversagen	Leberschmerz, durch periphere bedingte Symptome, Aszites
Erniedrigte Auswurfleistung	Ventrikelversagen, Mitralstenose, Aortenstenose, congestive Kardiomyopathie, pulmonale Hypertension, konstriktive Perikarditis, Pulmonalstenose, Leitungsblockierungen	Müdigkeit, Synkopen, Palpitationen, Dyspnoe, Gewichtsverlust
Arrhythmien	Myokardiale Ischämie, Ventrikelversagen, Vorhofbelastung, Elektrolytstörungen, Digitalisierung, ventrikuläre Hypertrophie, Mitralklappenerkrankung	Palpitationen, Synkopen
Myokardiale Ischämie	Koronare Herzkrankheit, koronare Spasmen, Aorteninsuffizienz, Aortenstenose, Tachyarrhythmien, ventrikuläre Hypertrophie	Angina pectoris, Palpitationen, Synkopen, Dyspnoe

gement beeinflussen können. Deshalb sollte explizit nach solchen Medikamenten gefragt werden; dazu zählen:

- Digitalispräparate,
- Diuretika,
- β-Blocker,
- Kalziumantagonisten,
- Antihypertensiva,
- Antikoagulanzien.

Klinische Untersuchung

Inspektion

Veränderungen des knöchernen Thorax kommen bei Herzkrankheiten häufig vor. Eine umschriebene Vorwölbung der vorderen Thoraxwand in der Herzregion begleitet eine Anzahl schwerer angeborener Mißbildungen des Herzens, bei denen die rechte Herzkammer hypertrophiert. Eine glokkenförmige Einziehung der unteren Thoraxapertur wird bei Kindern mit angeborenen Herzfehlern auf die mit dem Grundleiden einhergehende erschwerte Atmung zurückgeführt. Bei ausgeprägter Kyphoskoliose muß an eine chronische Überlastung des rechten Herzens (Cor pulmonale) gedacht werden. Ein weiter und starrer Thorax, wie er bei Patienten mit Lungenemphysem und chronischer Bronchitis sowie bei Asthma bronchiale beobachtet wird, berechtigt ebenfalls zur Annahme eines Cor pulmonale.

Eine hochgradige Trichterbrust bewirkt regelmäßig eine Reihe abnormer

---

Veränderungen des knöchernen Thorax bei verschiedenen Herzerkrankungen

Umschriebene Vorwölbung der vorderen Thoraxwand	Schwere, angeborene Mißbildung des Herzens (Hypertrophie des rechten Ventrikels)
Glockenförmige Einziehung der unteren Thoraxapertur	Angeborene Herzfehler (Kinder)
Ausgeprägte Kyphoskoliose	Chronische Überlastung des rechten Herzens (Cor pulmonale)
Weiter, starrer Thorax	Cor pulmonale
Hochgradige Trichterbrust	Veränderungen der Herzkonfiguration

---

Befunde am Herzen, ohne daß sich unbedingt pathologische Befunde finden lassen.
Ein deutlich sichtbarer Herzspitzenstoß weist, wenn die apikalen herzsynchronen Vorwölbungen sehr deutlich sind und an anormaler Stelle liegen, auf eine konzentrische Hypertrophie der linken Herzkammer hin.

Ist der Puls nach lateral gegen die vordere Axillarlinie oder unter den 6. ICR verlagert, so liegt eine erhebliche Erweiterung des linken Ventrikels zugrunde. Ein systolisches Heben der Thoraxvorderwand links parasternal deutet – zusammen mit sichtbaren systolischen Pulsationen im Epigastrium – auf eine Hypertrophie der rechten Herzkammer hin.

Bei Inspektion des Thorax zu erkennende Pulsationen, die auf Herzerkrankungen hinweisen

Sichtbarer Herzspitzenstoß, apikale, herzsynchrone Vorwölbungen	Konzentrische Hypertrophie des linken Ventrikels
Laterale Verschiebung der Pulse gegen die vordere Axillarlinie unter den 6. ICR	Erhebliche Erweiterung des linken Ventrikels
Systolisches Heben der Thoraxvorderwand parasternal links Sichtbare systolische Pulsation im Epigastrium	Hypertrophie des rechten Ventrikels

Ist infolge einer Insuffizienz des rechten Herzens der Druck im rechten Vorhof erhöht, so kommt es bei aufgerichtetem Oberkörper bzw. Heben des rechten Armes bis zur Höhe des rechten Vorhofs je nach Ausmaß der Druckerhöhung zu keiner oder nur einer unvollständigen Entleerung der Hals- und Armvenen. Auch der positive hepatojuguläre Reflux spricht für eine beginnende Rechtsherzinsuffizienz.

Besondere Beachtung gilt dem Nachweis von Ödemen. Diese sind bei symmetrischer und lagerungsabhängiger Verteilung auf beiden Körperseiten, besonders an den abhängigen Körperpartien, Zeichen einer Herzinsuffizienz. Hierbei bewirkt Fingerdruck an der Schienbeinkante oder im Knöchelbereich eine Delle, die eine gewisse Zeit bestehen bleibt. Ödeme an den unteren Extremitäten können ihre Ursache auch in einer Insuffizienz des venösen Systems haben, insbesondere wenn sie einseitig vorliegen. Differentialdiagnostisch muß an das Vorliegen einer Leber- und

Nierenerkrankung, eines Eiweißmangelsyndroms oder einer mechanischen, z. B. durch Tumor bedingten Stauung gedacht werden. Ausgeprägte Krampfadern weisen auf das Vorliegen eines varikösen Symptomenkomplexes oder auf ein postthrombotisches Syndrom hin.
Eine Zyanose (Mitralbäckchen, zyanotische Lippen, diffus rot-bläuliche Hautverfärbung) ist Ausdruck einer Minderung der arteriellen Sauerstoffsättigung. Sie kann Ausdruck einer Herzinsuffizienz (periphere Zyanose), eines Rechts-links-Shunts oder einer pulmonalen Erkrankung (zentrale Zyanose) sein.

Verminderte arterielle O_2-Sättigung bei
- Herzinsuffizienz
- Rechts-links-Shunt
- pulmonale Erkrankung

Richtungsweisend für einen Herzfehler, ein Cor pulmonale oder eine bakterielle Endokarditits sind Trommelschlegelfinger.
Xanthelasmen an den Augenlidern sind Ausdruck einer Hyperlipidämie. Diese stellt einen wesentlichen Risikofaktor für eine koronare Herzerkrankung und für einen Herzinfarkt dar.

Pulspalpation

Außer der Pulsfrequenz werden hierbei festgestellt:
- Extrasystolie,
- absolute Arrhythmie,
- Gefäßstenosen.

Die Pulsfrequenz bei flacher Lagerung liegt normalerweise zwischen 60 und 100/min. Bei einer Extrasystolie wird der regelmäßige Grundrhythmus von Extraschlägen unterbrochen. Der Puls sollte 2–3 min. palpiert werden, damit man sich ein Bild über das Ausmaß der Extrasystolie machen kann. Bei gleichzeitiger Auskultation des Herzens kann ein Pulsdefizit (nicht fortgeleitete Extraschläge) erfaßt werden.
Ein Pulsus alternans ist Zeichen einer Kontraktionsschwäche des Myokards mit periodisch wechselndem Schlagvolumen. Palpatorisch läßt sich auch eine absolute Arrhythmie erfassen.
Das Fehlen eines peripheren Pulses legt den Verdacht einer Gefäßstenose nahe.

Auskultation

Mit der Auskultation des Herzens werden die Herztöne und evtl. vorhandene Geräusche erfaßt. Pathologische Befunde weisen auf Erkrankungen wie Herzinsuffizienz und Herzvitien hin. Aortenklappenprothesen verursachen normalerweise ein frühsystolisches, Mitralklappenprothesen keinerlei oder nur ein ultrakurzes Geräusch. Die Beziehung zwischen Herztönen, EKG und Druckverhältnissen veranschaulicht Abb. 2.

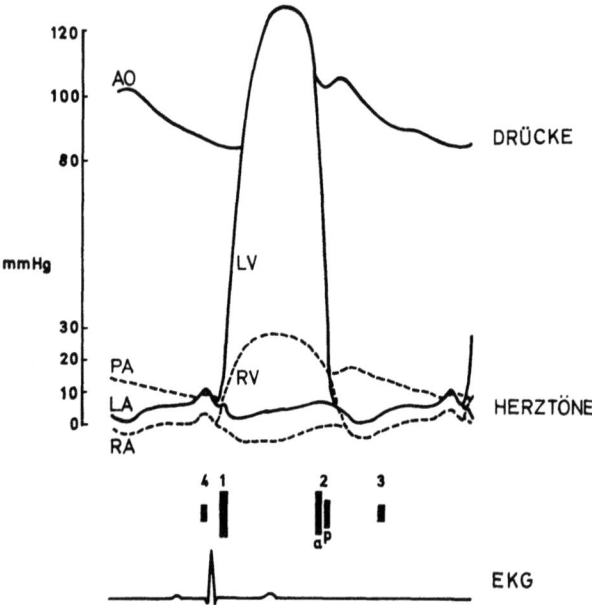

Abb. 2. Synchrone Darstellung der arteriellen Druckkurve, der Herztöne und des EKG (*AO* Aorta, *PA* Pulmonalarterie, *LA* linkes Atrium, *RA* rechtes Atrium, *LV* linker Ventrikel, *RV* rechter Ventrikel)

Feuchte Rasselgeräusche über der Lunge, Spastik in Verbindung mit Zyanose, Hämoptoe, Belastungsdyspnoe, Ruhedys- und Orthopnoe sind Zeichen einer Linksherzinsuffizienz. Pleuraergüsse finden sich vornehmlich bei Globalinsuffizienz (Tabelle 5).

Pulssynchrone Geräusche über Arterien sprechen für proximal gelegene Stenosen, besonders dann, wenn sie sich nach Belastung der betreffenden Extremität infolge der durch den größeren Blutbedarf steigenden Strömungsgeschwindigkeit verstärken. Ein in beide Karotiden fortgeleitetes,

Tabelle 5. Symptome bei Links- und Rechtsinsuffizienz

Rechtsinsuffizienz	Linksinsuffizienz	Symptome, die bei Links- wie auch bei Rechtsinsuffizienz auftreten können
– Druck in der Lebergegend – Meteorismus – Venenstauung – Druckdolente vergrößerte Leber – Ödeme – Aszites – Proteinurie	– Anstrengungsdyspnoe – Orthopnoe – Nächtliches Asthma cardiale – Lungenstauung: feuchte Rasselgeräusche Herzfehlerzellen im Sputum – Lungenödem – Hämoptoe – Protodiastolischer Galopprhythmus – Pulsus alternans	– Verminderte Belastbarkeit – Nykturie – Tachykardie – Rhythmusstörungen – Periphere Ausschöpfungszyanose – Herzvergrößerung – Pleuraergüsse

rauhes systolisches Austreibungsgeräusch ist symptomatisch für eine Aortenstenose.

Blutdruckmessung

Bei der Blutdruckmessung ist zu beachten, daß der Blutdruck sowohl beim Normo- als auch beim Hypertoniker tageszeitlichen Schwankungen sowie einem mehr oder weniger ausgeprägten Ansprechen auf körperliche und emotionale Belastungen unterliegt. Aus diesem Grunde muß der Blutdruck mehrmals, möglichst zu konstanten Ruhebedingungen gemessen werden bzw. müssen die Werte der Situation gemäß interpretiert werden.

Die Manschettenbreite sollte dem Umfang der Extremität, an der gemessen wird, angepaßt sein. Richtgröße: 6/5 des Durchmessers der Extremität. Bei zu schmaler Manschette erhält man zu hohe Werte, bei zu breiter Manschette zu niedrige Werte (vgl. Abb. 3 a–c).

Die nach Riva Rocci gemessenen Normwerte des Blutdrucks sind systolisch bis 140 mm Hg, diastolisch bis 90 mm Hg. Patienten mit höheren Blutdruckwerten gelten als Hypertoniker. Zu Grenzwerthypertonikern zählen Patienten, deren Blutdruckwerte systolisch zwischen 140 und 160 und diastolisch zwischen 90 und 95 mm Hg betragen (vgl. Abb. 4).

Die Einteilung der Deutschen Liga zur Bekämpfung des hohen Blutdrucks e.V. legt die Grenze zwischen Normotonikern und Hypertonikern altersabhängig fest. Sie liegt systolisch bei 100 mm Hg plus Lebensjahre,

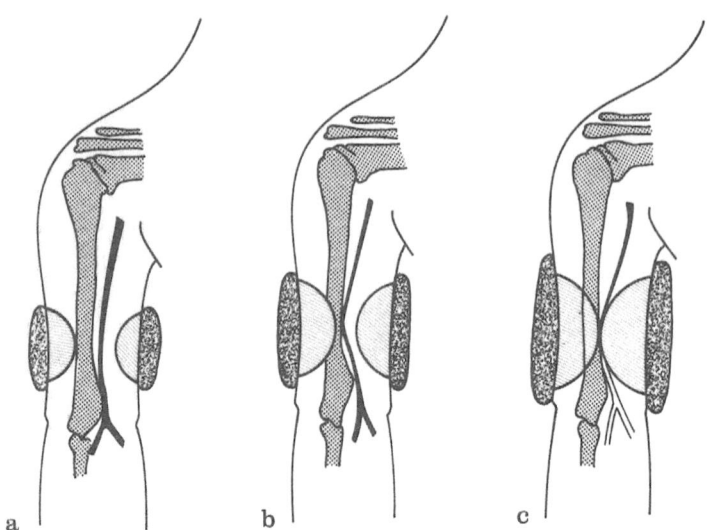

Abb. 3 a–c. Blutdruckmanschettenbreite und Armdurchmesser. **a** zu schmale Manschette → zu hohe Werte, **b** richtige Manschette, **c** zu breite Manschette → zu niedrige Werte

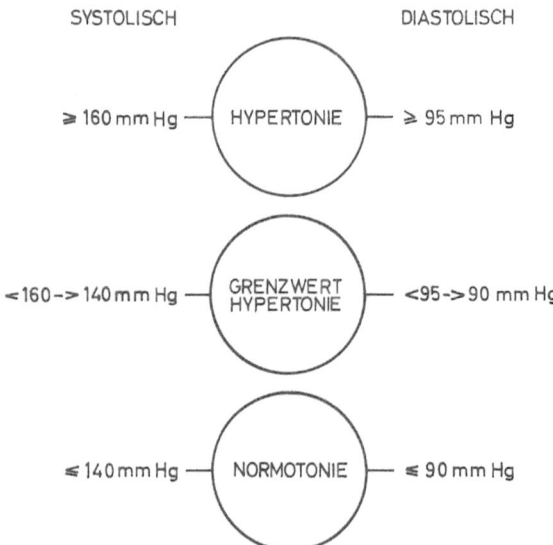

Abb. 4. 1978 von der WHO empfohlene Werte zur Blutdruckeinteilung

diastolisch bei 90 mm Hg. Alle Werte beziehen sich auf Messungen in Ruhe.
Eine Hypotonie liegt vor, wenn der systolische Druck bei Männern ständig unter 110, bei Frauen unter 105 mm Hg und darunter liegt.

Laboruntersuchungen

Hämoglobin

Eine Vermehrung der Hb-Konzentration (Polyglobulie) kann bei chronischer Herzinsuffizienz und Vitien vorliegen.

Elektrolyte

Kalium, Kalzium, Magnesium, Natrium
Eine Abweichung der Konzentration dieser Elektrolyte vom Normbereich kann die Ursache von Herzrhythmusstörungen sein.

Glykosidspiegel

Bei Herzinsuffizienz bzw. latenter Herzinsuffizienz wird überprüft, ob der Digitoxin- bzw. Digoxinspiegel im therapeutischen Bereich liegt. Bei Vorliegen von Herzrhythmusstörungen ist die Überprüfung des Digitalisspiegels ebenfalls nützlich, um eine Digitalisintoxikation als Ursache aufzufinden bzw. auszuschließen.

Enzyme

Folgende Enzyme steigen bei Myokardinfarkt an (Abb. 5):

CK: Anstiegsbeginn nach 4–6 h,
Anstiegsmaximum nach 18–24 h,
Normalisierung nach 3–4 Tagen.
Die CK ist außerdem erhöht bei Muskelerkrankungen, Muskeltraumen (Unfälle, Operationen, i. m.-Spritzen), Pulmonalerkrankungen u. a.
Bei der Differentialdiagnose des Herzinfarktes hilft die Bestimmung des Isoenzyms CK-MB: ein CK-MB-Anteil von mehr als 6 % an einer Gesamt-CK von > 140 µ/l spricht für Herzinfarkt.

GOT: Anstiegsbeginn nach 4–6 h;
Anstiegsmaximum nach 24–28 h;
Normalisierung nach 4–7 Tagen;
ebenfalls erhöht bei weiteren Herzerkrankungen (z. B. Myokarditis, Perikarditis), Muskelerkrankungen, Lebererkrankungen, Hämolyse, u. a.

LDH: Anstiegsbeginn nach 8 h;
Anstiegsmaximum nach 24–28 h;
Normalisierung nach 3–14 Tagen.

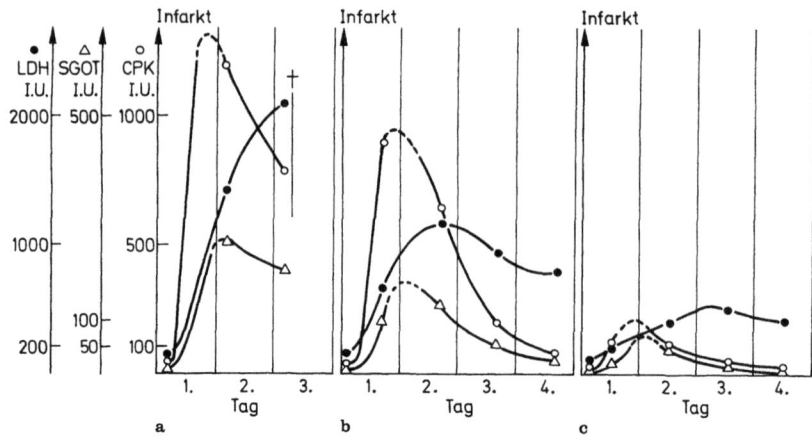

Abb. 5 a–c. Enzymverläufe nach 3 Herzinfarkten unterschiedlicher Ausdehnung

Die LDH ist wenig spezifisch und bei zahlreichen anderen Erkrankungen erhöht. Es gibt 5 Isoenzyme, wobei die HBDH identisch mit der LDH-I- und LDH-II-Fraktion ist. Typisch für den Herzinfarkt ist die Erhöhung dieser LDH-Isoenzyme. Die maximale Enzymaktivität verhält sich annähernd proportional zur Infarktausdehnung und ist damit von prognostischer Bedeutung. Diese myokardspezifischen Iso-Enzyme können auch bei Angina pectoris, Myokarditis und protrahierten Tachykardien ansteigen, allerdings in geringerem Ausmaß (s. auch Abb. 5).

Leukozyten

Eine Leukozytose findet sich bei Herzinfarkt und Myo- bzw. Endokarditiden.

Differentialblutbild

Eine Linksverschiebung tritt bei entzündlichen Erkrankungen des Herzens auf.

BKS

Sie ist beschleunigt bei Herzinfarkt, entzündlichen Herzerkrankungen und Kardiomyopathie.

Weiterführende laborchemische Untersuchungen

Hier sind zu nennen:
Bakteriologische und mykologische Virusdiagnostik, Virusserologie, para-

sitologische Diagnostik, Antistreptokinase- und Antistreptolysintiter, Eiweiß-Elektrophorese, antinukleäre und antimitochondriale Faktoren, Rheumafaktoren, Antikörper gegen Herzmuskelzellen.

Thoraxröntgen

Die Größe und Konfiguration des Herzens im Thoraxröntgenbild sind von der Körperlage abhängig (Stehen, Liegen, Links- oder Rechtsseitenlage), sie unterliegen dem Einfluß des Zwerchfells (Zwerchfellhoch- bzw. Tiefstand). Des weiteren tragen Konstitutions- und Altersunterschiede zu Lage- und Formveränderungen des Herzens bei (Tropfherz des schmalbrüstigen Asthenikers, Querherz des breitschultrigen Pyknikers, Verlagerung beim Kyphoskoliotiker).

Man spricht von Herzverbreiterung, wenn der größte Transversaldurchmesser des Herzens 50% des größten Thoraxinnendurchmessers oder 15 cm überschritten hat, sofern nicht ein wesentlicher Zwerchfellhochstand oder ein besonders geringer Sagittaldurchmesser des Thorax (Trichter- oder Flachbrust) vorliegen.

Herzvergrößerungen findet man bei akuten und chronischen Myokarderkrankungen. Die Pericarditis exsudativa zeigt bei langsamer Zunahme des Ergusses das Bild einer Tabaksbeutelform, d. h. das Herz sitzt breit dem Zwerchfell auf, bei schnell zunehmendem Erguß sieht man eine eher kugelige Herzkonfiguration (sog. Boxbeutelform).

Herzvergrößerung	Akute und chronische Myokarderkrankung
Tabaksbeutelform	Perikarditis exsudativa
Kugelige Herzkonfiguration (Boxbeutelform)	Schnell zunehmender Erguß

Zeichen der Linksherzinsuffizienz äußern sich in Lungenstauung und Lungenödemen. Die Lungenstauung zeigt eine Verbreiterung der Venen mit dadurch bis in die Lungenperipherie verstärkter Gefäßzeichnung. Bei zentraler Lungenstauung findet sich eine verstärkte Gefäßzeichnung im Lungenkern (vergrößerte Hili, unscharfe Gefäßstruktur).

Das interstitielle Ödem zeigt neben verwaschenen Gefäßkonturen und allgemeiner Gefäßzeichnungsvermehrung der Lungen eine vom Hilus zur Peripherie abnehmende, diffuse Verschleierung oder Eintrübung, die manchmal ganz auf den Lungenkern beschränkt ist (zentrales Lungenödem).

Das alveoläre Ödem zeigt über beide Lungen verteilte, bis in die Peripherie reichende, grobfleckige Herdschatten, die im weiteren Verlauf zu großen Flächenschatten konfluieren.

Die chronische pulmonale Hypertension und Pulmonalsklerose zeigt eine Verminderung der peripheren Lungengefäßzeichnung durch spastische Engstellung der kleinen Arterien und eine Kaliberverbreiterung der Aa. pulmonales sowie ihres Hauptstammes. Die sprunghafte Reduktion der Arterienkaliber zur Peripherie hin – in Verbindung mit Zeichen der Rechtsherzbelastung – ist dabei pathognomonisch.

Darstellung der Lungengefäße im Röntgenbild bei verschiedenen Formen von Lungenstauung bzw. -ödem und pulmonaler Hypertension

Verbreiterung der Venen- und Arterienkaliber	Lungenstauung
Verstärkte Gefäßzeichnung bis in die Lungenperipherie	Lungenstauung
Verstärkte Gefäßzeichnung im Lungenkern	Zentrale Lungenstauuung
Vergrößerte Hili, unscharfe Gefäßstrukturen	Zentrale Lungenstauuung
Verwaschene Gefäßkonturen	Interstitielles Ödem
Allgemeine Vermehrung der Gefäßzeichnung	Interstitielles Ödem
Vom Hilus zur Peripherie abnehmende diffuse Verschleierung	Zentrales Lungenödem
Bis in die Peripherie reichende grobfleckige Herdschatten	Alveoläres Ödem
Große Flächenschatten	Alveoläres Ödem
Verminderung der peripheren Lungengefäßzeichnung	Chronische pulmonale Hypertension, Pulmonalslerose
Kaliberverbreiterung der A. pulmonalis, spastische Engstellung der kleinen Arterien	Chronische pulmonale Hypertension
Sprunghafte Reduktion der Arterienkaliber zur Peripherie	Chronische pulmonale Hypertension

Das Thoraxröntgenbild (p.-a.- und Seitenaufnahme) läßt folgende Beurteilung des Herzens zu:

- Druckbelastung des linken Ventrikels (konzentrische Hypertrophie) zeigt sich in einer Verlängerung des linken Kammerbogens und einer Verlagerung der Herzspitze nach links unten sowie einer kräftigen

Röntgenologische Kriterien ventrikulärer Volumenbelastung

Allseitige Vergrößerung des linken Ventrikels nach links und dorsal	Volumenbelastung des linken Ventrikels *Vorkommen:* z. B. Aortenklappeninsuffizienz
Vergrößerung des Herztransversaldurchmessers und Rechtsrotation des Herzens	
Verbreiterung nach links	Volumenbelastung des rechten Ventrikels
Vergrößerung des Herztransversaldurchmessers	*Vorkommen:* Rechtsherzinsuffizienz, chronische pulmonale Hypertension, Shuntvitium
Linksrotation des Herzens	
Verdrängung des linken Ventrikels nach dorsal	
Rechter Ventrikel bildet den linken Herzrand	

Röntgenologische Kriterien ventrikulärer Druckbelastung

Verlängerung des linken Kammerbogens	Druckbelastung des linken Ventrikels
Verlagerung der Herzspitze nach links	Konzentrische Hypertrophie *Vorkommen:* z. B. Hochdruckherz, Aortenklappenstenose
Kräftige Rundung des linken Kammerbogens	
Verlagerung der Dorsalkontur des linken Ventrikels nach hinten	
Steiler Verlauf der Ventralkurve des rechten Ventrikels	Druckbelastung des rechten Ventrikels *Vorkommen:* z. B. chronische pulmonale Hypertension, pulmonale Klappenstenose

Rundung des linken Kammerbogens und Verlagerung der Dorsalkontur des linken Ventrikels über das Kavadreieck nach hinten (Holzknecht-Raum).
Vorkommen:
z. B. Hochdruckherz, Aortenklappenstenose.

- Die Volumenbelastung des linken Ventrikels zeigt sich in einer allseitigen Vergrößerung des linken Ventrikels (Verbreiterung nach links und dorsal), einer Vergrößerung des Herztransversaldurchmessers und Rechtsrotation des Herzens (Herzspitze zeigt nach ventral).
Vorkommen:
z. B. Aortenklappeninsuffizienz.

- Die Druckbelastung des rechten Ventrikels zeigt meist keine sicheren Röntgenzeichen. Bei starker Hypertrophie steiler Verlauf der Ventralkurve des rechten Ventrikels.
Vorkommen:
z. B. chronische pulmonale Hypertension, Stenose der Pulmonalklappe.

- Volumenbelastung des rechten Ventrikels. Verbreiterung nach links mit Vergrößerung des Herztransversaldurchmessers, Linksrotation des Herzens, Verdrängung des linken Ventrikels nach dorsal, der rechte Ventrikel bildet den linken Herzrand (Abflachung oder leichte Vorwölbung der Herztaille durch das Infundibulum pulmonale).
Vorkommen:
z. B. bei Rechtsherzinsuffizienz, chronischer pulmonaler Hypertension, Shuntvitium.

Eine zusammenfassende Übersicht zur röntgenologischen Differentialdiagnose der Herzerkrankungen geben wir in Tabelle 6.

Elektrokardiogramm

Das EKG ist die graphische Darstellung der elektrischen Aktivitäten des Herzens. Die größten Ablenkungen repräsentieren die De- und die Repolarisation der Vorhof- und Kammermuskulatur.
Es gibt 12 Standardableitungen (vgl. Abb. 6 und 7):
- 3 bipolare Extremitätenableitungen (I-III),
- 3 unipolare Extremitätenableitungen (aVR, aVL, aVF),
- 6 Brustwandableitungen (V_1-V_6).

Das normale EKG (Abb. 8) ist definiert durch:
- P-Welle, jeweils gefolgt von einem QRS-Komplex,
- PQ-Intervall von 0,12-0,2 s (0,18 s bei Kindern),
- Dauer des QRS-Komplexes von 0,08-0,1 s,

Tabelle 6. Übersicht zur röntgenologischen Differentialdiagnose der häufigsten Ursachen einer Herzvergrößerung

Röntgenologische Kriterien / Ursache der Herzvergrößerung	Herzform						Große Gefäße			Lungengefäße (Lgf.)				Durchleuchtung					Weitere differentialdiagnostische Besonderheiten
	Betonte Herzbucht	Ausfüllung oder Prominenz der Herzbucht	Massive Global-Herzvergrößerung	Betontes Pulmonalsegment	Vergrößerter linker Vorhof	Herzverbreiterung nach rechts	Rechts verlaufender Aortenbogen	Dilatation der Aorta	Dilatation der V. cava superior	Erweiterte zentrale und periphere Lgf.	Erweiterte zentrale, verengte periphere Lgf.	Verminderte Lungengefäßzeichnung	Lungenstauung	Klappenkalk	Vermehrte Hiluspulsationen	Vermehrte Pulsationen linker Herzrand	Verminderte Pulsationen linker Herzrand	Vermehrte Aortenpulsationen	
Aortenstenose	+							(+)											Dilatation der Aorta ascendens
Aorteninsuffizienz	+	+						+										+	
Hypertonieherz	+	+						(+)								+		(+)	Bei Aortenisthmusstenose Rippenusuren Eventuell Koronarkalk
Myogene Dilatation	(+)	+	(+)			(+)			(+)				(+)				(+)		
Offener Ductus arteriosus	+	(+)		+				+		+								(+)	
Fallot-Tetralogie	+						(+)				(+)	+							Angehobene Herzspitze
Mitralinsuffizienz	(+)	+		(+)	++	(+)					(+)		++	(+)					
Mitralstenose		+		(+)	++	(+)					(+)		++	+					Lungenemphysem, Lungeninfarkte, Lungenfibrose
Cor pulmonale		+		+	+	+					+			(+)	+				
Vorhofseptumdefekt		+	+	++		(+)		(+)	(+)		(+)		+	+					
Multivalvuläre Vitien		+	+	++	+	(+)			++		(+)		+	+					
Trikuspidalinsuffizienz				+	(+)	+													
Links-/Rechtsherzdekompensation		+	+		(+)					+			+				+		Pleuraerguß
Perikarderguß		+	+			(+)													Dorsale Herzkontur überragt Ösophagus und Wirbelsäule beträchtlich

+ = häufig nachweisbar
(+) = seltener oder nur bei höherem Schweregrad nachweisbar

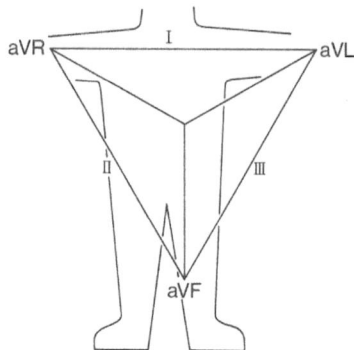

Abb. 6. Anlage und Ableitung des Extremitäten-EKG (Frontalebene)

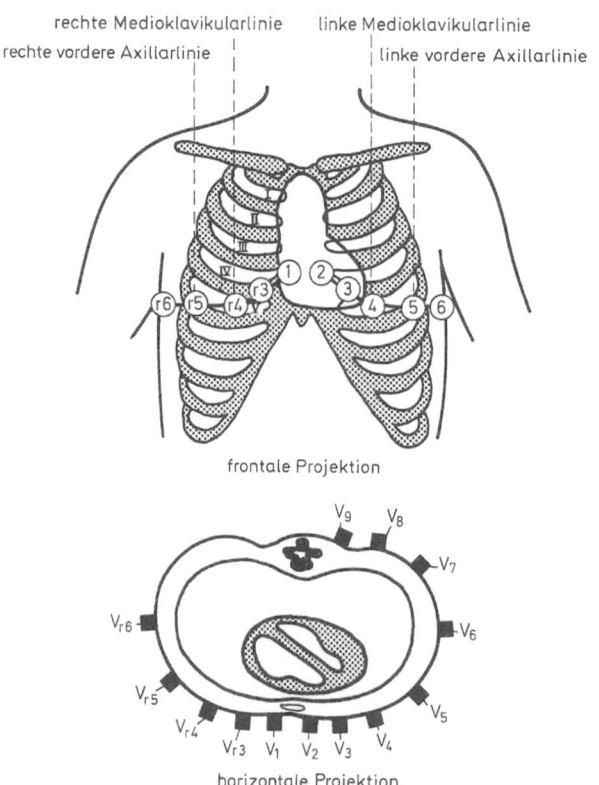

Abb. 7. Anlage und Ableitung des EKG in der horizontalen Ebene (unipolare Brustwandableitungen nach Wilson; die indifferente Elektrode entsteht aus dem Zusammenschluß der 3 Extremitätenableitungen; r rechts)

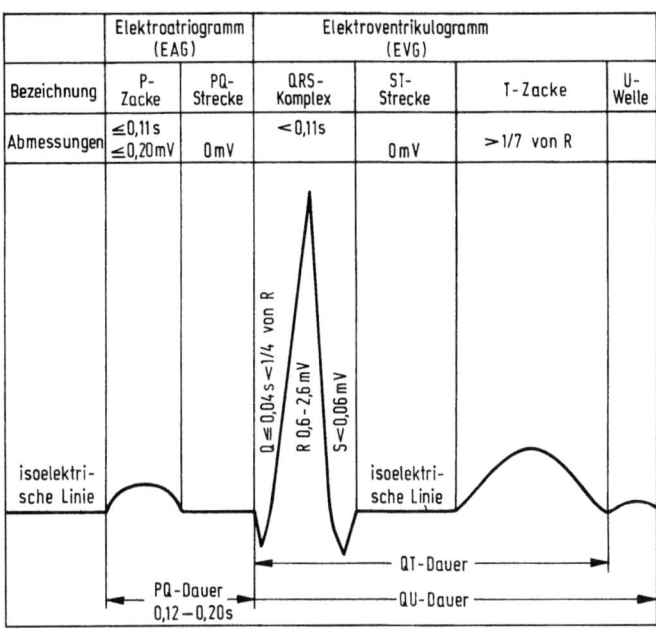

Abb. 8. Schematisches und normales EKG

- Winkel α in der Frontalebene zwischen −30° und +100°,
- isoelektrische ST-Strecke,
- die Richtung der T-Welle korrespondiert in den Extremitätenableitungen mit der Richtung des QRS-Komplexes.

Bevorzugte Ableitungen zur intraoperativen EKG-Überwachung sind:
- Extremitätenableitung II:
  sie ermöglicht die kontinuierliche Überwachung von Extrasystolen (ES); die Achse dieser Ableitung verläuft parallel zur Achse zwischen Sinusknoten und AV-Knoten, so daß die P-Welle gut erkennbar ist (leichteres Unterscheiden von supraventrikulären und ventrikulären ES);

Nach Einthoven
(bipolare Ableitung):
- I rechter Arm – linker Arm
- II rechter Arm – linkes Bein
- III linker Arm – linkes Bein

Nach Goldberger
(unipolare Ableitung):
- aVR Potential rechter Arm
- aVL Potential linker Arm
- aVF Potential linker Fuß

(gegen die indifferente Elektrode, die durch Zusammenschluß der beiden anderen entsteht)

33

Brustwandableitung V_5:
gute Darstellung ischämischer Veränderungen (Veränderungen der ST-Strecke), insbesondere im Bereich der Vorder- und Seitenwände.

Linksherzhypertrophie

Die beginnende Widerstandshypertrophie des linken Ventrikels zeigt sich in

- beginnendem Linkstyp,
- leichter ST-Senkung,
- flachem, präterminalem negativem T in Ableitung I, aVL, V_5, V_6, Nehb D.

Die ausgeprägte Hypertrophie des linken Ventrikels zeigt sich in

- Linkstyp, überdrehter Linkstyp,
- Hochspannung von R in Ableitung I, aVL oder aVF und V_4-V_6,
- Sokolow-Lyon-Index: $R_{V_5} + S_{V_1} \geq 3{,}5$ mV,
- QRS-Verbreiterung bis 0,11 s,
- Verspätung des oberen Umschlagpunktes (OUP) in V_5-V_6, $> 0{,}05$ s (selten bei reiner Widerstandshypertrophie, eher bei Kammerdilatation),
- ST in Ableitung I, aVL, aVF, V_5-V_6 gesenkt, rechts präkordial angehoben,
- T in Ableitung I, aVL, V_5-V_6 zunächst flach, dann biphasisch oder negativ,
- P sinistroatriale.

Eine zunehmende Herzschädigung bedingt das Bild eines Linksschenkelblocks. Zusätzlich zu den Zeichen der Linksherzhypertrophie und -dilatation können infolge der hypertoniebedingten Koronarsklerose Ischämiezeichen und Herzrhythmusstörungen auftreten.
Die linksventrikuläre Hypertrophie kommt bei folgenden Erkrankungen vor:

- Hypertension jeder Genese,
- Aortenklappeninsuffizienz oder -stenose,
- Mitralklappeninsuffizienz,
- angeborenen Herzvitien, z. B. Ductus arteriosus apertus,
- Isthmusstenose,
- idiopathische Hypertrophie.

Koronare Herzerkrankung

1) Innenschichtischämie

Die häufigsten elektrokardiographischen Veränderungen sind:

- deszendierende, horizontale oder muldenförmige ST-Senkung besonders in Ableitung V_5, V_6, Nehb D (dorsal), je nach Herzlage in Ableitung I, II oder II und III;
- negative U-Wellen,
- Extrasystolen in Kombination mit ST-Senkung.

differentialdiagnostisch von Bedeutung ist, daß eine ST-Streckensenkung auch unter folgenden Bedingungen auftreten kann:

Digitalismedikation, Sympathikotonie, Tachykardie, Hypertrophie,

Als Ausdruck eines Angina-pectoris-Anfalls können nur vorübergehende EKG-Veränderungen gewertet werden.

2) Transmurale Ischämie
Der akute Infarktbeginn mit ST-Streckenhebung ist von reversiblen Anfällen einer Ruheangina (Prinzmetal-Angina) bzw. der instabilen Angina pectoris zu unterscheiden. Im Gegensatz zum Infarkt sind bei letzteren die ST-Hebungen reversibel.

EKG-Stadium		EKG-Veränderungen	
		typisches Bild	wichtige Merkmale
frischer Infarkt (akutes Stadium)	Stadium 1	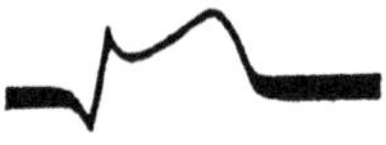	1. deutliche ST-Hebung 2. T positiv 3. R klein 4. Q noch klein
	Zwischenstadium	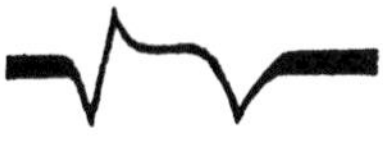	1. leichte ST-Hebung 2. T spitz-negativ 3. Q groß 4. R klein
alter Infarkt (chronisches Stadium)	Stadium 2	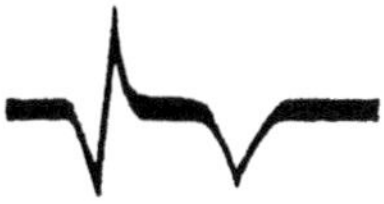	1. T spitz-negativ 2. Q groß 3. R noch klein 4. keine ST-Hebung
	Stadium 3	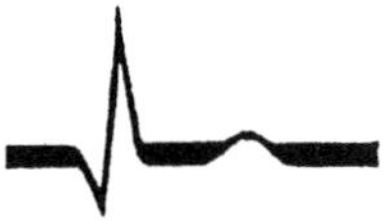	1. Q noch pathologisch 2. T bereits positiv 3. R normal 4. keine ST-Hebung

Abb. 9. EKG-Veränderungen beim Herzinfarkt

3) Myokardinfarkt

Typischer Ablauf der EKG-Veränderungen:
- hohes, positives T in den ersten Minuten bis Stunden bei meist elevierter oder aber gesenkter ST-Strecke,
- ST-Elevation,
- Rückbildung der ST-Verlagerung,
- T wird gleichschenklig spitz negativ, volle Ausprägung gewöhnlich nach 2-3 Wochen, Rückbildung nach ca. 5 Monaten,
- pathologische Q-Zacke,
Veränderungen des QRS-Komplexes im Stadium der Myokardnekrose halten im Vergleich zu den Veränderungen von ST-Strecke und von T am längsten an;
Veränderungen von Q bleiben meist als einziger Hinweis auf einen früheren Infarkt zurück; selten bildet sich der QRS-Komplex nach einem Infarkt wieder zu einer Normalform zurück (Abb. 9 und 10, Tabelle 7).

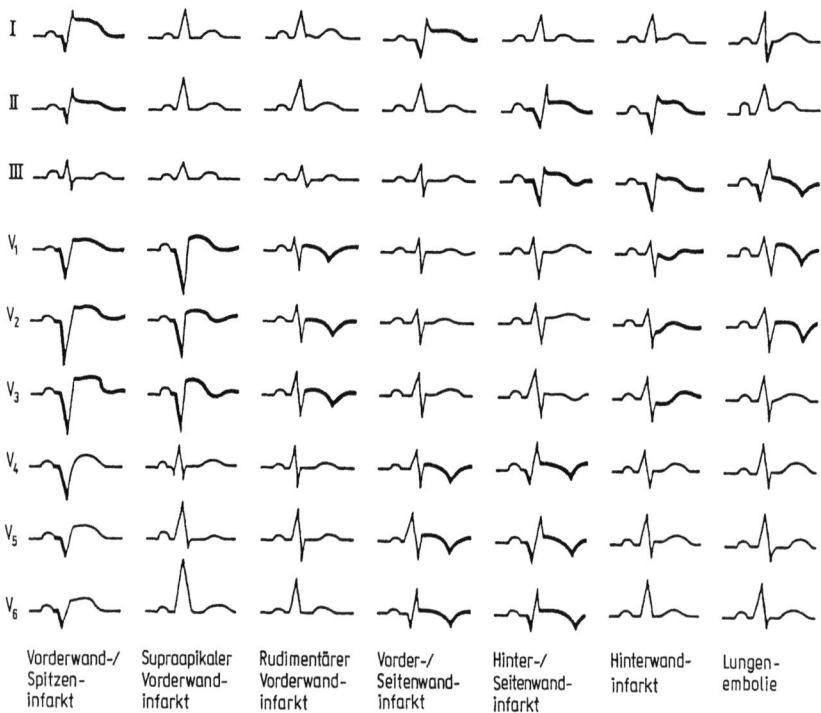

Abb. 10. Typische EKG-Veränderungen bei verschiedenen Infarktlokalisationen und bei Lungenembolie

Tabelle 7. Einteilung des Herzinfarktes nach der Lokalisation (+ leichte, ++ deutliche Infarktveränderungen)

Infarkttyp	Vorderwandinfarkt			Hinterwandinfarkt	
EKG-Ableitungen	Anteroseptaler Infarkt	Vorderwand-spitzeninfarkt (anteroseptal-lateraler Infarkt)	Anterolateraler Infarkt	Posterolateraler Infarkt	Hinterwand-infarkt (Posterior-infarkt)
I	++	++	+		
II	+	++	+	++	+
III				++	++
aVR					
aVL	+	++	+	+	
aVF				++	++
V_1	++	++			
V_2	++	++			
V_3	++	++			
V_4	+	++			
V_5		++	++	++	
V_6		+	++	++	
V_8, 2 ICR tiefer				++	++
Nehb D				++	++

Chronisches Cor pulmonale

Im Frühstadium (PAP bis 40 mm Hg) ist das EKG bei der Hälfte der Patienten noch normal. Im weiteren Verlauf weist v. a. eine ausgeprägte S-Zacke in allen Extremitätenableitungen (Drehung der Herzachse im Uhrzeigersinn) auf das beginnende Cor pulmonale hin. Weitere EKG-Veränderungen sind:
- Steil- bis Rechtstyp, evtl. S_I-Q_{III}-Typ,
- in einigen Fällen S_{I-III}-Typ,
- Hochspannung von QRS (nur bei angeborenen Vitien, in V_1 hohes R, kleines S),
- Sokolow-Lyon-Index: $R_{V_1} + S_{V_5} \geq 1{,}05$ mV,
- Übergangszone nach links verschoben,
- Verbreiterung von QRS bis 0,11 s, OUP > 0,03 s (V_1-V_2),
- inkompletter oder kompletter Rechtsschenkelblock (bei Hypertrophie mit Dilatation),
- im Spätstadium ST-Strecke konvexbogig gesenkt,
- T biphasisch bis präterminal negativ (V_1-V_3),
- P dextroatriale.

Eine Rechtshypertrophie bzw. chronisches Cor pulmonale findet sich unter folgenden Bedingungen:
- chronisch obstruktive Lungenerkrankungen (Emphysem, chronische Bronchitis, Asthma),
- Thoraxdeformierung,
- primäre oder sekundäre Sklerose der Lungengefäße (Silikose, Fibrose),
- rezidivierende Lungenembolien,
- Pleuraschwarten,
- Tumoren und lymphogene Metastasen,
- Mitralstenose,
- Pulmonalisstenose,
- Eisenmenger-Syndrom,
- Transposition der großen Gefäße,
- sekundär bei Insuffizienz des linken Ventrikels.

Myokarditis

Es können folgende Veränderungen im EKG vorkommen:
- PQ-Veränderung bis zum partiellen oder totalen AV-Block,
- QRS-Aufsplitterung, passagerer oder labiler Schenkelblock,
- ST-Senkung,
- T-Abflachung,
- präterminal oder terminal negatives T (infarktähnliche Bilder sind möglich),

- plötzliche supraventrikuläre oder ventrikuläre Extrasystolen, oft salvenartig,
- Vorhofflattern und Vorhofflimmern,
- Kammerflattern und Kammerflimmern.

Perikarditis

Meist ist nicht nur das Perikard, sondern auch die äußere Myokardschicht betroffen. Es finden sich dann Veränderungen im EKG im Sinne einer diffusen Außenschichtalteration.

1. Stadium:
- geringer monophasischer, jedoch konkavbogiger T-Verlauf in den Ableitungen I, II, aVL, aVF sowie in den Brustwandableitungen,
- ST geht meist nicht vom abfallenden R ab, sondern vom angehobenen S,
- T meistens abgrenzbar,
- ST-Streckensenkung in aVR,
- Niederspannung bei begleitendem Erguß,
- gelegentlich elektrisches Alternans bei schwerer Verlaufsform.

2. Stadium:
- flach negatives, spitzes T in den Ableitungen I, II, aVL, aVF,
- ST-Strecke isoelektrisch,
- QRS-Potential nimmt wieder zu.

Vorkommen:
infektiös, Myokardinfarkt, rheumatische Erkrankungen, septische Prozesse, Thyreotoxikose, Verbrennungen.

Elektrolytveränderungen

Störungen des Elektrolythaushaltes verursachen spezifische EKG-Veränderungen (Tabelle 8). (Siehe auch Kap. „Spezielle Diagnostik": Niere, EKG.)

Digitalismedikation

Ein therapeutisch erwünschter Digitalisspiegel kann folgende EKG-Zeichen bedingen:

- muldenförmige ST-Senkung,
- abgeflachtes bis präterminal negatives T,
- mäßige PQ-Verlängerung,
- Verkürzung der QT-Dauer,
- Sinusbradykardie.

Als Zeichen einer Überdosierung finden sich:
- PQ-Verlängerung über 0,22 s (AV-Block 1. Grades),

Tabelle 8. EKG-Veränderungen bei Elektrolytstörungen

Hypokaliämie	Deutlich positive U-Welle, TU-Verschmelzungswelle
Kalium > 7 mval/l	Hohes zeltförmiges, schmalbasiges T (in V_2-V_5), bei vorausgegangener ST-Senkung und T-Reduktion kommt es zur Normalisierung von T, S-Verbreiterung
Kalium > 8-9 mval/l	QRS-Verbreiterung, PQ-Verlängerung, Extrasystolen, AV-Überleitungsstörungen, Herzstillstand
Hypokalziämie	ST-Verlängerung,
Hyperkalziämie	ST-Verkürzung

- Sinusbradykardie unter 40-50/min,
- AV-Block 2. und 3. Grades, SA-Block,
- AV-Dissoziation, AV-Knoten-Tachykardie, Vorhoftachykardie mit AV-Block,
- Vorhofflattern bzw. -flimmern,
- ventrikuläre Extrasystolie, v. a. polytope Form, Salven, Kammerbigemini,
- Kammerflattern, Kammerflimmern.

Herzrhythmusstörungen

1) Nomotope Reizbildungsstörungen

Außer der Frequenzveränderung (normale Sinusfrequenz 60-100/min) bietet das EKG spezifische Zeichen:

● *Sinustachykardie* (Frequenz > 100/min)
- TP-Welle,
- P betont,
- TP-Strecke verkürzt,
- Steillage,
- ST-Strecke aszendierend gesenkt,
- flaches (oder hohes) T,
- PQ-Strecke verkürzt (< 0,12 s).

Ursachen: erhöhter Sympathikotonus,
orthostatischer Blutdruckabfall,

hyperkinetisches Herzsyndrom,
toxisch bedingt, z. B. durch Atropin, Adrenalin, Ephedrin,
Nikotin, Bakterientoxine,
Hyperthyreose,
Schock,
Anämie,
Herzerkrankungen wie z. B. Infarkt, Peri-, Endo-, Myokarditis,
Herzinsuffizienz, Vitien, Cor pulmonale,
beim Kind physiologisch.

● *Sinusbradykardie* (Frequenz < 60/min)
- P flach,
- PQ > 0,12 s (bis 0,20 s),

Ursachen: konstitutionell, hereditär:
erhöhter Vagotonus (Karotis- und Bulbusdruckversuch, erhöhter Liquordruck),
vasovagaler Reflex,
Sportler,
Schlaf,
Schockzustand;
toxisch: Digitalis, Ikterus, Chinidin, Hypothyreose, Hypometabolismus anderer Genese,
Urämie;
Kardiosklerose,
Herzinfarkt,
Aortenklappenstenose,
Myokarditis;
psychisch.

● *Sick-sinus-Syndrom*
Dieses Krankheitsbild beinhaltet einen nichtfunktionstüchtigen Sinusknoten. Im allgemeinen werden folgende Rhythmusstörungen beobachtet:
- intermittierende Bradykardie- und Tachykardiephasen,
- extreme Sinusbradykardie,
- sinuaurikulärer Block bis zum Sinusarrest,
- Vorhofflimmern und -flattern,
- langsamer Knotenersatzrhythmus,
- hypersensitiver Karotissinusknoten
  nach körperlicher Belastung nimmt die Herzfrequenz ungenügend zu.

Vorkommen:
Bei Myokarditis, Koronarsklerose, bei jüngeren Patienten oft ohne zusätzlichen krankhaften Befund.

Bedeutung:
- Beim Sick-sinus-Syndrom kann es zu Synkopen kommen. Eine weitere kardiologische Abklärung ist erforderlich, insbesondere ist die Indikation einer Herzschrittmacherimplantation zu prüfen.

● *Sinusarrhythmie*
Bei der respiratorischen Sinusarrhythmie kommt es im Inspirium zu einer Frequenzzunahme (und häufig Rechtsdrehung der QRS-Achse), im Exspirium zu einer Frequenzabnahme. Die P-Form ist zeitweise schwankend.
Vorkommen:
Häufig bei Jugendlichen, Sportlern, Vagotonikern.
Bedeutung:
Die respiratorische Sinusarrhythmie hat keine pathologische Bedeutung.

Die nichtrespiratorische Sinusarrhythmie weist unterschiedliche RR-Abstände auf, welche atmungsunabhängig sind und keine periodische Änderung zeigen.
Vorkommen:
Vorwiegend bei älteren Patienten mit Koronarinsuffizienz und Herzmuskelschäden.

2) Heterotope Reizbildungsstörungen
● *AV-Knotenrhythmus*
Beim AV-Knotenrhythmus beträgt die Frequenz meist 40–60/min. Die Vorhöfe werden vom AV-Knoten aus bei jeder Herzaktion retrograd erregt, der QRS-Komplex ist gewöhnlich normal konfiguriert. Man unterscheidet einen oberen, mittleren und unteren Knotenrhythmus:
Oberer Knotenrhythmus:
- P in II, III und aVF negativ,
- PQ-Zeit ist kürzer als normal, oft $< 0{,}12$ s.
Mittlerer Knotenrhythmus:
- P zwar vorhanden, aber nicht sichtbar.
Unterer Knotenrhythmus:
- hinter jedem QRS-Komplex ein negatives P, meist im Beginn der ST-Strecke.
Ursachen:
Bei Herzgesunden mit vegetativer Dystonie, bei Patienten mit Myokarditis, Koronarinsuffizienz, Herzfehlern.
Bedeutung:
AV-Knotenrhythmus ist häufig nur vorübergehend und klinisch von geringer Bedeutung.

● *Supraventrikuläre Extrasystolie*
Die *Sinusextrasystolie* (vorzeitige Erregung im Sinusknoten) zeigt im EKG:

- P-Zacke und QRS-Komplex normal,
- postextrasystolisches Intervall normal oder verkürzt (keine kompensatorische Pause).

Vorhofextrasystolie (vorzeitige Erregung im Vorhof) zeigt:
- P-Zacke deformiert, oft verbreitert,
- PQ-Zeit abhängig von der Entfernung des Erregungszentrums vom AV-Knoten (meist verkürzt),
- QRS-Komplex normal konfiguriert,
- das postextrasystolische Intervall ist i. allg. größer als die normale Periodendauer.

Vorkommen:
Bei Herzgesunden vegetativ bedingt, Vorhofmyokardschaden, z. B. bei Mitralvitium, Koronarsklerose, Kardiomyopathie.

Bedeutung:
Einzelne Vorhofextrasystolen können bei Herzgesunden gelegentlich beobachtet werden. Gehäufte Vorhofextrasystolen sind meist Ausdruck einer Vorhofmyokardschädigung, z. B. bei Mitralvitium oder einer Herzmuskelschädigung bei älteren Patienten: manchmal Übergang in Vorhofflimmern, gelegentlich auch bei Digitalisbehandlung.

● *Ventrikuläre Extrasystolie*
Die ventrikuläre Extrasystolie ist Ausdruck einer vorzeitigen Kammererregung aus einem tertiären Automatiezentrum und der Kammermuskulatur. Diese abnorme Erregung kann praktisch in jedem Teil des Ventrikels entstehen. EKG-Zeichen sind:
- frühzeitiger Einfall des QRS-Komplexes,
- schenkelblockartige Verbreiterung (> 0,11 s) und Deformierung des QRS-Komplexes,
- kompensatorische Pause.

Variationen ventrikulärer Extrasystolie:
- einzelne ventrikuläre Extrasystolen (bei Jugendlichen häufig funktionell bedingt),
- Form der fixen Kupplung (spricht mehr für eine gutartige Natur der Rhythmusstörung),
- interpolierte ventrikuläre Extrasystolen,
- gehäuft ventrikuläre Extrasystolie
a) salvenartig,
b) in Form von ventrikulärer Bi-, Tri- bzw. Quadrigemini,
c) in Form einer 2:1 oder 3:1-Extrasystolie,
d) monotope oder polytope ventrikuläre Extrasystolie.

Vorkommen:
Die ventrikuläre Extrasystolie kann bei herzgesunden Menschen (v. a. mit

vegetativer Dystonie) auftreten. Solange sie funktionell bedingt ist, tritt sie nur vereinzelt auf. Häufig liegt die Extrasystolie jedoch bei Myokardschädigungen, Koronarinsuffizienz oder Herzvitien vor. Die gehäufte ventrikuläre Extrasystolie während oder nach körperlicher Belastung spricht für eine organische Genese. Ferner kann sie auch durch Medikamente, wie z. B. Digitalis und Chinidin, erzeugt werden.

Bedeutung:
Die ventrikuläre Extrasystolie ist dann als ernst anzusehen, wenn die Extrasystolen öfter als 5/min oder in salvenartiger Form auftreten, polytop sind und das R-auf-T-Phänomen zeigen.

● *Vorhofflattern*
Regelmäßige Vorhofkontraktionen (Frequenz um 300/min) mit partiellem AV-Block (selten 1 : 1-Übergang). Die sägezahnartigen P-Wellen sind besonders gut in den Ableitungen II, III, aVF, und V_1 zu sehen.

Bedeutung:
Meist passager und Übergang in Vorhofflimmern.

● *Vorhofflimmern*
Vorhofflimmern, d. h. hochfrequente unregelmäßige Vorhofaktionen mit arrhythmischer Überleitung auf die Kammern, zeigt im EKG:
- fehlende P-Wellen,
- unterschiedlich konfigurierte Flimmerwellen,
- Flimmerfrequenz zwischen 350 und 600/min,
- absoluter unregelmäßiger Kammerrhythmus (außer bei totalem AV-Block),
- QRS-Komplexe bei ungestörter intraventrikulärer Überleitung normal geformt.

Vorkommen:
Vorhofmyokardschädigung, z. B. bei Herzmuskelschäden, Mitralvitien, schwerer Koronarsklerose, Hyperthyreose.

● *Kammertachykardien*
EKG-Merkmale einer ventrikulären Tachykardie (anfallsweises Auftreten rhythmischer Folgen von Kammerextrasystolen mit beschleunigter Frequenz bei normaler Sinusaktivität) sind:
- Kammerfrequenz von 150–200/min,
- Zahl der P-Wellen geringer,
- keine Verbindung zum QRS-Komplex,
- QRS verbreitert, deformiert und verspätet in Abhängigkeit vom Ursprungsort.

Vorkommen:
Koronarsklerose, Myokarditis, Infarkt, Hochdruck, WPW-Syndrom, Herz-

insuffizienz, Überdosierung von Digitalis, Adrenalin, Elektrolytstörungen.

Bedeutung:
Ernsthafte Gefährdung des Patienten durch Übergang in Kammerflattern oder -flimmern.

● *Kammerflattern / Kammerflimmern*
Kammerflattern:
- gleichmäßige haarnadelkurvenartige Kammerkomplexe mit einer Frequenz von 200–250/min,
- reversibel,
- häufiger Übergang in Kammerflimmern.

Kammerflimmern:
- „chaotische", ungleich hohe und breite Kammerkomplexe mit wechselnder Frequenz von 150–500/min,
- sehr kleine Oszillationen.

Vorkommen:
Schwere Koronarinsuffizienz, Herzinsuffizienz, chronisches Cor pulmonale, Chinidin- oder Herzglykosidintoxikation, Trauma, elektrischer Unfall, operative Eingriffe.

Bedeutung:
Sofortige Reanimation erforderlich. Häufig ist diese Rhythmusstörung die Ursache des Sekundenherztodes.

Überleitungsstörungen
● *Sinuatrialer Block (SA-Block)*
- SA-Block 1. Grades im EKG nicht feststellbar,
- beim SA-Block 2. Grades Typ I (Wenckebach-Periode des SA-Blocks) kommt es zu einer zunehmenden Verzögerung der SA-Leitung bis zum totalen Ausfall. Beim Typ II kommt es zu intermittierender Unterbrechung der SA-Leitung, so daß eine oder mehrere Herzaktionen ausbleiben.
- beim SA-Block 3. Grades fallen für eine bestimmte Zeit die P-Zacken aus. Es tritt eine Asystolie auf, bis die nächste Systole wieder einfällt oder ein sekundäres Automatiezentrum einspringt.

Vorkommen:
Degenerative und entzündliche Herzerkrankungen, nach Digitalisierung.

Bedeutung:
Bei SA-Block 3. Grades Adams-Stokes-Anfall möglich.

● *AV-Block*
- Beim AV-Block 1. Grades wird die Vorhoferregung regelrecht auf den

Ventrikel übergeleitet, jedoch ist die Überleitungsgeschwindigkeit verlangsamt (PQ-Dauer > 0,2 s, selten länger als 0,4 s).

Vorkommen:
Funktionell bei Vagotonie, bei Hochleistungssportlern mit Bradykardie, Herzmuskelschäden, Myokarditis, Koronarinsuffizienz, Herzvitien, unter Digitalisbehandlung.

- Beim AV-Block 2. Grades wird die Vorhoferregung nicht immer auf die Ventrikel übergeleitet.

Typ I (Wenckebach-Periodik):
- PQ-Zeit verlängert sich zunehmend bis zum Ausfall eines QRS-Komplexes;

Typ II (Mobitz-Typ):
- einmaliger oder häufiger Systolenausfall bei normalem oder konstant verlängertem PQ-Intervall. Wenn der AV-Block regelmäßig auftritt, kann er in Form eines 2:1- bis 3:1- oder 4:1-Blocks vorliegen.

Vorkommen:
Typ I funktionell, Digitalisintoxikation, Myokarditis, rheumatisches Fieber, Hinterwandinfarkt (häufig Übergang in AV-Block 3. Grades).
Typ II meistens schwere degenerative oder entzündliche Herzerkrankung, Herzinfarkt.

Bedeutung:
Indikation zur Schrittmacherimplantation ist zu überprüfen.

Beim AV-Block 3. Grades ist die AV-Leitung vollständig unterbrochen. Vorhöfe und Kammern schlagen unabhängig voneinander im eigenen Rhythmus, wobei die Vorhofwellen entspechend ihrem Grundrhythmus eine höhere Frequenz aufweisen. Meistens besteht ein Sinusrhythmus oder einer Sinusarrhythmie, selten finden sich Vorhofflimmern oder -flattern oder ektope Vorhofrhythmen.

Form und Frequenz der Kammerkomplexe richten sich nach dem Ursprungsort. Bei proximalem AV-Block im AV-Bereich oder im His-Bündel springt das sekundäre Automatiezentrum ein. Die Kammerfrequenz ist relativ hoch, zwischen 40 und 60/min, der QRS-Komplex ist normal konfiguriert. Bei distalem AV-Block unterhalb des His-Bündels springt das tertiäre Automatiezentrum ein, die Kammerfrequenz liegt unter 40/min, der QRS-Komplex zeigt Schenkelblockform, die Endteile sind pathologisch verändert.

Vorkommen:
Koronarinsuffizienz, Herzinfarkt, Myokardschäden, Fibrosierung der Tawara-Schenkel, Vitien.

Bedeutung:
Bei Adams-Stokes-Anfällen ist die Indikation zur Schrittmacherimplanta-

tion gegeben (auch ohne Synkopen perioperativ Schrittmacherimplantation indiziert).

● *Wolff-Parkinson-White-Syndrom*
Beim WPW-Syndrom wird ein Teil der Kammermuskulatur vorzeitig erregt, der übrige Teil der Kammer auf normalem Wege erregt, so daß der 2. Teil des QRS-Komplexes normal abläuft. EKG: PQ verkürzt, QRS-Verbreiterung im 1. Anteil durch sog. δ-Welle, ST-T bei großer δ-Welle gegensinnig.
Mögliche *Ursachen* sind:
- ein akzessorischer Leitungsweg zwischen Vorhöfen und Kammern (Kent-Paladino-Bündel, James-Bündel),
- beschleunigte Leitung in einem Teil des AV-Knotens,
- abnormer Seitenast des Erregungsleitungssystems (Mahaim-Bündel),
- kleine Narben in der Basis des Ventrikels werden durch die mechanische Vorhoferregung erregt.

Vorkommen:
Als angeborene Anomalie, selten auch als erworbene Form bei herzkranken Patienten.

Bedeutung:
Wichtig als Differentialdiagnose im EKG zu Rechts-links-Schenkelblock, Hypertrophie u. a.
Beim WPW-Syndrom treten Komplikationen auf wie supraventrikuläre paroxysmale Tachykardie, polytope ventrikuläre Extrasystolie, selten AV-Blockierung, Vorhofflattern und -flimmern.

● *Ventrikuläre Leitungsstörung*
Besteht eine Störung oder Leitungsverzögerung im Bereich der Tawara-Schenkel, so treten folgende EKG-Veränderungen auf:
- abnorme Konfiguration des QRS-Komplexes,
- Verlängerung von QRS bis 0,2 s, bei unvollständiger Blockierung 0,1–0,11 s,
- Verspätung des oberen Umschlagpunktes,
- Rechtsschenkelblock in V_1 und V_2, Linksschenkelblock in V_5 und V_6 zu erkennen,
- Diskordanz von ST-T.

Es werden der inkomplette Rechtsschenkelblock, der komplette Rechtsschenkelblock, der linksanterio- und linksposteriore Hemiblock, der komplette Linksschenkelblock und Kombinationen der Blockbilder gesehen.

Vorkommen:
Vollständige Unterbrechung eines oder mehrerer Äste des Leitungssystems bei Infarkt, Myokarditis, Degenerationsprozessen, verzögerte Er-

regungsleitung bei Hypertrophie, Dilatation, Fibrose, Hyperkaliämie, Infarkt, Lungenembolie, Tachykardie, Urämie, Chinidinvergiftung.

Schrittmacher-EKG

Durch die elektrische Stimulation des Herzens nach Schrittmacherimplantation ändert sich das EKG grundsätzlich. Zunächst findet man im EKG das Reizpotential des Impulsgenerators, das fast eine Strichform zeigt und eine Impulsdauer von 1,5–2 ms aufweist. Es lassen sich im EKG effektive wie auch nichteffektive Schrittmacherstimulationen leicht feststellen. Die Hauptveränderung ist im QRS-Komplex nachweisbar, der je nach Sitz der Reizelektrode verschiedenartig konfiguriert ist.

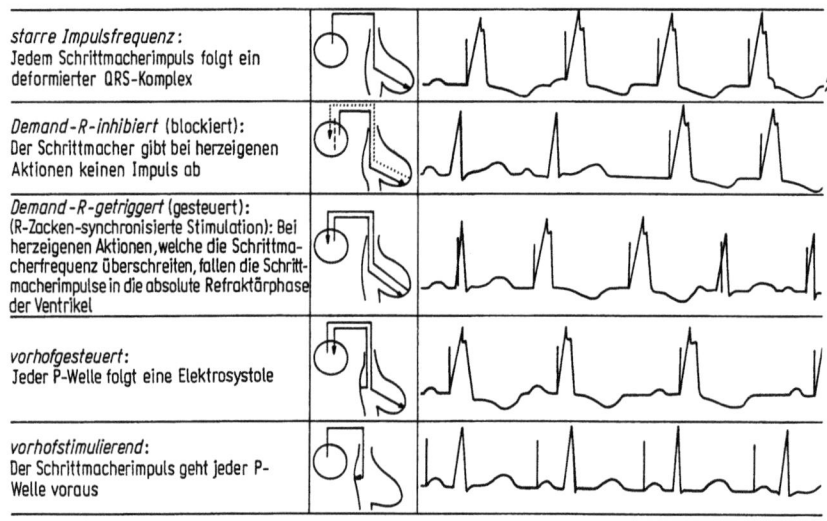

Abb. 11. EKG der gebräuchlichsten Stimulationsarten

Unter den verschiedenen Schrittmachertypen (Abb. 11) wird der Demandschrittmacher am häufigsten angewandt.
Bei implantiertem Herzschrittmacher sind folgende Arten von Rhythmusstörungen zu beobachten:

- Parasystolie,
- ventrikuläre Extrasystolie,
- paroxysmale Kammertachykardien,
- Kombinationssystolen,
- Synchronisation,
- retrograde Vorhoferregung.

Bedeutung:
Rhythmusstörungen bei normaler SM-Funktion sind nicht als Zeichen einer Fehlfunktion des Schrittmachersystems zu deuten. Ihre Behandlung richtet sich nach den allgemeinen therapeutischen Grundsätzen.
Störungen der Schrittmacherfunktion äußern sich z. B. als
- Frequenzabfall um 5-10%,
- Frequenzanstieg,
- Schrittmacherrasen,
- Ausfall von Schrittmacherimpulsen,
- Fehlen der Impulsbeantwortung.

Bedeutung:
Gegebenenfalls muß der Schrittmacher ausgetauscht werden.

Langzeit-EKG

Untersuchungsprinzip

Es stehen 2 Aufzeichnungsmöglichkeiten zur Verfügung:
Kontinuierliche Aufzeichnung: Die 24-h-Aufzeichnung auf ein Magnetband umfaßt einen kompletten Tag- und Nachtzyklus. Für ambulante Patienten stehen hierfür kleine tragbare Aufnahmegeräte zur Verfügung.
Diskontinuierliche Aufzeichnung: Hierbei wird das EKG in bestimmten Abständen für wenige Minuten aufgezeichnet. Zusätzlich werden alle ungewöhnlichen Abläufe gespeichert, z. B. wenn das Gerät über den Ereignisknopf vom Patienten alarmiert oder wenn das EKG von der On-line-Analyse als pathologisch erkannt wird. Die diskontinuierliche Aufzeichnung erfolgt bis zu einer Dauer von 72 h.
Die Auswertung des Langzeit-EKG-Befundes erfolgt u. a. nach der Lown-Klassifizierung (Abb. 12).

Bewertung

Allgemeine Indikationen zur Langzeit-EKG-Registrierung sind:
a) Objektivierung anamnestischer Angaben;
b) Abklärung der Schrittmacherindikation;
c) Erkrankungen, die zu Arrhythmien neigen:
  - koronare Herzerkrankung,
  - hypertrophe Kardiomyopathie,
  - kongestive Kardiomyopathie,
  - Mitralklappenprolaps,
  - Präexzitation (WPW-, LGL-Syndrom);
d) Therapiekontrolle:
  - Antiarrhythmika,
  - Herzschrittmacher;

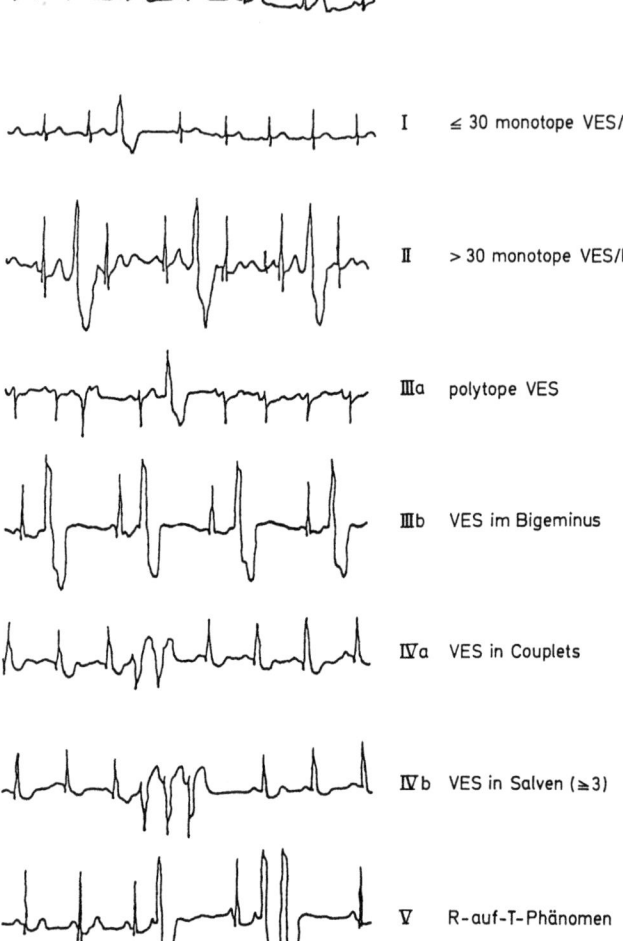

Abb. 12. Lown-Klassen (*VES* ventrikuläre Extrasystole)

e) passager auftretende Ereignisse
  (z. B. Vorhofflimmern, intermittierende Schenkelblockbilder).

Diagnostische Aussagen des Langzeit-EKG sind:
a) Herzfrequenz:
   minimal, maximal;
b) Herzrhythmus:
   - Sinusrhythmus,

- Sinusarrhythmie,
- AV-Rhythmus,
- Kammerrhythmus,
- Vorhofflattern, -flimmern,
- Vorhof-, Kammertachykardien,
- Extrasystolen, supraventrikulär, ventrikulär, Salven, R-auf-T-Phänomen,
- Überleitungsstörungen (nur bei Darstellung der P-Welle): SA-Block, AV-Block,
- Pararrhythmien (nur bei Darstellung der P-Welle): AV-Dissoziation, Interferenzdissoziation, Parasystolie;

c) Schrittmacherfunktion:
- Eigenrhythmus, Schrittmacherrhythmus,
- gestörte Demandfunktion,
- Stimulationsausfall.

Nach systematischer Untersuchung von gesunden jüngeren Probanden beträgt die extrasystolische Arrhythmierate ohne Krankheitsbedeutung 2–5 %. Rhythmusstörungen ohne erkennbare Ursachen nehmen mit dem Lebensalter zu, wobei hieraus kein therapiebedürftiger Krankheitswert abzuleiten ist. Ganz anders dagegen sind Rhythmusstörungen einzuschätzen, die als Symptom einer organischen Herzerkrankung in Erscheinung treten.

In die Behandlungspflicht gehen folgende Gesichtspunkte ein:
- Manifestationsform und Schweregrad von Herzrhythmusstörungen,
- ursächlich in Betracht kommende Grundleiden,
- Ausmaß subjektiver Beschwerden.

Belastungs-EKG

Untersuchungsprinzip

Zur EKG-Registrierung während körperlicher Belastung hat sich die Fahrradergometrie bewährt. Sie gestattet eine laufende, technisch einwandfreie EKG- und Blutdruckregistrierung, so daß nach Auftreten pathologischer Veränderungen die Untersuchung sofort beendet werden kann. Sie erlaubt ferner eine genaue Festlegung derjenigen Belastungsstufe, welche eine Belastungskoronarinsuffizienz verrät. Die Fahrradergometerarbeit ist physikalisch definierbar (m · kp/s = 9,81 W ≈ 10 W).
Einflußgrößen der Belastbarkeit sind Alter, Größe, Gewicht, Trainingszustand und Körperposition. In Tabelle 9 sind Sollwerte für die maximale Leistung bei ansteigender Belastung dargestellt, differenziert nach Alter, Geschlecht und Körpergewicht.

Tabelle 9. Sollwerte für die maximale Leistung bei ansteigender Belastung (in Watt)

Gewicht [kg]	Männer Alter 20-24	25-29	30-34	35-39	40-44	45-49	50-54	55-59	60-64
60- 65	220	210	200	185	175	170	155	150	135
66- 69	225	215	205	195	180	175	160	155	140
70- 73	230	220	210	200	190	180	165	160	145
74- 77	235	225	215	205	195	185	170	165	150
78- 81	240	230	220	200	190	180	170	160	150
82- 85	245	235	225	215	205	195	185	175	160
86- 89	250	240	230	220	210	200	190	180	170
90- 93	255	245	235	225	215	205	195	185	175
94- 97	260	250	240	230	220	210	200	190	180
98-101	265	255	245	235	225	215	205	195	185
102-105	270	260	250	240	230	220	210	200	190
106-109	280	270	260	250	235	225	215	205	195
	Frauen								
40-45	110	105	100	95	90	90	85	75	75
46-49	115	110	105	100	100	95	90	85	80
50-53	120	115	110	105	100	100	95	90	85
54-57	125	120	120	115	110	105	100	100	95
58-61	130	125	125	120	115	110	105	100	100
62-65	135	135	130	125	120	120	115	110	105
66-69	140	140	135	130	130	125	120	115	110
70-73	150	145	140	135	130	130	125	120	115
74-77	155	150	145	140	135	135	130	125	120
78-81	160	155	150	150	145	140	135	130	130
82-85	165	160	155	150	150	145	140	140	135
86-89	170	165	160	160	155	150	145	140	140

Die Solleistung kann nach folgender Formel abgeschätzt werden (G Gewicht, W Watt):

Solleistung (W) = G (kp) · 3 (Männer) bzw.

= G (kP) · 2,5 Frauen),

abzüglich 10% für jede Dekade, die das 30. Lebensjahr überschreitet.

Um die Belastungsstufen grob abzuschätzen, ergeben sich folgende Analogien zu Tätigkeiten im Beruf oder in der Freizeit:

25- 30 W - etwa Spaziergang in der Ebene;

75-175 W - etwa Gartenarbeit, Schaufeln, Treppensteigen, Radfahren mit mäßigen Steigungen;

150 W - etwa Dauerlauf, Radfahren mit heftigem Gegenwind oder bergan.

Der Proband soll nach Möglichkeit maximal ausgelastet werden. Falls sich keine Komplikation ergibt, wird die Ergometrie bis zum Erreichen der altersabhängigen Arbeitsbelastungsfrequenz für 3 min fortgesetzt. Patienten, die anamnestisch Herzerkrankungen angeben, werden grundsätzlich nur submaximal belastet. Als Faustregel für die maximale Herzfrequenz gilt „220 minus Lebensjahre", für die submaximale Herzfrequenz gilt „85 % der maximalen Herzfrequenz"; dieser Wert entspricht „200 minus Alter" (Tabelle 10).

Tabelle 10 Referenzwerte für das Herzfrequenzverhalten während Ergometerbelastung

Belastung [W]	Herzfrequenz	
	Männer	Frauen
50	80-110	80-110
75	100-120	100-135
100	110-130	110-150
125	110-145	120-165
150	130-160	130-180
175	135-175	
200	150-190	

Referenzwerte zum Blutdruckverhalten unter Ergometerbelastung siehe Tabelle 11.

Tabelle 11. Referenzwerte für die Blutdruckhöhe während Ergometerbelastung (1 und 2: verschiedene Kollektive)

Belastung bei 20- bis 39jährigen [W]	(1)	(2)
25	141/81	
50	148/80	148/82
75	155/79	
100	162/77	165/78
125	169/76	
150	176/75	187/95
Belastung bei 40- bis 60jährigen bzw. über 40jährigen		
25	157/88	
50	166/85	169/84
75	174/85	
100	183/80	188/78
125	191/78	
150	200/76	203/72

Überhöhte Blutdruckwerte können bei manifester Hypertonie auftreten und können gelegentlich auch Zeichen einer latenten Hypertonie sein.

Abbruchkriterien der Belastung:

a) Relative Kriterien
Subjektive Symptome: Schmerzen im Brustkorb, Angina pectoris, Dyspnoe, Kopfschmerz, muskuläre Erschöpfung, Zyanose, Blässe, kalter Schweiß.
Objektive Symptome: EKG-Befunde, wie Erregungsleitungsstörungen (Blockierungen, QRS-Verbreiterung), Erregungsrückbildungsstörungen (horizontale ST-Senkung > 0,2 mV), monophasische Deformierung.
Hämodynamische Veränderungen, wie Frequenzanstieg über den altersentsprechenden Maximalwert, Auftreten einer Bradykardie.

b) Absolute Kriterien
Subjektive Symptome: Schwindel, Ataxie, Claudicatio intermittens.
Objektive Symptome: EKG-Befunde, wie progrediente Rhythmusstörung, polytope ventrikuläre Extrasystolen, Vorhofflattern und -flimmern, ventrikuläre Tachykardie.
Hämodynamische Veränderungen, wie systolischer Blutdruckanstieg > 250 mm Hg, progredienter Abfall des Blutdrucks, systolischer Blutdruckanstieg < 10 mm Hg.

Indikationen zur Ergometrie:

a) Beurteilung des kardiopulmonalen Funktionszustands;
b) Diagnose latenter Erkrankungen, Nachweis bzw. Beurteilung von Rhythmusstörungen;
c) Therapiekontrolle bei medikamentösen, physikalischen und operativen Maßnahmen;
d) Prognoseabschätzung im Spontanverlauf oder nach Interventionen.

Die Beurteilung des Funktionszustands (diagnostische Indikation) ergibt die z. B. durch Krankheit oder Trainingsmangel eingeschränkte, die normale oder die durch Training gesteigerte Funktion.
Folgende latent vorhandenen Erkrankungen können durch Ergometrie diagnostiziert werden:

- koronare Herzkrankheit,
- Rhythmusstörungen,
- Herzinsuffizienz,
- hyperkinetisches Syndrom,
- arterieller und pulmonalarterieller Hochdruck,
- Belastungsasthma,
- Gasaustauschstörungen.

EKG unter Belastung

Normale Belastungsreaktionen (Abb. 13a):
- P betont, gelegentlich verbreitert,
- PQ gering verkürzt (um 0,01–0,02 s),
- QRS-Zeit gering verkürzt, Achsendrehung nach rechts,
- ST-Beginn unter dem PQ-Niveau und mit aszendierendem Verlauf (Sympathikotoniefolge),
- T betont oder flach bis isoelektrisch,
- U betont und verlängert.

Pathologische Belastungsreaktionen (Abb. 13b):
- deszendierende ST-Senkung (klassische Ischämiereaktion),
- horizontale oder muldenförmige ST-Senkung (in den Extremitätenableitung I oder II, wenn über 0,05 mV = 0,5 mm, in den Brustwandableitungen nach Wilson, wenn über 0,1 mV = 1,0 mm, Messung in der am stärksten veränderten Ableitung),
- ST-Veränderungen in den Ableitungen aVF und III sind sehr variabel und allein nicht verwertbar.

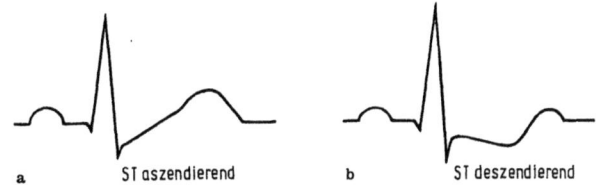

a   ST aszendierend   b   ST deszendierend

Abb. 13a,b. Belastungs-EKG: a normale Belastungsreaktion, b pathologische Belastungsreaktion

Es gibt eine Reihe falsch-positiver Reaktionen, z. B. unter Medikamenten (Digitalis, Antiarrhythmika, Antidepressiva), bei Hypokaliämie, bei Thoraxdeformation, orthostatischen Dysregulationsstörungen, vegetativer Labilität.

Rhythmusstörungen werden in unterschiedlicher Häufigkeit im Belastungs-EKG beobachtet. Die Angaben schwanken zwischen 15 und 40 % bei Gesunden, 30 und 90 % bei Herzkranken.

Pathologische Rhythmusstörungen im Belastungs-EKG:

Supraventrikuläre ES
> 5/min,
polytopes Auftreten,
intermittierende (belastungsinduzierte) absolute Arrhythmie mit Vorhofflimmern oder -flattern,
supraventrikuläre Tachykardie.
Ventrikuläre ES
Lown ≥ 3 (vgl. S. XX),
ventrikuläre Rhythmen.
Reizbildungs- und Überleitungsstörungen
SA-Block 2. und 3. Grades,
AV-Block 1.–3. Grades,
Rechtsschenkelblock,
Hemiblöcke,
Linksschenkelblock,
bifaszikuläre Blöcke (sofern sie bei Belastung neu auftreten, auch frequenzabhängig).

Echokardiographie

Untersuchungsprinzip

Die Echokardiographie macht mittels Ultraschall kardiale Strukturen sichtbar. Legt man an einen Quarzkristall eine Wechselspannung an, so führt dieser mechanische Schwingungen aus. Durch entsprechende Spannung und Frequenz des Wechselstroms werden Ultraschallwellen mit einer Frequenz von 20 kHz erzeugt. Diese Schallwellen dringen in das zu untersuchende Gewebe ein und werden reflektiert (Echos). Die teilweise reflektierten Schwingungen werden durch denselben Quarzkristall als Schallempfänger wieder sichtbar gemacht.

Meßgrößen: Dimensionen der Herzhöhlen, Dicke von Septum und Herzwand bzw. -wandabschnitten, Dimensions- und Dickenänderung im Zeitverlauf, regionale und globale Wandbewegungsanalyse, Volumenmessung (Schlagvolumen) und Strömungsgeschwindigkeiten.

Bewertung

Die Echokardiographie dient einerseits der Diagnose spezieller kardialer Strukturen, andererseits der Funktionsbeurteilung des rechten und linken Ventrikels.

Die morphologische Diagnose umfaßt
- Vitien,
- Myokarderkrankungen,
- Perikarderkrankungen (Erguß),

Die Funktionsdiagnostik umfaßt
- Bestimmung der Dimensionen der Herzhöhlen und der großen Gefäße,
- Bestimmung der Dimensionsänderung in der Zeit sowie der zeitlichen Änderung von Septum, Hinterwand und Klappen.

Vorteile der Echokardiographie sind:
- nichtinvasives Untersuchungsverfahren,
- leichte Wiederholbarkeit,
- gute Aussagekraft und ausreichende Zuverlässigkeit.

Phonokardiographie

Die Registrierung von Schallphänomenen des Herzens oder der Gefäße erfolgt durch ein Mikrophon (Körperschall- oder Luftschallmikrophon). Im Kreislauf entstehen Schallphänomene entweder durch stark gedämpfte Schwingungen intravasaler Strukturen (z. B. Klappenöffnungstöne) oder als Folge von Turbulenzen im strömenden Blut (Strömungsgeräusche). Die dabei entstehenden Schwingungen weisen Frequenzen zwischen 10 und etwa 1000 Hz auf. Die registrierten Herztöne werden durch Aufzeichnung eines weiteren Bezugssystems, am einfachsten durch EKG, in ihrer Beziehung zur Herzaktion genau festgelegt. Werden Frequenz, Verlaufsform und Phasen innerhalb der Herzaktion sowie Punctum maximum unter Einbeziehung der Herzlage und Thoraxform berücksichtigt, so ist nicht nur eine objektive Dokumentation der Herzschallphänomene möglich, sondern die einzelnen erworbenen und kongenitalen Vitien zeigen auch pathognomonische Herzschallbilder, die nicht nur qualitativ, sondern auch quantitativ diagnostische Hinweise geben.

Doppler-Sonographie

Mit einem Ultraschallkopf werden Ultraschallwellen gebündelt auf das zu untersuchende Blutgefäß (Arterie und Vene) gesandt. Diese werden von den strömenden Blutelementen reflektiert und mit dem Schallkopf wieder aufgefangen. Die Differenz zwischen der Frequenz der ausgesandten und empfangenen Schallwellen ist abhängig von der Strömungsgeschwindigkeit der Blutelemente. Die Strömung in Arterie und Vene kann gehört und akustisch differenziert werden. Daneben läßt sich die pulsative Strömungskurve aufzeichnen und interpretieren.
Mittels Ultraschall kann eine Stenose oder ein Verschluß des Gefäßes

lokalisiert werden. Zusätzlich läßt sich die Ausdehnung eines Verschlusses abschätzen.
Die präoperative Indikation dieser Untersuchungsmethode besteht im wesentlichen in der Diagnose einer Karotisstenose.

Nuklearmedizinische Untersuchung des Herzens
Sichtbarmachung der Herzinnenräume oder der Herzstrukturen durch Isotopen.

1) Myokardszintigraphie
Hierbei wird nach Injektion von Thallium mittels Scanner oder Gammakamera das Myokard dargestellt. Diese Methode ermöglicht v. a. den Nachweis von Speicherdefekten im Myokard durch ischämisch (reversibel) oder narbig (irreversibel) bedingte Aktivitätsminderungen. Diese Methode ermöglicht auch eine Abschätzung hypertrophischer Veränderungen sowie der hämodynamischen Schweregrade von nachgewiesenen Koronarstenosen.

Indikationen
- Nachweis einer myokardialen Perfusionsstörung bei nicht eindeutig interpretierbarem Belastungs-EKG,
- Abgrenzung von Narben und ischämischem, aber vitalem Gewebe,
- Lokalisation und Ausdehung abgelaufener Infarkte, ggf. zur Diagnose des akuten Infarkts bei Linksschenkelblock,
- quantitative Abschätzung einer koronaren Herzkrankheit.

2) Ventrikelszintigraphie
Injektion von Technetium und Aktivitätsanalyse nach der ersten Passage (innerhalb 30 s) oder nach Gleichverteilung (ca. 2-8 min) erlaubt die Messung der Kammervolumina mit der Gammakamera. Die Auswertung erfolgt visuell (semiquantitativ) oder rechnergestützt (on-line Verfahren).

1) Plessgrößen
Globale Funktion des linken Ventrikels:
- endsystolisches und enddiastolisches Volumen, daraus Schlagvolumen und Herzminutenvolumen,
- Ejektionsfraktion (EF $= \dfrac{EDV - ESV}{EDV} = \dfrac{SV}{EDV}$)
   (EF Ejektionsfraktion,
   SV Schlagvolumen,
   EDV enddiastolisches Ventrikelvolumen,
   ESV endsystolisches Ventrikelvolumen),
- maximale Füllungs- und Entleerungsgeschwindigkeit,
- Vergleich der Parameter des rechten und linken Ventrikels,
- mittlere und maximale Transitzeiten.

2) Regionale Funktionsanalyse des linken Ventrikels
Analyse der Fläche des linken Ventrikels nach
- Kontraktionsamplituden der Wandbewegung,
- Phasenbestimmung der Zeit-Aktivitäts-Kurve an rechtem und linkem Ventrikel,
- maximale Füllungs- und Entleerungsgeschwindigkeit.

Indikationen:
- Nachweis oder Ausschluß einer koronaren Herzerkrankung, v. a. bei nicht eindeutigem Befund im Belastungs-EKG (Abnahme der EF unter Belastung, regionale Wandbewegungsstörungen).
- Quantitative Beurteilung der linksventrikulären Funktion bei koronarer Herzerkrankung, Vitien, Kardiomyopathien (in Ruhe und unter Belastung); bei akutem Myokardinfarkt dient die Ventrikelszintigraphie zur Diagnosesicherung sowie zur Beurteilung von Verlauf und Prognose; bei KHK besteht eine gute Beziehung zum Ausmaß der Koronargefäßstenosen.
- Verlaufsuntersuchungen zur Erfassung des optimalen Operationszeitpunktes, z. B. bei Vitien und zur Beurteilung von Behandlungsmaßnahmen, wie z. B. Operation, Medikamente, physikalische Therapie, einschließlich Training.

Vena-cava-Katheter

Die perkutane Insertion eines Katheters erfolgt entweder über die V. basilica im Bereich der Ellenbeuge (ulnarseitig), über die V. cephalica, über die V. jugularis externa bzw. interna oder über die V. subclavia (V. anonyma).
Im Idealfall liegt die Katheterspitze 1-2 Querfinger proximal des rechten Vorhofs (Röntgenaufnahme).
Die Bedeutung des zentralen Venenkatheters liegt in der präoperativen zentralen Venendruckmessung, der Überwachung des Volumenersatzes, der Beurteilung des Hydratationszustands und der Herzleistung.
Der Normwert liegt zwischen 3 und 10 cm H_2O (1 cm H_2O = 1,36 mm Hg).
Der gemessene Wert beschreibt das Verhältnis zwischen venösem Rückfluß (preload) und Leistung des rechten Ventrikels.

Bewertung
Ein erniedrigter zentraler Venendruck zeigt mit ausreichender Sicherheit eine Hypovolämie an. An einer Erhöhung des Venendrucks können verschiedene Faktoren ursächlich beteiligt sein:

- Blutvolumen,
- Herzinsuffizienz,

- Venokonstriktion,
- Anwendung von Vasopressoren,
- erhöhter intraperitonealer und intrathorakaler Druck,
- Lungenembolie,
- pulmonalarterielle Hypertension,
- Vena-cava-superior-Syndrom,
- chronisch obstruktive Lungenerkrankung,
- Perikardtamponade,
- konstriktive Perikarditis,
- Cor pulmonale,
- Artefakte.

Komplikationen des zentralen Venenkatheters
a) Häufige Komplikationen:
   - Katheterfehllagen,
   - punktionsbedingte Komplikationen:
     Pneumothorax, Hämatothorax, Nervenläsionen, arterielle Fehlpunktion,
   - thromboembolische Komplikationen,
   - Infektionen und septische Komplikationen.
b) Seltene Komplikationen:
   - Luftembolie,
   - Verletzung des Ductus thoracicus,
   - bronchopleurale Fisteln,
   - Herzbeuteltamponade,
   - Herzperforationen,
   - Lebervenenthrombose,
   - Katheterembolien.

Die Komplikationsrate wird von der Übung und Erfahrung des Arztes beeinflußt.

Vorteile des Jugularis-interna-Katheters gegenüber dem Subklaviakatheter:
- konstante anatomische Lage der V. jugularis interna,
- höhere Erfolgsrate einer korrekten Katheterposition,
- geringeres Pneumothoraxrisiko,
- ein evtl. auftretendes Hämatom ist sichtbar und die Blutungsquelle kann komprimiert werden,
- die V. jugularis interna kann vom Anästhesisten während des operativen Eingriffs punktiert werden (Ausnahmen bei Operationen an Kopf, Hals, Schulter),
- eine Thoraxröntgenaufnahme unmittelbar nach Punktion ist nicht unbedingt erforderlich.

Vorteile des Subklaviakatheters gegenüber dem Jugularis-interna-Katheter:
- nach Traumen ist die infraklavikuläre Region besser zu erreichen,
- keine Konstriktion der V. subcalvia,
- für den Patienten angenehmere Position,
- leichtere Pflege des Katheters.

Komplikationen beim Jugularis-interna-Katheter:
- Fehllage,
- Punktion der A. carotis,
- Pneumothorax (selten),
- Verletzung thorakaler Strukturen (selten),
- Horner-Syndrom, Hämatothorax, Verletzung des Plexus brachialis, des N. phrenicus, Tracheaperforation, arteriovenöse Fistel, Luftembolie, Hydrothorax, Emphysem,
- Infektion.

Komplikationen beim Subklaviakatheters:
- Pneumothorax,
- arterielle Punktion,
- Hydrothorax,
- Luftembolie,
- Fehllage,
- Blutung,
- Infektion.

Herzkatheter

In der Regel kann die Diagnose einer kardiovaskulären Erkrankung aufgrund der Krankengeschichte, der sorgfältigen klinischen Untersuchung, des EKG und des Thoraxröntgenbildes gestellt werden.

Eine zusätzliche kardiovaskuläre Diagnostik ist dann erforderlich, wenn eine Einschätzung des Ausmaßes der zugrundeliegenden kardialen Erkrankung nicht eindeutig möglich ist.

Die Katheterisierung des Herzens und die Angiokardiographie dient der Sicherung einer Diagnose und liefert zusätzliche Informationen im Hinblick auf eine vorgesehene Therapie bzw. für die Indikation operativer Eingriffe.

Mögliche Komplikationen, wie z. B. Herzbeuteltamponade, Kammerflimmern, periphere arterielle Thrombosen und Embolien müssen dabei in die Überlegungen zur Indikation solcher spezifischen diagnostischen Verfahren miteinbezogen werden.

Rechtsherzkatheter (Pulmonaliskatheter)

Der derzeit gebräuchlichste Pulmonaliskatheter ist der Katheter nach Swan-Ganz (Abb. 14). Als Zugang zur A. pulmonalis dienen folgende Venen:
- V. mediana cubiti bzw. V. cephalica,
- V. basilica,
- V. subclavia,
- V. jugularis interna,
- V. femoralis.

Für die perkutane Implantation stehen spezielle Einführungsbestecke (z. B. Seldinger-Technik) zur Verfügung.

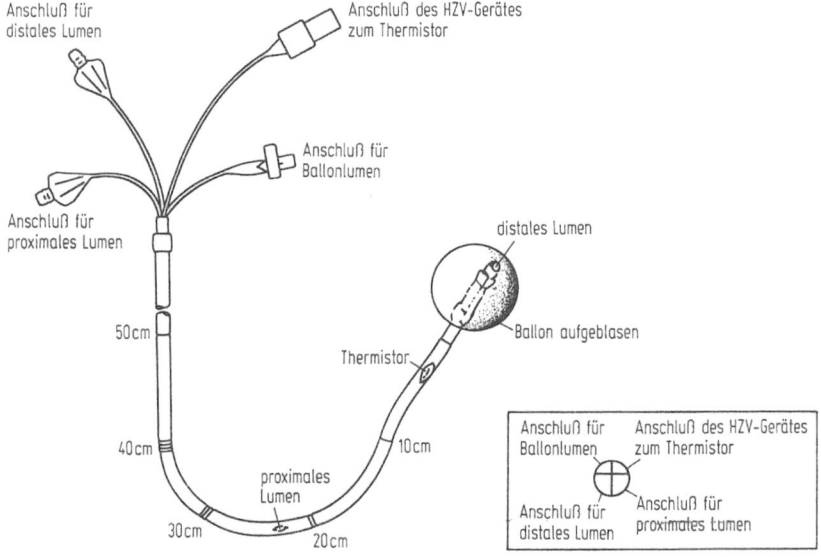

Abb. 14. Ansicht und Querschnitt eines 4lumigen Pulmonaliskatheters (schematisch)

Nach Einführen des Katheters in den rechten Vorhof wird der Ballon aufgeblasen und der Katheter weiter durch die Trikuspidalklappe in den rechten Ventrikel und durch die Pulmonalklappe bis in die Pulmonalarterie eingeschwemmt. Während der Katheterisierung und der Plazierung in dem gewünschten Gefäßabschnitt muß zur Erfassung von eventuellen Rhythmusstörungen eine kontinuierliche EKG-Kontrolle durchgeführt werden.

Die exakte Plazierung des Katheters in die A. pulmonalis ist unter Kontrolle der abgeleiteten Druckwerte möglich. Die Röntgenbildschirmkontrolle erlaubt zusätzlich eine exakte Darstellung der Katheterlage.

a) Drücke

Voraussetzung zur Druckmessung (Normwerte s. Tabelle 12) sind:
- luftblasenfreies System,
- formal korrekte Druckkurve ohne Dämpfung (Filter beachten),
- bekannte Wellenlaufzeit der Katheter (möglichst kurze Verbindungsschläuche),
- nicht zu weiches Material (Frequenzcharakteristik überprüfen),
- Ballonentfaltung zur Verschlußdruckmessung nicht länger als 30 s.

Tabelle 12. Drücke in den verschiedenen Herzabschnitten und in den großen Gefäßen

		Normalbereich [mm Hg]	Durchschnittswert [mm Hg]	[kPa]
Rechter Vorhof, Mitteldruck	(RA$\bar{P}$)	1– 5	2,8	0,4
Rechter Ventrikeldruck	(RVP)			
systolisch		17– 32	25	3,3
enddiastolisch		1– 7	4	0,5
Pulmonalarteriendruck	(PAP)			
systolisch		17– 32	25	3,3
enddiastolisch		4– 13	9	1,2
Mitteldruck		9– 19	15	2,0
Pulmonalkapillardruck „wedge"-Mitteldruck	(PCW$\bar{P}$)	4,5– 13	9	1,2
Linker Vorhof, Mitteldruck	(LA$\bar{P}$)	2– 12	7,9	1,1
Linker Ventrikeldruck	(LVP)			
systolisch		90–140	130	17,3
enddiastolisch		5– 12	8,7	1,2
Arterieller Systemdruck	(AP)			
systolisch		90–140	130	17,3
diastolisch		60– 90	70	9,3
Mitteldruck		70–105	85	11,3

Die Druckkurven werden durch die Atmung beeinflußt. Besonders ausgeprägte Druckschwankungen werden bei chronischen Lungenkrankheiten, v. a. bei Emphysem und Restriktion gesehen. Um diese Faktoren möglichst auszuschließen, sollte nach leichter Exspiration bei angehaltenem Atem gemessen werden (bei beatmeten Patienten am Ende der Exspiration).
Weitere Einflußgrößen sind Alter, Gewicht, Größe bzw. Körperoberfläche und die lageabhängigen Einflüsse der Schwerkraft (West-Zonen, Abb. 15 und 16) auf das pulmonalarterielle System.

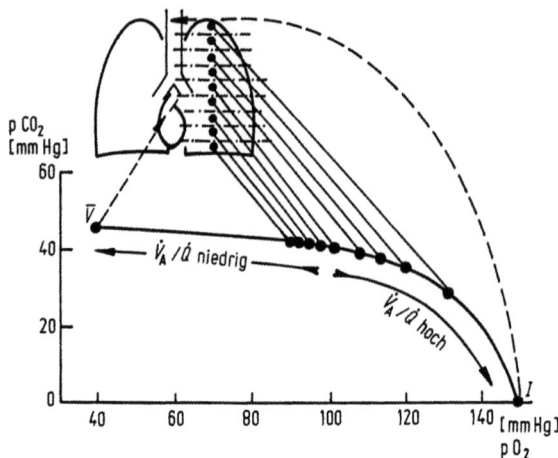

Abb. 15. Auswirkungen des Ventilations-Perfusions-Verhältnisses auf den Gasaustausch. Das hohe Ventilations-Perfusions-Verhältnis in den Lungenspitzen resultiert aus einem hohen p_aO_2 und einem niedrigen p_aCO_2

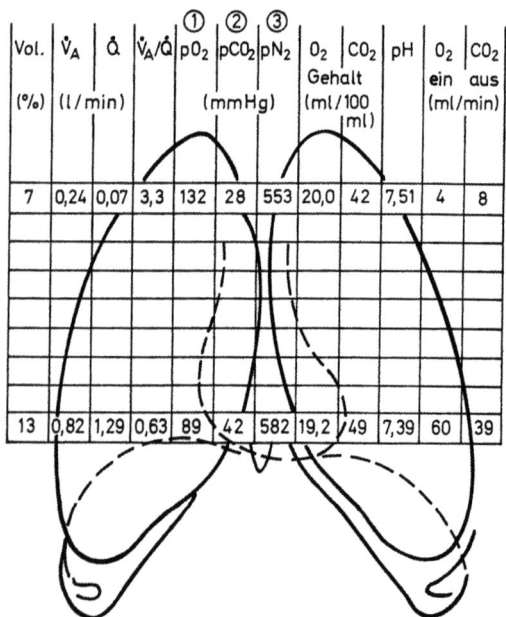

Vol.	$\dot{V}_A$	$\dot{Q}$	$\dot{V}_A/\dot{Q}$	① pO_2	② pCO_2	③ pN_2	O_2 Gehalt	CO_2	pH	O_2 ein	CO_2 aus
(%)	(l/min)			(mmHg)			(ml/100 ml)			(ml/min)	
7	0,24	0,07	3,3	132	28	553	20,0	42	7,51	4	8
13	0,82	1,29	0,63	89	42	582	19,2	49	7,39	60	39

Abb. 16. Regionale Unterschiede des Gasaustausches der normalen Lunge

Der Wedgedruck oder mittlere pulmonale Kapillardruck gibt die wesentliche Information über die linksventrikuläre Funktion. Er wird bei insuffliertem Ballon und daraus folgendem Verschluß eines peripheren Astes der A. pulmonalis gemessen. Er gilt als Maß für den linksventrikulären Füllungsdruck, da er eng mit dem Druck im linken Vorhof korreliert. Voraussetzung ist, daß kein Mitralklappenvitium vorliegt. Weitere Fehlinterpretationen sind möglich bei hohen endexspiratorischen Beatmungsdrücken (Überschätzung des linksventrikulären Füllungsdrucks), Überblähung des Ballons und Kompression des Katheterlumens, Zunahme der Bedeutung der Vorhofkontraktion für die Ventrikelfüllung durch Linksherzinsuffizienz, niedriges Herzminutenvolumen und erniedrigte Ventrikeldehnbarkeit (Unterschätzung des linksventrikulären Füllungsdruckes). Normalerweise beträgt der Wedgedruck 6–12 mm Hg. Da der Gefäßwiderstand im kleinen Kreislauf sehr gering ist, ist der enddiastolische Pulmonalarteriendruck nur unwesentlich höher (1–3 mm Hg) als der Wedgedruck und kann demnach auch als Maß für den linksventrikulären Füllungsdruck herangezogen werden.

Diese Beziehung gilt nicht mehr, wenn eine Mitralstenose oder eine pulmonale Hypertonie vorliegt.

Der normale Pulmonalarteriendruck liegt bei 25 ± 10 mm Hg systolisch und 8 ± 4 mm Hg diastolisch.

Drei Faktoren beeinflussen die Höhe des pulmonalarteriellen Drucks:
- pulmonaler Blutfluß,
- Widerstand des pulmonalen Gefäßbettes,
- linker Vorhofdruck.

Eine Zunahme des pulmonalen Blutflusses unter Belastung führt bei gesunden Patienten zu einem geringfügigen vorübergehenden Anstieg des pulmonalarteriellen Druckes. Eine chronische Volumenüberladung des pulmonalen Kreislaufs, wie sie z. B. aus einem Links-rechts-Shunt resultiert, führt ebenso wie eine chronische Erhöhung des linken Vorhofdrucks (z. B. Mitralstenose) zu einer pulmonalen Hypertonie (vgl. unten).
Wenn die Drücke im Herzen in Ruhe normal sind, bei Belastung jedoch einen pathologischen Anstieg zeigen, liegt eine latente Funktionsstörung des jeweiligen Ventrikels vor. So deutet ein überhöhter zentraler Venendruck nach Belastung auf eine rechtsventrikuläre Funktionsstörung hin, ein Anstieg des pulmonalkapillären Verschlußdrucks (PCWP) nach Belastung auf eine latente linksventrikuläre Funktionsstörung.
Häufig ist ein Anstieg des PCWP ein erstes Zeichen eines Angina-pectoris-Anfalls. Der Druckanstieg korreliert eng mit dem Ausmaß der Koronarstenosen. Bei der dilatativen Form der Kardiomyopathie besteht keine enge Beziehung zum Druckanstieg.

Sind die Drücke bereits in Ruhe erhöht, liegt eine manifeste Funktionsstörung vor. Ist der pulmonalarterielle diastolische Druck deutlich höher als der PCWP, so liegt eine pulmonale Hypertonie vor (präkapilläre Ursache). Anhand qualitativer Merkmale der Druckkurven lassen sich auch differentialdiagnostische Überlegungen ableiten (Mitral-/Trikuspidalinsuffizienz, Perikardkonstriktion usw.; vgl. Übersicht).

Normale Druckwerte in Ruhe	
Pathologisch erhöhte Drücke nach Belastung	Latente Funktionsstörung
Pathologisch erhöhte Drücke in Ruhe	Manifeste Funktionsstörung
Pulmonalarterieller diastolischer Druck deutlich höher als pulmonaler Kapillardruck	Pulmonale Hypertonie
Qualitative Kurvenmerkmale	Differentialdiagnostische Hinweise (z. B. Vitien, Perikardkonstriktion)

b) Widerstände

Die Erhöhung der Gefäßwiderstände in Ruhe hat ihre Ursache in einer Hypertonie, einer chronischen Herzinsuffizienz oder einem Schock. Normalerweise nehmen unter Belastung die peripheren Widerstände ab, der pulmonale Widerstand bleibt annähernd gleich. Bleibt die periphere Widerstandsabnahme unter Belastung aus oder kommt es zu einem Anstieg, so hat dies seine Ursache in einer latenten Hochdruckerkrankung (arteriell oder pulmonalarteriell). Häufig kommt dies bei Vitien, Cor pulmonale oder arterieller Hypertonie vor.

Erhöhte periphere Widerstände in Ruhe	Hypertonie, chronische Herzinsuffizienz, Schock
Keine Abnahme, sondern eher Zunahme der peripheren Widerstände unter Belastung	Latente arterielle und pulmonalarterielle Hypertonie, Vitien, Cor pulmonale, manifeste arterielle Hypertonie

Ursachen eines Anstiegs des pulmonalen Gefäßwiderstands

● Mechanische Ursachen:
- Änderungen des Lungenvenendruckes,
- Änderungen des Herzminutenvolumens,
- Änderungen des zirkulierenden Blutvolumens,
- Änderungen des Alveolardruckes,
- Änderungen des intrathorakalen Druckes,
- Änderungen des pulmonalen Gefäßbettes (Querschnitt),
- perikapilläres Ödem.

● Neurale Ursachen:
- autonomes Nervensystem,
- intravaskuläre Chemo- und Mechanorezeptoren,
- Änderung der Atmungsregulation.

● Biochemische und humorale Ursachen:
- Sauerstoffpartialdruck,
- Hyperkapnie,
- akute Azidose,
- Katecholamine,
- Azetylcholin,
- Vasodilatatoren (Nifedipin, Hydralazin),
- Serotonin, Histamin, Prostaglandine.

Chronische Bronchitis und Lungenemphysem sind die häufigsten Ursachen eines erhöhten Widerstands im pulmonalen Kreislauf. Hierbei kommt es zu einer hypoxiebedingten Vasokonstriktion bei gleichzeitiger Destruktion der kleinen Gefäße.

Weitere Lungenerkrankungen rufen ebenfalls eine pulmonale Hypertonie hervor:

- Lungenfibrose,
- Pneumokoniose,
- Kyphoskoliose,
- Lungenembolie.

Der pulmonale Gefäßwiderstand kann als fixiert bezeichnet werden, wenn nach Atmung reinen Sauerstoffs keine Änderungen mehr eintreten.

c) Herzminutenvolumen

Das Herzminutenvolumen (HMV) ist die Blutmenge, die pro Minute vom Herzen in die Pulmonalarterie und Aorta ausgeworfen wird. Das Herzminutenvolumen ist das Produkt aus Schlagvolumen und Herzfrequenz. Für praktische Belange kann davon ausgegangen werden, daß das HMV des rechten Herzens dem des linken Herzens entspricht.

Die Regulation der Herzarbeit und der Förderleistung folgt dem Druckvolumendiagramm (Frank-Starling-Mechanismus). Determinanten der kardialen Funktion sind:
- Vorlast (Preload),
- Nachlast (Afterload),
- Kontraktilität,
- Herzfrequenz,
- Herzarbeit.

Die Vorlast (Preload) umfaßt die enddiastolische Wandspannung und wird durch das enddiastolische Volumen beschrieben. Sie beinhaltet:
- venöses Blutangebot,
- Körperposition,
- intrathorakalen Druck,
- Gesamtblutvolumen,
- Pumpfunktion der peripheren Muskulatur,
- Vorhofanteil an der linksventrikulären Füllung.

Die Nachlast (Afterload) entspricht der Wandspannung zu Beginn der systolischen Faserverkürzung. Sie wird vom systolischen Druck und dem peripheren Gefäßwiderstand bestimmt. Der Kontraktilitätszustand des Herzens wird von der sympathischen Aktivität, den zirkulierenden Katecholaminen und der Kraft-Geschwindigkeits-Beziehung bestimmt.

Das HMV ist in Ruhe bei Hypovolämie, Herzinsuffizienz und im Schock vermindert.

Nach Belastung steigt das Herzminutenvolumen normalerweise rasch an. Eine Überhöhung nach Belastung und auch bereits in Ruhe entspricht einem hyperkinetischen Syndrom, eine Verminderung des HMV nach Belastung einer reduzierten Pumpleistung, d. h. einer latenten Herzinsuffizienz. Ein Anstieg des linksventrikulären Füllungsdrucks ist erstes Zeichen einer linksventrikulären Funktionsstörung.

HMV in Ruhe

erhöht → hyperkinetisches Syndrom bzw. Hyperzirkulation (gesteigerte sympathische Aktivität),
vermindert → Hypovolämie, Herzinsuffizienz, Schock.

HMV während Belastung

überhöht → hyperkinetisches Syndrom,
vermindert → reduzierte Pumpleistung, latente Herzinsuffizienz.

Die Messung des HMV wird nach dem Fickschen Prinzip, der Indikatorverdünnungsmethode oder der Thermodilutionsmethode durchgeführt. In der Praxis hat sich die Methode der Thermodilution am besten bewährt.

Hierbei erfolgt die Injektion einer gekühlten Kochsalzlösung (10 ml) über das proximale Lumen des Katheters (blau). Der Thermistor am distalen Katheterende ist mit einem Rechner verbunden, so daß aus der Veränderung der Temperatur an der Katheterspitze die Berechnung des HMV (nach Hamilton) erfolgen kann:

$$\dot{Q} = \frac{1{,}08 \cdot (K) \cdot 60 \cdot V_I \cdot (T_B - T_I)}{\int_0^\infty \Delta T_B (t) \, dt};$$

$$\dot{Q} = \frac{V_I \cdot (T_B - T_I) \cdot S_I C_I \cdot 60 \cdot K}{S_B \cdot C_B \int_0^\infty \Delta T_B (t) \, dt}$$

($\dot{Q}$ Herzminutenvolumen,
V_I Injektatvolumen (ml),
T Temperatur,
S spezifische Schwere,
C spezifische Temperatur von Blut (B) und Injektat (I),
K Korrekturfaktor für unterschiedliche Injektattemperaturen).

Bei der Messung läßt sich die Genauigkeit mit abnehmender Temperatur des Injektats oder mit der Größe des Injektatvolumens erhöhen.

Die Indikation für einen Pulmonaliskatheter ergibt sich aus seiner Aussagekraft in der Funktionsbeurteilung des rechten und linken Herzens, der Verlaufsbeurteilung einer Therapie, der Berechnung verschiedener abgeleiteter Parameter (Herzarbeit, Klappenöffnungsfläche usw.; vgl. Tabelle 13).

Die Indikationen in der Anästhesie sind zu stellen insbesondere bei
- kardiochirurgischen Eingriffen,
- extensiven nichtkardiochirurgischen Operationen bei kardial grenzkompensierten Patienten,
- Eingriffen bei Patienten mit koronarer Herzerkrankung, bei denen eine erhebliche kardiale Belastung zu erwarten ist (z. B. Operation eines Aortenaneurysmas).

Linksherzkatheter

Die Linksherzkatheterisierung kann nach 3 Methoden erfolgen: Das linke Herz kann beim Vorliegen eines Septumdefekts oder eines offenen Foramen ovale über das rechte Herz erreicht werden. Darüber hinaus kann während der Rechtsherzkatheterisierung durch Perforation des Vorhof-

Tabelle 13. Durch Rechtsherzkatheterisierung zu ermittelnde hämodynamische Funktionsgrößen

Parameter, Formel	Dimension	Normalwert
Herzindex: $CI = \dfrac{CO}{\text{Körperoberfläche}}$	$l/min \cdot m^2$	3,3–3,7
Schlagvolumenindex: $SVI = \dfrac{CI}{HR}$	ml/m^2	40–60
Peripherer Gefäßwiderstand: $TPR = \dfrac{\overline{AP} - \overline{RAP}}{CO} \cdot 80$	$dyn \cdot s \cdot cm^{-5}$	900–1500
Pulmonaler Gefäßwiderstand: $PVR = \dfrac{\overline{PAP} - \overline{PCWP}}{CO} \cdot 80$	$dyn \cdot s \cdot cm^{-5}$	80–150
O_2-Bedarf des linken Ventrikels: $LV \dot{V}O_2 \sim HR \cdot SAP$	dimensionslos	7000–12000
Index der linksventrikulären Schlagarbeit: $LVSWI = \dfrac{(\overline{AP} - \overline{PCWP}) \cdot 1{,}36}{100} \cdot SVI$	$g\text{-}m/m^2$	45–60
Index der rechtsventrikulären Schlagarbeit: $RVSWI = \dfrac{(\overline{PAP} - \overline{RAP}) \cdot 1{,}36}{100} \cdot SVI$	$g\text{-}m/m^2$	5–10
Arterio-gemischtvenöse O_2-Gehaltsdifferenz: $C_aO_2 - C_{\bar{v}}O_2 = Hb \cdot 1{,}37 \cdot (S_aO_2 - S_{\bar{v}}O_2)$ $+ (p_aO_2 - p_{\bar{v}}O_2) \cdot 0{,}0031$	$ml/100\ ml$	4–5
Sauerstofftransportkapazität: $TC\ O_2 = CI \cdot C_aO_2$	$ml/min \cdot m^2$	650–750
Sauerstoffaufnahme: $\dot{V}O_2 = CI \cdot (C_aO_2 - C_{\bar{v}}O_2)$	$ml/min \cdot m^2$	140–160
Intrapulmonaler Rechts-links-Shunt: $\dot{Q}_S/\dot{Q}_T = \dfrac{(p_AO_2 - p_aO_2) \cdot 0{,}0031}{(C_aO_2 - C_{\bar{v}}O_2) + (p_AO_2 - p_aO_2) \cdot 0{,}0031}$	%	< 5

septums mit einer speziellen Nadel der Katheter in den linken Vorhof und anschließend in den linken Ventrikel vorgeschoben werden (transseptaler Zugang).
Alternativ kann die Katheterisierung der Aorta erfolgen, wobei retrograd der Katheter von einer peripheren Arterie aus über die Aorta durch die Aortenklappe in den linken Ventrikel vorgeschoben wird.

Die Koronararterien können von der Aorta aus erreicht werden. Während der Herzkatheterisierung und Angiokardiographie können sowohl anatomische als auch physiologische Informationen gewonnen werden.
Anatomische Informationen beinhalten Aussagen über V. cava superior, intrakardiale Kommunikation, Ventrikel- und Herzklappenbewegung sowie über die Koronararterien und die großen Gefäße.
Die Angiographie bietet zusätzlich physiologische Informationen durch die Bestimmung des systolischen als auch diastolischen Ventrikelvolumens, der ventrikulären Schlagkraft und der Ejektionsfraktion. Hiermit läßt sich anhand der Informationen über physiologische Verhältnisse die Bedeutung intrakardialer Shunts belegen.
Bestimmungen der Sauerstoffsättigung des Blutes aus verschiedenen Herzanteilen liefern wertvolle Hinweise über bestehende Shuntmechanismen.
Die Bestimmung der Drücke sollte in allen Herzkammern und in den großen Gefäßen erfolgen. Der enddiastolische Kammer- bzw. Vorhofdruck dient der Bestimmung der Leistung des Ventrikels, die Bestimmung des Druckgradienten der Bewertung von Klappendefekten.
Weiterhin wird das HMV bestimmt und der systemische und pulmonalvaskuläre Widerstand errechnet.
Wird die Herzkatheterisierung unter Notfallbedingungen durchgeführt, ist zu berücksichtigen, daß die Kontrastmittelgabe ggf. eine Vasodilatation oder Hypotension hervorruft, die zu einer Dekompensation noch vorhandener kardialer Regulationsmechanismen führen kann.
Unter Verwendung spezieller Katheter ist eine Muskelbiopsie (z. B. bei Kardiomyopathien) möglich.

Komplikationen der Herzkatheteruntersuchung

Die Katheterisierung des Herzens gilt als eine sichere Untersuchungsmethode mit einer maximalen Komplikationsrate von 1,8-3,6 % (bei Kindern höher). Eine Reihe plötzlicher Todesfälle bei schwerkranken Kindern ist auf die Herzkatheterisierung zurückzuführen. In einer Fallstudie wurde die Komplikationsrate sogar mit nur 0,26 % angegeben. Schwerere Komplikationen bei der Katheterisierung des Herzens sind:

- Arrhythmien,
- Ischämien,
- Perforationen,
- Gefäßdissektionen,
- Schlingen- oder Knotenbildung,
- Abscheren (Abbrechen) der Katheterspitze,
- Infektion,

- allergische Reaktionen,
- Embolie,
- Blutung,
- Myokardinfarkt.

In der folgenden Übersicht sind am Beispiel des Swan-Ganz-Katheters die in der Literatur genannten Komplikationen mit der Zahl der registrierten Todesfälle aufgeführt:

Vorhofarrhythmien	
Kammertachykardie, Kammerflimmern	(2)
Rechtsschenkelblock	
Totaler AV-Block	(1)
Ruptur eines Pulmonalarterienastes	(16)
Chorda-tendinea-Abriß der Trikuspidalklappe	(1)
Verletzung der Pulmonalklappe (Klappeninsuffizienz)	
Intrakardiale Knotenbildungen	
Festhaken des Katheters am rechten Vorhof	
Intraoperative Durchtrennung des Katheters	
Hydromediastinum (extravasale Lage des proximalen Katheterlumens)	
Pneumothorax, Katheterisierung der A. carotis	
Thrombenbildungen an der Katheteroberfläche	
Lungenembolie	
Thrombose der Pulmonalarterie	(1)
Lungeninfarkt	
Aseptische endokardiale Wandthrombosierungen	
Bakterielle Endokarditis	(1)

Respiratorisches System

Problembeschreibung

Die Kenntnis der Lungenfunktion bzw. der Auswirkungen einer gestörten Lungenfunktion auf den Gasaustausch sind für eine sichere Anästhesieführung eine wesentliche Voraussetzung. Folgende sich aus Operation und Anästhesie ergebende Faktoren können sich auf die Lungenfunktion des Patienten nachteilig auswirken:

- Art der Operation (die Lokalisation des operativen Eingriffs kann erhebliche Konsequenzen für die Vitalkapazität haben; Abb. 17),
- medikamentöse Beeinflussung des Atemzentrums (z. B. durch Inhalationsanästhetika, Hypnotika, Opiate),

- präexistente Funktionsstörungen der Lunge (Patienten mit Störungen der Atemregulation reagieren äußerst sensibel auf Sedativa und Analgetika).

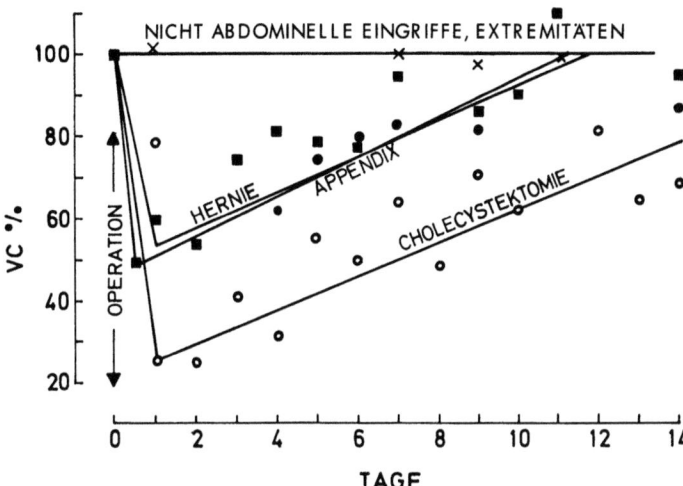

Abb. 17. Das Verhalten der Vitalkapazität (in %) nach unterschiedlichen operativen Eingriffen

Die präoperative Diagnostik von Erkrankungen des respiratorischen Systems orientiert sich an dem Bemühen um die Aufrechterhaltung eines adäquaten Gasaustausches.
Zur exakten Einschätzung der gestörten Teilfunktionen der Lunge bzw. des Gasaustausches kommen neben der üblichen präoperativen Diagnostik folgende Verfahren in Frage:

- spezielle Anamnese,
- physikalische Untersuchung des Thorax,
- röntgenologische Untersuchung des Thorax,
- EKG,
- Lungenfunktionstest,
- Blutgasanalyse.

Diagnostische Verfahren

Anamnese

Die Dyspnoe ist anamnestisch ein wichtiger Hinweis auf das Vorliegen einer Erkrankung des Respirationstraktes (vgl. Tabelle 14). Als Leit-

Tabelle 14. Differentialdiagnose der Dyspnoe aufgrund von klinischen Begleitsymptomen und der Pathophysiologie

Klassifikation	Symptome/Pathophysiologie	Krankheitsbilder
Pulmonale Dyspnoe, restriktiver Typ	Kleine, oberflächliche Atmung ohne Bronchialobstruktion Zusatzsymptome an Thorax und Lungen Vitalkapazität eingeschränkt, Sekundenkapazität normal	Atelektasen Pneumonien Lungenfibrosen Lungenresektion Pleuraerguß Pneumothorax Thoraxdeformitäten Neuromuskuläre Erkrankungen
Pulmonale Dyspnoe, obstruktiver Typ	Atemfrequenz oft vermindert, inspiratorische oder exspiratorische Obstruktion Zusatzbefunde an Atemwegen und Lungen Vitalkapazität normal oder eingeschränkt, Sekundenkapazität eingeschränkt	Entzündliche oder neoplastische Stenosen der großen Luftwege Fremdkörperaspiration Bronchialasthma Chronische Bronchitis Obstruktives Emphysem
Kardiale Dyspnoe	Oft anfallsweise Orthopnoe Symptome einer Erkrankung des linken Herzens mit Lungenstauung Erniedrigtes HZV mit zerebraler Mangeldurchblutung	Linksherzinsuffizienz Bei koronarer oder hypertensiver Herzkrankheit Aortenklappenfehler Mitralklappenfehler Akutes Cor pulmonale bei Lungenembolie
Extrathorakale Dyspnoe	Störung des Atemzentrums Erhöhter O_2-Verbrauch Ungenügende O_2-Transportkapazität Metabolische Azidose Gesteigerte Atemarbeit Pharmaka	Zerebralsklerose Hirndruck Hitze, Fieber Hyperthyreose Schwere Anämien Diabetische Ketoazidose Laktazidose Urämie Extreme Adipositas Salizylate Atemanaleptika
Psychogene Dyspnoe	Atemneurosen	Seufzeratmung Hyperventilationssyndrom

symptom erfordert sie die Durchführung einer Lungenfunktionsprüfung. Ursachen einer Dyspnoe sind

- obstruktive Ventilationsstörungen (Asthma, chronische Bronchitis, Emphysem, obere Luftwegsobstruktion),

- restriktive Ventilationsstörungen (Lungenfibrose, Kyphoskoliose),
- Gefäßerkrankungen (thromboembolische Erkrankungen, pulmonale Hypertension, Hypertonie),
- neuromuskuläre Erkrankungen (Myasthenia gravis, Guillain-Barré-Syndrom),
- Herzerkrankungen,
- Lungenödem,
- andere Erkrankungen (Fettsucht, Anämie),
- Schwangerschaft.

Auswurf ist ein relativ unspezifisches Symptom der chronischen Bronchitis.

Blutiges Sputum kann mehrere Ursachen haben, am ehesten ist es ein Hinweis auf die Exazerbation einer Bronchitis, einen pulmonalen Infarkt, ein bronchogenes Karzinom oder eine Tuberkulose. Bei Thoraxschmerzen muß differentialdiagnostisch eine koronare Herzerkrankung ausgeschlossen werden.

Dyspnoe:	Erkrankungen des Respirationstraktes (Differentialdiagnose: kardiovaskuläre Erkrankungen)
Auswurf:	Chronische Bronchitis
Blutiges Sputum:	Exazerbation, Lungeninfarkt, bronchogenes Karzinom, Tuberkulose
Thoraxschmerzen:	Differentialdiagnose: koronare Herzerkrankung
Abfall des Systemdrucks bei Inspiration:	Asthma bronchiale

Physikalische Untersuchung des Thorax

Hierzu gehören in der angegebenen Reihenfolge:
- Inspektion,
- Palpation,
- Perkussion,
- Auskultation.

Inspektion

Die Thoraxinspektion gibt einen Überblick über die anatomischen Verhältnisse. So können Abnormitäten der Hautfarbe, Atemfrequenz,

Thoraxform, die Symmetrie und das Ausmaß der Thoraxbewegungen beurteilt werden (Abb. 18).

Ausgeprägte Übergewichtigkeit (nach Alter/Größe/Geschlecht berechnetes Idealgewicht plus > 40 %) führt zu einem erhöhten O_2-Verbrauch und einer vermehrten CO_2-Produktion bei gleichzeitiger Abnahme der Elastizität des Brustkorbs.

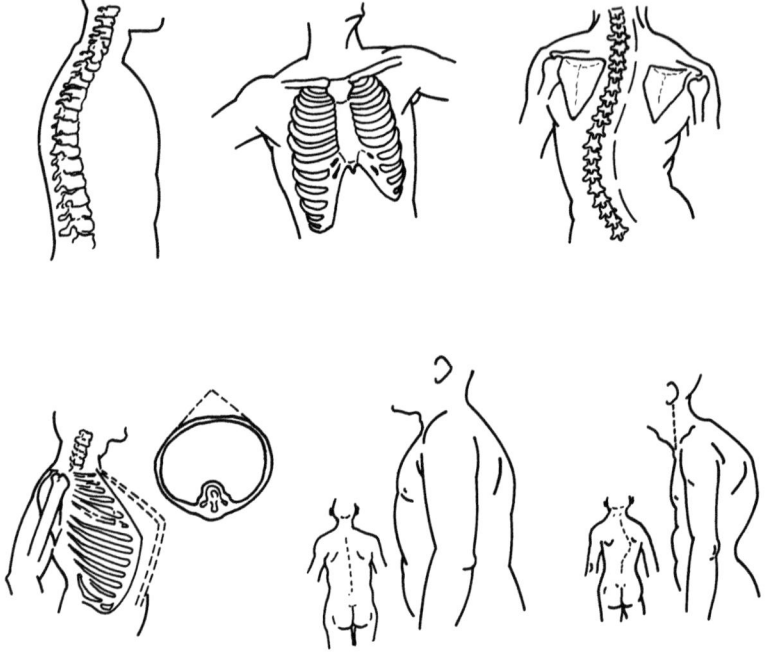

Abb. 18. Schematische Darstellung von Veränderungen der Wirbelsäule und des Thorax

Palpation

Die Thoraxpalpation läßt pathologische Gewebe- und Strukturveränderungen erkennen, die durch die Inspektion nicht wahrzunehmen sind. Hierzu gehören:
- Fremitus,
- Krepitus,
- Tracheaverlagerungen.

Veränderungen des normalen Fremitus können vorkommen bei Besonderheiten der Trachea, des Larynx, der Bronchien, Lunge, Pleura und Thorax-

wand. Eine Abschwächung des Stimmfremitus wird bei Emphysem, Tumoren, Bronchusobstruktion, Pneumothorax und Pleuraerguß beschrieben.
Krepitus findet man bei Hautemphysem und Gangränen durch gasbildende Bakterien.

Fremitusveränderungen:	Lage- und Strukturveränderungen von Larynx Trachea Bronchien Lunge Pleura Thoraxwand
Stimmfremitus(abschwächung):	Emphysem Tumoren Bronchusobstruktion Pneumothorax Pleuraergüsse
Krepitus:	Hautemphysem Gangrän gasbildender Bakterien

Tracheaverlagerungen nach der kranken Seite hin kommen vor bei
- Atelektase,
- unilateraler Lungenfibrose,
- Pneumektomie.

Tracheaverlagerungen zur gesunden Seite sieht man bei
- Spannungspneumothorax,
- Pleuraerguß,
- Mediastinalveränderungen,
- Veränderungen im Halsbereich,
- Veränderungen an der Schilddrüse.

Perkussion

Die Perkussion des Thorax erlaubt eine Aussage über die unter der Thoraxwand liegenden Strukturen (Lunge, Herz, oberes Abdomen), dabei kann die Lage der Organe innerhalb des Thorax beurteilt werden, was einen ersten Hinweis auf gestörte Funktionen gibt.

Ein abnehmender Luftgehalt der unter der Thoraxwand liegenden Strukturen führt zu einer Dämpfung der Perkussion (physiologischerweise; z. B. Herz, Milz, Skapula).
Eine Dämpfung der Perkussion wird gesehen bei Pneumonie, Atelektase, Lungenödem, Fibrose, Tumoren, Organvergrößerungen (Herz, Leber u. a.).
Tympanitischer Klopfschall ist ein Hinweis auf einen Pneumothorax oder auf große Emphysemblasen.

Dämpfung des Klopfschalls:	Pneumonie, Atelektase, Lungenödem, Fibrose, Tumoren, Organvergrößerungen (Herz, Leber u. a.)
Tympanitischer Schall:	Pneumothorax, große Emphysemblasen

Eine Abnahme der Zwerchfellbeweglichkeit (auf < 5 cm) findet man bei chronisch obstruktiven Lungenerkrankungen.

Auskultation

Die Thoraxauskultation erlaubt die Beurteilung der Atemgeräusche und die Identifikation von Besonderheiten. Die Beurteilung der Atemgeräusche erfolgt hinsichtlich Dauer, Lautstärke und Frequenz. Es werden folgende Geräuschqualitäten unterschieden:
- vesikulär,
- bronchial, tracheal,
- bronchovesikulär.

Die genannten Geräusche gelten dann als normal, wenn sie an der entsprechenden Thoraxstelle gehört werden können.
Die Atemgeräusche gelten als pathologisch bei folgenden Veränderungen:
- Abschwächung bis Fehlen,
- verstärktes Vesikuläratmen,
- Bronchialatmen an atypischer Stelle,
- bronchovesikuläre Geräusche in der Peripherie,
- Rasselgeräusche.

Wichtig ist eine seitengetrennte Beurteilung der Auskultation, da Seitendifferenzen aufschlußreicher sind als absolute Veränderungen von Geräuschen.

Die physikalische Untersuchung des Thorax erfolgt systematisch. Der Patient muß entkleidet, in warmer Umgebung sitzend oder stehend untersucht werden.

Atemgeräusche	Hinweise auf:
Fehlen:	Obstruktion von Larynx, Trachea oder Bronchien (bei beatmeten Patienten Tubusfehllage, z. B. endobronchial)
Reduktion bzw. fast völliges Fehlen:	Ansammlung von Flüssigkeiten oder Gewebsmassen in der Pleurahöhle, Entzündung, Pneumothorax, malignes Wachstum in der Pleurahöhle, Atelektase, Laryngospasmus
Vesikuläratmen vermindert:	Adipositas, Alter, muskulöse Patienten
Vesikuläratmen verstärkt:	Bei Kindern
Bronchialatmen über der Lunge:	Zeichen einer Infiltration, Atelektase, Lungentumoren, pulmonaler Infarkt, Pneumonie, Abszeß, Pleuraerguß
Bronchovesikuläratmen in der Peripherie:	Pneumonie, Tumor, Ödem, leichte Atelektase
Rasselgeräusche:	Ausgeprägte Verschleimung und endobronchiales Sekretverhalten, akzidentelle Geräusche z. B. durch Absaug- oder Drainagesysteme

Bei der Untersuchung des Thorax kann es insbesondere bei schlanken Jugendlichen während tiefer Inspiration zu orthostatischen Kreislaufreaktionen kommen. Ein tiefes Ein- und Ausatmen über längere Zeit im Rahmen der Auskultation kann eine Hyperventilation und einen akuten Abfall des CO_2-Partialdrucks im Blut verursachen (z. B. Tetanie, Eklampsie).

Röntgenologische Untersuchung des Thorax

Bewertung

Bei der Beurteilung des Röntgen-Thorax-Bildes muß dem Vergleich von linker und rechter Seite besondere Bedeutung beigemessen werden.

Untersuchungsprinzip

Eine Röntgenaufnahme des Thorax im Stehen in max. Inspiration läßt andere Organgrößen erwarten als eine Aufnahme des Thorax am liegenden Patienten. Dies muß bei der vergleichenden Wertung von Röntgenaufnahmen des Thorax berücksichtigt werden.

Der rechte Zwerchfellwinkel ist in Höhe der 5. bis 7. Rippe, d. h. 1-2 cm höher als der linke Zwerchfellwinkel zu finden.

Der maximale Querdurchmesser des Herzens muß weniger als 50% des Thoraxquerdurchmessers betragen.

Der Schatten des linken Hilusbereiches ist etwas kleiner als der Schatten des rechten (um 0,5-1,5 cm).

Die horizontale Fissur kreuzt die 6. Rippe in Höhe der Achselhöhle.

Gefäßstrukturen sind symmetrisch angeordnet und in den unteren Lungenfeldern größer als in den oberen.

Eine Vergrößerung des rechten Herzens, prominente Hilusgefäße und ein Verlust der Gefäßzeichnung in der Peripherie sind ein Hinweis auf ein Cor pulmonale im Rahmen chronischer Lungenerkrankungen.

Veränderungen der pulmonalen Gefäßstrukturen spiegeln Erkrankungen des linken Ventrikels (Stauungszeichen; z. B. auch bei akuter Hypoxie oder im Rahmen chronischer Lungenerkrankungen) wider und können Ausdruck eines angestiegenen extrazellulären Flüssigkeitsgehalts sein.

Rechter Zwerchfellwinkel:	Höhe 5.-7. Rippe, 1-2 cm höher als linker Zwerchfellwinkel
Herzquerdurchmesser:	< 50% des queren Thoraxdurchmessers
Linker Hilusschatten:	kleiner als rechter Hilusschatten
Vaskuläre Strukturen:	symmetrisch, in den unteren Lungenfeldern größer als in den oberen

Kardiomegalie:	Cor pulmonale
Prominente Hilusgefäße:	Cor pulmonale
Verlust der peripheren Gefäßzeichnung:	Cor pulmonale
Veränderung pulmonaler Gefäßstrukturen:	Erkrankung des linken Ventrikels (z. B. akute Hypoxie), erhöhter extrazellulärer Flüssigkeitsgehalt

Komplikationen

Allgemeine Strahlenschutzbestimmungen müssen beachtet werden.

Elektrokardiogramm

Das EKG ist eine wertvolle diagnostische Methode bei Patienten mit fortgeschrittener Lungenerkrankung. Eine hohe P-Welle in der Standardableitung II (P pulmonale) ist ein Hinweis auf eine Hypertrophie des rechten Vorhofs. Eine dominierende R-Zacke in den Ableitungen V_1 bis V_4 und in der Standardableitung III weist ebenfalls auf eine Hypertrophie des rechten Ventrikels hin.
Rhythmusstörungen kommen bei chronischen Lungenerkrankungen relativ selten vor. Gelegentlich kann in Zusammenhang mit einer pulmonalen Hypertonie ein Rechtsschenkelblock auftreten.

P pulmonale (in Ableitung II):	Hypertrophie des rechten Vorhofs
Dominierende R-Zacke (V_1-V_4, III):	Hypertrophie des rechten Ventrikels
Rechtsschenkelblock:	pulmonale Hypertension

Lungenfunktionstest

Man unterscheidet in der Lunge 4 Gasvolumina, die wiederum zu sog. Kapazitäten addiert werden können. Nachfolgend werden die in der täglichen klinischen Praxis am häufigsten verwendeten Volumina und Kapazitäten aufgeführt.

- Das Atemzugvolumen beschreibt ein Gasvolumen, das normalerweise in Ruhe ein- und ausgeatmet wird.

- Das inspiratorische Reservevolumen beschreibt das Gasvolumen, das nach einer normalen Einatmung noch zusätzlich maximal eingeatmet werden kann.
- Die inspiratorische Kapazität beschreibt die Summe von Atemzugvolumen und inspiratorischem Reservevolumen. Es beschreibt das Gasvolumen, das nach normaler Ausatmung maximal eingeatmet werden kann.
- Das exspiratorische Reservevolumen (ERV) beschreibt das Gasvolumen, das nach normaler Ausatmung noch zusätzlich ausgeatmet werden kann.
- Die Vitalkapazität ist eine Kombination des exspiratorischen Reservevolumens, Atemzugvolumens und des inspiratorischen Reservevolumens. Es beschreibt das Gasvolumen, das nach einer maximalen Ausatmung eingeatmet werden kann.

Bemerkungen zum Untersuchungsprinzip weiterer wichtiger Lungenfunktionsgrößen:

Residualvolumen (RV)

Das RV ist die Gasmenge, die am Ende einer maximalen Ausatmung in der Lunge verbleibt. Die RV-Bestimmung ist nur durch indirekte Messung möglich. Hierzu muß die funktionelle Residualkapazität (FRC) bekannt

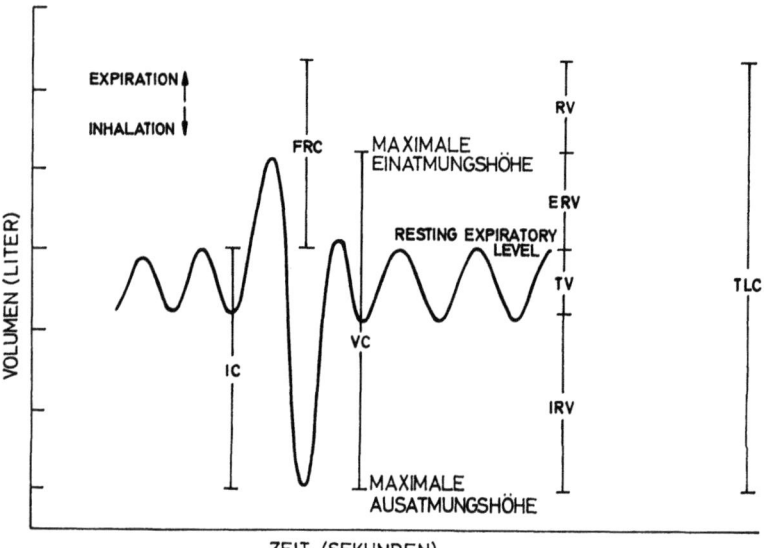

Abb. 19. Schematische Darstellung der Lungenvolumina

sein (FRC = ERV + RV). Die genannten Lungenvolumina sind aus dem schematischen Spirogramm - Abb. 19 - erkennbar.

Funktionelle Residualkapazität (FRC)

Zur FRC-Bestimmung sind folgende Methoden bekannt:
- Heliumdilution (normale Gasverteilung),
- N_2O-Auswaschmethode (normale Gasverteilung),
- Plethysmographie (abnormale Gasverteilung in der Lunge).

Die Bestimmung der FRC mittels der Heliumdilution setzt ein geschlossenes System voraus, in das ein bekanntes Gasvolumen (V) bei bekannter Konzentration (Helium) nach maximaler Ausatmung eingegeben werden kann. Nach vollständiger Equilibrierung des Heliums kann dann mit nachfolgender Formel die funktionelle Residualkapazität (FRC) berechnet werden:

$$FRC = \frac{V(He_1 - He_2)}{He_2}$$

(He_1 Heliumkonzentration initial,
He_2 Heliumkonzentration nach Equilibrierung).

Es muß berücksichtigt werden, daß in der Regel innerhalb von 7 min eine Equilibrierung des Heliums erfolgt. Bei Patienten mit Lungenfunktionsstörungen kann eine Verlängerung bis zu 30 min eintreten. Patienten mit chronischem Emphysem können nur schlecht equilibrieren, so daß die Bestimmung der funktionellen Residualkapazität und auch des Residualvolumens kritisch bewertet werden muß.

Forciertes exspiratorisches Volumen (FEV)

Zur FEV-Bestimmung muß der Patient nach einer möglichst tiefen Einatmung so tief und so schnell wie möglich ausatmen. Hierbei wird das Gasvolumen bewertet, das in einer definierten Zeit, z. B. 0,5-1 oder 2 s ausgeatmet werden kann.
Zur Unterscheidung funktioneller und struktureller obstruktiver Lungenfunktionsstörungen wird die Bestimmung des FEV nach Inhalation eines Bronchodilatators wiederholt (Broncholysetest).

Freiwillige maximale Ventilation (V_{max})

Die sog. V_{max} beschreibt das Gasvolumen in Litern, das von einem Patienten während einer Minute maximal ventiliert werden kann (maximale Atemkapazität). Der Patient muß so rasch und so tief wie möglich atmen. Das Gasvolumen wird über ein Spirogramm aufgezeichnet, das Ergebnis wird in l/min angegeben. Die Untersuchungszeit dauert 12-30 s.

Closing volume (CV)

Zur CV-Bestimmung wird das Gasvolumen gemessen, das zusätzlich zum Residualvolumen (RV) in der Lunge bleibt, wenn die kleinen Luftwege sich während der Ausatmung verschließen.

Closing capacity (CC)

Die CC wird durch Addition von Closing volume (CV) und Residualvolumen (RV) berechnet. Das Closing volume wird dann mit der Vitalkapazität (VK) und die CC mit der totalen Lungenkapazität in Beziehung gesetzt und prozentual angegeben.

Fluß-Volumen-Diagramme

Fluß-Volumen-Diagramme und -Schleifen werden mittels elektronischer Spirometer aufgezeichnet und erlauben die Darstellung der Flußrate gegen das Volumen eines Spirogramms. Der Patient atmet dabei maximal ein und aus, wobei gleichzeitig Flußrate und Volumenveränderung gemessen werden. Die Kurve wird über einen Schreiber aufgezeichnet.

Diffusion

Messungen der Diffusion wurden zur Bestimmung der Gasbewegungen durch die alveolokapilläre Membran entwickelt. Voraussetzung dieser Untersuchung sind

- geschlossenes Atemsystem,
- CO-Analysegerät,
- He-Analysegerät.

Die Diffusionskapazität wird in ml/min/mm Hg angegeben. Bei der Verwendung des CO-Diffusionskapazitätstests muß der Patient eine Gasmischung, die eine niedrige CO-Konzentration und eine 10%ige He-Konzentration enthält, tief einatmen. Die Einatmung erfolgt nach einer maximalen Ausatmung. Am Ende der Ausatmung wird er an ein Kreissystem angeschlossen, das CO enthält. Nun muß er seine inspiratorische Vitalkapazität einatmen. Nach der Einatmung hält der Patient für etwa 10 s den Atem an. Das CO wird jetzt in die Lunge diffundieren. Es wird die Differenz der alveolären Gaskonzentration am Ende des 10-s-Intervalls gegenüber der initialen Gaskonzentration berechnet.

Gasverteilung

Zur Bestimmung der Gasverteilung wird die Radioxenonmethode benutzt. Hierbei steht oder sitzt der Patient. Er wird dann angewiesen aus einem geschlossenen System, das ^{133}Xe enthält, ein normales Atemzugvolumen einzuatmen. Der Patient hält die Luft 10–20 s während eines Photoszintigramms der Lungen an. Die regionale Verteilung des eingeatmeten Gases wird dann auf dem Photoszintigramm abgebildet. Die Halbwertszeit von Radioxenon beträgt 5,27 Tage und muß nicht überwacht werden.

Vitalkapazität (VK):	möglichst tiefe Einatmung mit anschließender tiefer Ausatmung
Forciertes exspiratorisches Volumen (FEV):	möglichst tiefe Einatmung, schnellstmögliche Ausatmung
Funktionelle Residualkapazität (FRC):	exspiratorisches Reservevolumen plus Gasvolumen, das nach maximaler Ausatmung in der Lunge verbleibt
Residualvolumen (RV):	Gasvolumen, das nach maximaler Ausatmung in der Lunge verbleibt
Maximale freiwillige Ventilation (V_{max}):	maximal ventilierbares Gasvolumen während einer Minute
Closing volume (CV):	Gasvolumen, das zusätzlich zum Residualvolumen in der Lunge verbleibt
Closing capacity (CC):	Closing volume und Residualvolumen
Fluß-Volumen-Diagramme:	Darstellung der Flußrate gegen das Atemvolumen

Bewertung

Die Durchführung von Lungenfunktionsprüfungen kann die klinische Untersuchung nicht ersetzen, stellt aber eine wertvolle Ergänzung dar. Voraussetzung für eine Beurteilung der gegenwärtigen pulmonalen Konstitution ist das Wissen um pulmonale Vorerkrankungen (z. B. Pneumonie, Allergie). Ebenso müssen Alter, Geschlecht, Größe, Gewicht, Gewichtszunahme oder Gewichtsverluste erfragt werden.

Nach klinischen Kriterien können Lungenfunktionsstörungen in 2 Kategorien eingeteilt werden:
- Hypoxie mit Hyperkapnie (chronisch obstruktive Lungenerkrankungen, Atemdepression, obere Atemwegsobstruktion, Asthma bronchiale, Lungenödem, Pneumonie),
- Hypoxie ohne Hyperkapnie (Lungenödem, Lungenembolie, akutes Asthma bronchiale, Lungenfibrose, Pneumonie, ARDS).

Indikationen zur Durchführung von Lungenfunktionsanalysen sind:
- Bestimmung der Art der Funktionsstörung (insbesondere bei kombinierten Funktionsstörungen des Herz-Kreislauf-Systems und der Lunge),
- eine Quantifizierung des Ausmaßes der vorliegenden Störung als Voraussetzung für die Therapie,
- eine Risikoeinschätzung.

Die Entscheidung des Anästhesisten, eine vorgesehene Operation zu verschieben oder abzulehnen, hängt von der Bewertung folgender Faktoren ab:
- Aus Schweregrad und Reversibilität der Lungenfunktionsstörung sich ergebendes Risiko,
- Lokalisation und Größe des Eingriffs,
- Dringlichkeit der Operation.

Respiratorische Veränderungen nach Oberbaucheingriffen	
Atemfrequenz	↓
Zugvolumen	↓
Vitalkapazität	↓ ↓
FEV_1	↓ ↓
Compliance	↓
FRC	↓
„surfactant"	↓
$\dot{V}/\dot{Q}$-Veränderungen	↑
Sekretion	↑

Die fundamentale Methode zur Beurteilung der Lungenmechanik ist das forcierte exspiratorische Spirogramm.

Spirometriewerte von unter *70 %* des erwarteten Wertes gelten als pathologisch.

Die Spirometrieergebnisse erlauben die Charakterisierung der respiratorischen Funktionsstörung.

Die Bestimmung der Lungenvolumina ist für die Diagnose restriktiver Lungenfunktionsstörungen von essentieller Bedeutung, da sowohl bei der obstruktiven als auch der restriktiven Lungenfunktionsstörung die funktionelle Vitalkapazität vermindert sein kann.

Eine Abnahme der Vitalkapazität allein ist unspezifisch und kann sowohl eine obstruktive als auch restriktive Erkrankung bedeuten. Sie hat 2 Ursachen:

- Abnahme der totalen Lungenkapazität,
- Zunahme des Residualvolumens.

So empfiehlt es sich, die Bestimmung der Vitalkapazität mit der totalen Lungenkapazität und der des Residualvolumens zu kombinieren, um vorliegende Grunderkrankungen besser differenzieren zu können. Eine Abnahme der Vitalkapazität bei gleichzeitiger signifikanter Abnahme der totalen Lungenkapazität weist auf restriktive Erkrankungen, z. B. Lungenödem, Infiltrationen, Fibrose oder Kyphoskoliose hin. Eine Abnahme der Vitalkapazität bei gleichzeitigem Ansteigen des Residualvolumens entsteht durch obstruktive Lungenfunktionsstörungen, z. B. chronischer Bronchitis, Emphysem und Asthma. Eine proportional zur Abnahme der Vitalkapazität größere Abnahme des forcierten exspiratorischen Volumens deutet ebenfalls auf Luftwegsobstruktion hin. Serienuntersuchungen der Vitalkapazität können als Index für das Fortschreiten von restriktiven Erkrankungen herangezogen werden (z. B. paralytische Erkrankungen wie Poliomyelitis, Myasthenia gravis, Fibrose oder Kyphoskoliose).

Lungenfunktionsveränderungen mit obstruktiven und restriktiven Erkrankungen (Tabelle 17)

	Obstruktiv	Restriktiv
VC	normal oder erniedrigt	erniedrigt
FRC	erhöht	erniedrigt
TLC	erhöht	erniedrigt
RV	erhöht	erniedrigt
FEV	erniedrigt	normal oder erniedrigt
M_{max}	erniedrigt	normal oder erniedrigt

Position des Patienten während des Tests

	Position
Spirogramm (Volumenmessung)	sitzend
Forcierte Vitalkapazität (Flußratenmessung)	stehend
Maximale freiwillige Ventilation	stehend
Residualvolumenmessung	sitzend
Closing volume und ~ capacity	sitzend
Diffusionsmessung	sitzend
Lungenszintigramm	Rückenlage

Abnahme der Vitalkapazität + Abnahme der totalen Lungenkapazität	Restriktive Erkrankungen (z. B. Lungenödem, Infiltration)
Abnahme der Vitalkapazität + Ansteigen des Residualvolumens	Obstruktive Lungenfunktionsstörungen (z. B. chronische Bronchitis, Emphysem, Asthma)
Abnahme der Vitalkapazität + proportional größere Abnahme des forcierten exspiratorischen Volumens	Allgemeine Luftwegsobstruktion (Broncholysetest!)
Serienuntersuchung der Vitalkapazität	Index für das Fortschreiten restriktiver Erkrankungen

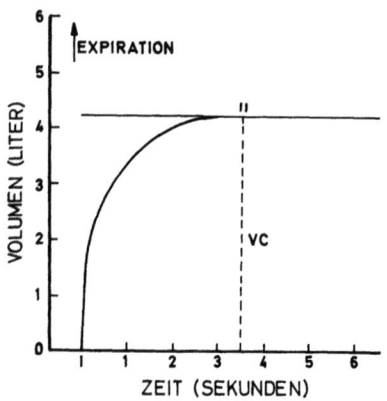

Abb. 20. Schematische Darstellung der Volumen/Zeitkurve beim Ausatemstoßtest

Die Bestimmung des forcierten exspiratorischen Volumens (Abb. 20) erlaubt den Nachweis einer Luftwegsobstruktion. Der Wert dieses Tests hängt in hohem Maße von der Kooperation des Patienten ab. Als Normwerte (in % der VK) nach 0,5, 1 und 3 s gelten:

$FEV_{0,5}$: 75%,
FEV_1: 83%,
FEV_3: 97%.

Residualvolumen und totale Lungenkapazität werden üblicherweise prozentual aufeinander bezogen. Eine Änderung des Quotienten RV/TLC erlaubt die Diagnose restriktiver und obstruktiver Erkrankungen.

Änderungen des Quotienten RV/TLC	Restriktive und obstruktive Erkrankungen
Änderung der maximalen freiwilligen Ventilation	Gestörte muskuläre Koordinationsfähigkeit, neurologische Erkrankung, muskuläre Erkrankung
Abnahme der maximalen freiwilligen Ventilation	Obstruktive Lungenerkrankungen (gelegentlich auch restriktive Atemwegserkrankungen)
Anstieg des Closing volume	Erkrankung der kleinen Luftwege, Lungenödem, Obstruktion kleinerer Luftwege, Alter
Flußvolumenkurve	Reproduzierbare Beschreibung restriktiver und obstruktiver Lungenfunktionsstörungen
Inspirationskurve	Zentrale Luftwegsobstruktion
Exspirationskurve	Periphere Luftwegsobstruktion oder restriktive Lungenfunktionsstörung

Die maximale freiwillige Ventilation (V_{max}) ist ein empfindlicher Parameter zur Diagnose gestörter muskulärer Koordinationsfähigkeit bei neurologischen Erkrankungen oder infolge von Muskelerkrankungen des Thorax. Ebenso ist sie reduziert bei obstruktiven und (leicht reduziert) bei restriktiven Luftwegserkrankungen. Besonders zur Früherkennung von obstruktiven Funktionsstörungen ist sie eine einfache und sensible Untersuchungsmethode.

Erkrankung der kleinen Luftwege, Alter und Lungenemphysem können zu einem Anstieg des Closing volume (CV) führen, der als Indikator von Obstruktionen kleinerer Luftwege benutzt wird. Die CV-Bestimmung ist unabhängig von der Motivation des Patienten.

Der Wert der Bestimmung der Fluß-Volumen-Kurve (Abb. 21 und 22) ist in der Beschreibung der maximalen In- und Exspiration zu sehen. Der erste Teil der Kurve, der während forcierter Exspiration aufgezeichnet wird, ist unabhängig von der Mitarbeit des Patienten und beschreibt reproduzierbar restriktive und obstruktive Lungenfunktionsstörungen. Die Inspirationskurve ist gut geeignet zur Beschreibung größerer zentraler Luftwegsobstruktionen. Der exspiratorische Teil kann periphere Luftwegsobstruktionen oder restriktive Lungenfunktionsstörungen aufdecken.

Veränderungen der Diffusionskapazität reflektieren Veränderungen der

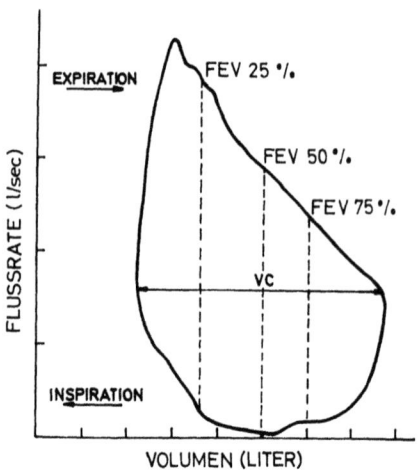

Abb. 21. Flußvolumenkurve (schematische Darstellung)

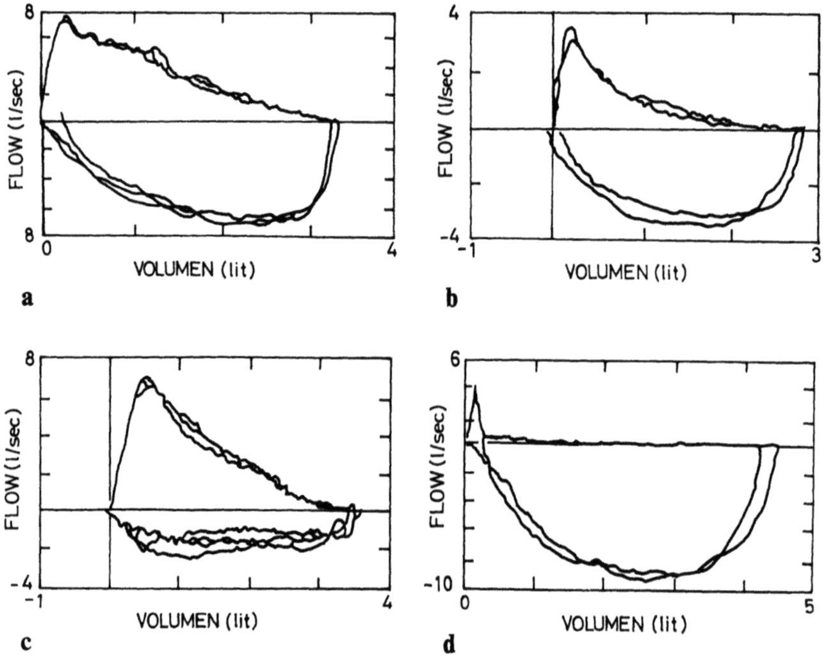

Abb. 22 a–d. Typische Beispiele von Flußvolumenkurven: **a** normal, **b** volumenabhängiger Luftwegkollaps, **c** tracheale Obstruktion bei einem mediastinalen Tumor, **d** druckabhängiger Kollaps

Diffusionsgeschwindigkeit eines Gases durch die kapilläre Membran. Sie können bei folgenden Erkrankungen gefunden werden:

a) Abnahme der Diffusionskapazität bei
   - diffuser pulmonaler Fibrose,
   - Emphysem,
   - Granulomatose,
   - Lungenembolie,
   - pulmonaler Hypertension.

b) Zunahme der Diffusionskapazität bei
   - körperlicher Aktivität,
   - Polyzythämie.

Die Bestimmung der Gasverteilung kann bei einem Patienten mit Lungenembolie diagnostisch verwertet werden.

Normwerte (Abb. 23-25)

Die Ergebnisse der Lungenfunktionstests müssen mit den alters-, geschlechts- und größenabhängigen Normwerten verglichen werden. Hierbei gelten Abweichungen bis zu 20% noch als normal.
Die Normwerte für die Vitalkapazitäten und forciertes exspiratorisches Volumen können den Tabellen 15 und 16 sowie Abb. 23 entnommen werden.
Bei Gesunden beträgt der Quotient RV/TLC 20-30%. Eine Vergrößerung dieses Quotienten über 35% hinaus weist auf ein Air trapping hin.

Tabelle 15. Normwerte bei reifen Neugeborenen und Erwachsenen

Parameter	Kinder	Erwachsene
Körpergewicht (kg)	3,0	70
Körperoberfläche (m^2)	0,19	1,8
Körperoberfläche/Körpergewicht	0,06	0,03
Atemfrequenz (min^{-1})	30-40	12-16
Zugvolumen (ml · kg^{-1})	6-8	7
Totraumvolumen (ml · kg^{-1})	2-25	2,2
Atemzug-/Totraumvolumen	0,3	0,3
Vitalkapazität (ml · kg^{-1})	35-40	50-60
Funktionelle Residualkapazität (ml · kg^{-1})	27-30	30
Compliance (ml · cm^{-1} H_2O)	5-6	200
Spezifische Compliance (ml · cm^{-1} H_2O · ml^{-1})	0,04-0,06	0,04-0,07
Luftwegswiderstand (cm H_2O · l^{-1} · s^{-1})	25-30	1,6
Atemarbeit (g · cm^{-1} · l^{-1})	2000-4000	2000-7000
Diffusionskapazität (ml CO · kPa^{-1} · min^{-1})	6-22,5	112,5-187,5

Komplikationen

Komplikationen bei Durchführung von Lungenfunktionstests sind nicht bekannt. Die beschriebenen Methoden sind in der Regel harmlos und belasten den Patienten nicht. Der Aussagewert der durchgeführten Lungenfunktionsuntersuchung hängt allerdings sehr von der Kooperationsbereitschaft und der Motivation des Patienten ab. Bei der Verwendung von radioaktiven Substanzen gelten die entsprechenden Strahlenschutzbestimmungen.

Tabelle 16. Durchschnittliche Lungenvolumen beim ca. 70 kg schweren Erwachsenen

Bezeichnung	Volumen [ml]
Totale Lungenkapazität (TLC)	6000
Inspiratorische Kapazität (IC)	3600
Funktionelle Residualkapazität (FRC)	2400
Vitalkapazität (VK)	4800
Inspiratorisches Reservevolumen (IRV)	3100
Exspiratorisches Reservevolumen (ERV)	1200
Zugvolumen (TV)	500
Residualvolumen (RV)	1200

Tabelle 17. Lungenfunktionstestergebnisse bei chronisch obstruktiver Lungenerkrankung

Test	Obstruktive Erkrankung	Normalwerte
Totale Lungenkapazität (TLC)	↑	6 l
Vitalkapazität (VC)	normal oder ↓	5 l
Funktionelle Residualkapazität (FRC)	↑	3 l
Forciertes exspiratorisches Volumen (FEV_1)	↓ ↓	> 72% der VC
Forciertes exspiratorisches Volumen (FEV_3)	↓ ↓	> 92% der VC

Blutgasanalyse

Die einfachste Meßmethode zur Beurteilung des Gasaustausches in der Lunge ist die arterielle Blutgasanalyse; sie zählt bei Lungenfunktionsstörungen zur klinischen Routinediagnostik. Aus den Partialdrücken von O_2 und CO_2 im arteriellen oder im arterialisierten Blut läßt sich auf die Effektivität des Gasaustausches schließen. Die Genauigkeit der erhobenen Werte hängt ab von

- einer exakten Blutabnahme,
- der Art und Weise der Blutaufbewahrung,
- der Art des entnommenen Blutes (arteriell, arterialisiert bzw. kapillär, venös, gemischt-venös).

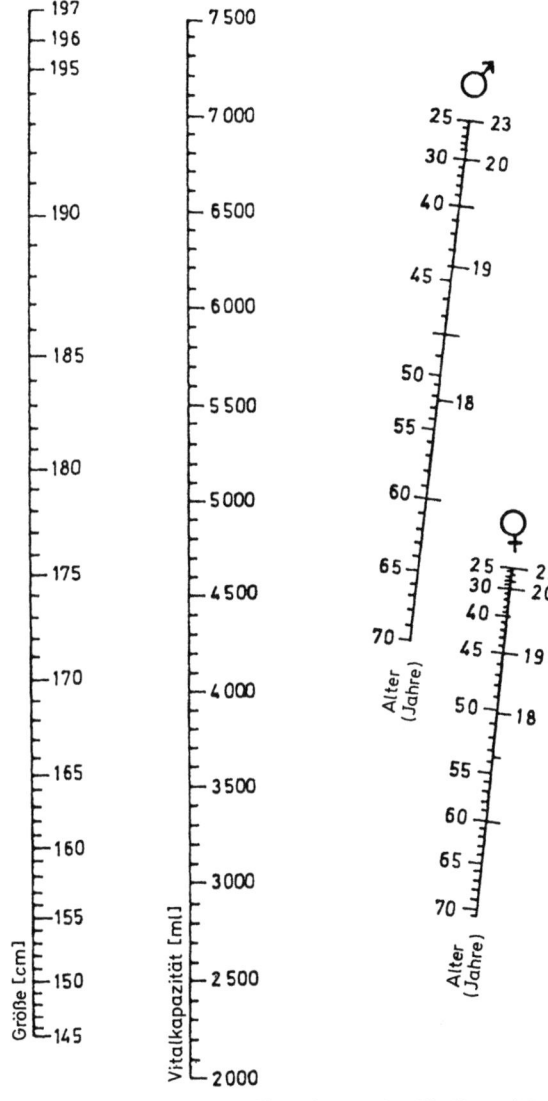

Abb. 23. Nomogramm zur Berechnung der Vitalkapazität

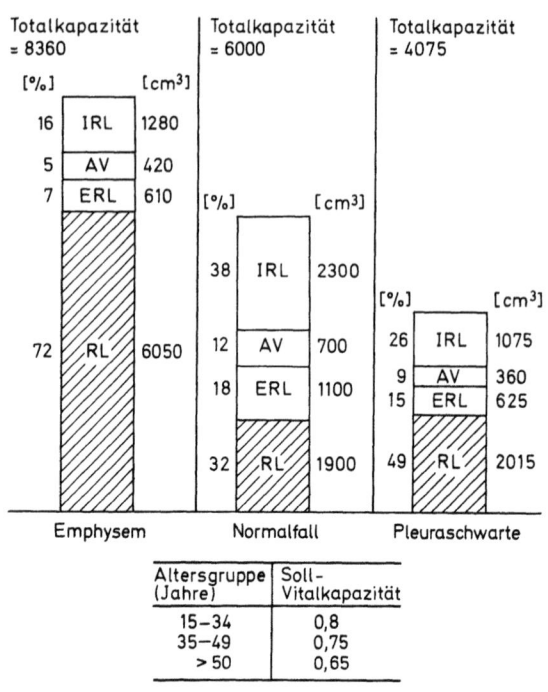

Abb. 24 Darstellung der Lungenkapazitäten bei unterschiedlichen Krankheitsbildern

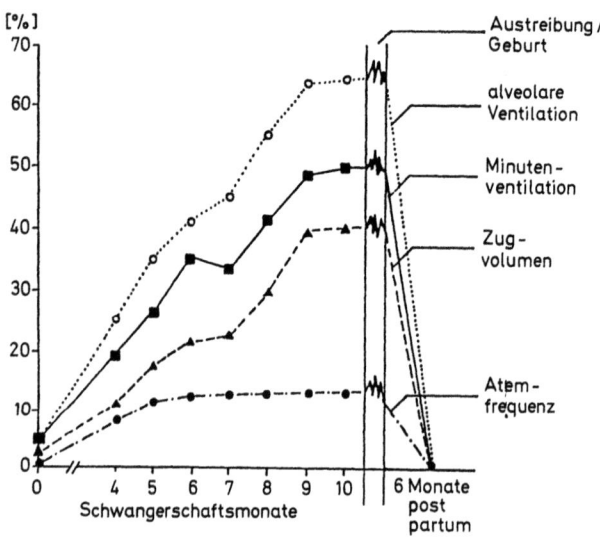

Abb. 25. Änderung (in %) von Ventilationsgrößen in der Schwangerschaft

Untersuchungsprinzip
Die Blutgasanalyse stellt eine invasive Untersuchungsmethode dar. Nichtinvasive Methoden zur O_2- bzw. CO_2-Partialdruckbestimmung des Blutes sind z. Z. noch nicht ausgereift. Die bisher entwickelten intravaskulären und transkutanen Elektroden zur kontinuierlichen Blutgasmessung lassen eine für die Routinediagnostik ausreichende Genauigkeit der Werte vermissen. Die Bestimmung des arteriellen CO_2-Partialdrucks kann auch ohne Blutentnahme mittels der Rückatmungsmethode vorgenommen werden. Hierzu ist aber die Kooperation des Patienten unbedingt notwendig.
Es kann venös, kapillär oder arteriell entnommenes Blut verwendet werden. Die venöse Blutentnahme darf jedoch nicht unter Stauung erfolgen, da dies zu erheblichen Änderungen des pH-Wertes führt. Arterialisiertes Blut (aus dem Handrücken oder aus einer erwärmten Gliedmaße) kann brauchbare Ergebnisse hinsichtlich des CO_2-Partialdrucks und des pH-Wertes, nicht aber des Sauerstoffpartialdrucks liefern. Kapilläres Blut hingegen (aus dem Ohrläppchen) eignet sich gut zur Bestimmung aller 3 Parameter. Den präzisesten O_2-Wert erhält man mit arteriellen Blut, das durch die jeweilige Punktion des Gefäßes mittels Verweilkanüle gewonnen werden kann.
Die transkutane O_2-Partialdruckmessung bringt folgende Probleme mit sich:
- Der O_2-Verbrauch der Haut reduziert den transkutan gemessenen gegenüber dem arteriellen O_2-Partialdruck.
- Eine konstante Beziehung zwischen Arterie und Haut kann nur bei maximal dilatierten Hautgefäßen hergestellt werden.
- Die O_2-Diffusion durch die Haut erfolgt sehr langsam.

Die kutane Messung reagiert sehr sensibel auf kleine Veränderungen der Hautdurchblutung, so daß dieses Meßprinzip bei hypodynamischen Schockzuständen ungenau bzw. unbrauchbar wird.
Da Veränderungen der Zirkulation bei Neugeborenen weniger ausgeprägt sind als bei Erwachsenen, hat sich hier die transkutane Messung als wertvolles Meßprinzip im Intervall zwischen Blutgasanalysen erwiesen.

Bewertung
Die Bestimmung der Blutgase bei Patienten mit Lungenfunktionsstörungen erlaubt eine Aussage darüber, ob bzw. inwieweit sich diese Störungen auf den Gasaustausch auswirken.
Darüber hinaus können anhand von Veränderungen des O_2- und des CO_2-Partialdrucks sowie des Säure-Basen-Haushalts akute und chronische Veränderungen des Gasaustausches differenziert werden.

Die häufigste Ursache für eine Verschlechterung des Gasaustausches ist in Veränderungen des Ventilations-Perfusions-Verhältnisses zu finden. Patienten mit chronischer CO_2-Retention ($p_a CO_2$ erhöht), die ihre Atmung über den O_2-Gehalt des Blutes regulieren, sind während einer Anästhesie sehr anfällig für Komplikationen.

Es gelten folgende Beziehungen zwischen Lungenfunktionsstörungen und Blutgaswerten:

- forciertes exspiratorisches Volumen (FEV_1) $\geq$ 50% bei normalen Blutgaswerten bedeutet ausreichende pulmonale Reserven, kein außergewöhnliches Risiko hinsichtlich respiratorischer Komplikationen;
- mäßige Einschränkungen im Spirogramm (FEV_1 25–50%) und geringgradige Hypoxämie oder Hyperkapnie erfordert sorgfältige Überwachung wegen erhöhtem Risiko;
- FEV_1 unter 25% und Hypoxie, evtl. mit Hyperkapnie, bedeutet sehr hohes Risiko, postoperativ wird wahrscheinlich apparative Beatmung (mit langwierigem Entwöhnungsprozeß) erforderlich.

Ein erhöhter CO_2-Partialdruck zeigt immer eine Hypoventilation an, entweder durch Abnahme des Atemminutenvolumens oder bei gleichbleibendem Atemminutenvolumen durch Abnahme der wirksamen alveolären Ventilation bei Zunahme des Totraums (*cave:* Anwendung von Sedativa).

Bei einem $p_a O_2$ von weniger als 60 mm Hg während Raumluftatmung und einem $p_a CO_2$ von über 50 mm Hg liegt bei Ausschluß einer metabolischen Alkalose eine Lungenerkrankung vor.

Da eine Hypoxämie ohne signifikante Abnahme der O_2-Sättigung auch durch eine Verschiebung der Hämoglobindissoziationskurve möglich ist, ist die Bestimmung der O_2-Spannung wertvoller als die Messung von O_2-Sättigung bzw. -Gehalt.

Ursachen einer arteriellen Hypoxämie (bei Raumluftatmung, intrakardialer Shunt ausgeschlossen) sind:

- Abnahme der alveolären Ventilation (begleitet von Hyperkapnie),
- Zunahme des intrapulmonalen Shuntvolumens,
- Veränderungen des Ventilations-Perfusions-Verhältnisses („mismatching"),
- veränderte Diffusionsverhältnisse (Defekte der alveolären-kapillären Membran).

Der Aussagewert des alveoloarteriellen O_2-Gradienten ($D_{Aa}O_2$) hängt in hohem Maße von den gemischtvenösen O_2-Partialdrücken ab ($p_{\bar{v}}O_2$).
Der O_2-Gradient kann auch ohne zugrundeliegende Lungenerkrankung erhöht sein (z. B. bei Abfall des Herzzeitvolumens). Die Kenntnis der Diffusionskapazität hilft nicht bei der Unterscheidung zwischen Diffu-

sionsstörungen und Veränderungen des Ventilations-Perfusions-Verhältnisses, da eine Zunahme des pulmonalen Blutvolumens auch zu einer Zunahme des Gasaustausches führen kann (z. B. bei Links-rechts-Shunt, Mitralstenose).
Mit der Formel

$$\frac{VD}{VT} = \frac{p_aCO_2 - p_ECO_2}{p_aCO_2}$$

(VD Totraum, VT Atemzugvolumen)
wird der physiologische Totraum berechnet. Normalerweise beträgt er 30 % des Atemzugvolumens.

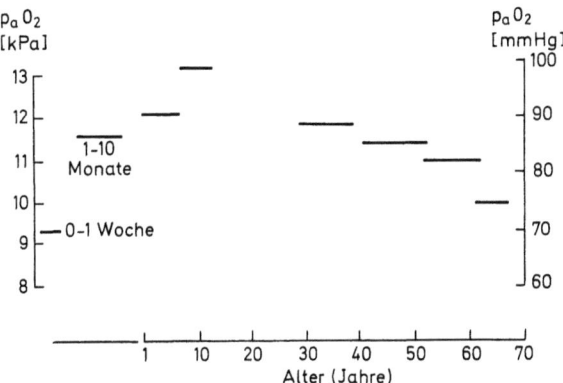

Abb. 26. Änderung der arteriellen Sauerstoffspannung mit dem Lebensalter

Normwerte

Der Normwert des arteriellen O_2-Partialdruckes verändert sich mit dem Lebensalter (Abb. 26). Die Normwerte von pH, O_2- und CO_2-Partialdruck können der folgenden Übersicht entnommen werden.

Komplikationen

Um die Komplikationsrate bei der arteriellen Punktion gering zu halten, darf die Größe von Punktionsnadel bzw. intraarteriellem Katheter nicht mehr als 20 gg. (Gauge) betragen.
Nach Entfernung der Nadel bzw. des Katheters ist die Punktionsstelle für 3–4 min stark, für weitere 2–3 min leicht zu komprimieren. Eine zu lange Kompression der Arterie führt eher zu einer Thrombosierung.
Mehrmalige Inspektion der Punktionsstelle ist für ein frühzeitiges Entdecken möglicher Komplikationen (Verletzung, arterielle Thrombosierung, Hämatom) wichtig.

pH	Konzentration freier H^+ im arteriellen Blut	7,35 – 7,45: normal > 7,45: Alkalose < 7,35: Azidose
p_aCO_2	CO_2-Partialdruck im arteriellen Blut	35 – 45 mm Hg: normal < 35 mm Hg: Hyperventilation > 45 mm Hg: Hypoventilation
p_aO_2	O_2-Partialdruck im arteriellen Blut	80 – 100 mm Hg: normal bei Raumluft > 500 mm Hg: normal bei $F_IO_2 = 1$ < 60 mm Hg: erfordert einen Anstieg des HZV zur Sicherstellung eines adäquaten Sauerstofftransports

Leber

Problembeschreibung

Bei Lebererkrankungen beinhaltet die Anästhesie das Risiko der Verschlechterung bereits bestehender Funktionsstörungen durch die angewendeten Narkotika. Durch die routinemäßige präoperative Durchführung eines leberbezogenen Untersuchungsprogramms können viele asymptomatische Lebererkrankungen bzw. -funktionsstörungen aufgedeckt werden.

Deshalb ist für den Anästhesisten die Kenntnis der Leberfunktionsstörungen sowie ihrer Interpretation notwendig und die präoperative Diagnostik der Leberfunktion die Voraussetzung zur Prävention möglicher anästhesiebedingter negativer Auswirkungen auf die Leberfunktion.

Diagnostische Verfahren

Anamnese

Beschwerden, die auf eine Lebererkrankung hinweisen können, sind meist vieldeutig und uncharakteristisch:
- Appetitlosigkeit,
- Übelkeit,
- Völlegefühl,
- Juckreiz,
- Gelenkbeschwerden,

- Leistungsabfall,
- Fettunverträglichkeit,
- Oberbauchschmerzen.

Weitere wichtige Hinweise auf eine Lebererkrankung sind Dunkelfärbung des Urins oder Entfärbung des Stuhls.

Eine zu einem früheren Zeitpunkt abgelaufene Hepatitis kann in die chronische Form übergegangen sein oder einen stationären Leberparenchymschaden hinterlassen haben.

Das Ausmaß eines regelmäßigen Alkoholabusus wird nur selten wahrheitsgemäß angegeben.

Weiterhin ist von Interesse, ob der Patient jemals mit einer Cholestase oder Leberzellschädigung auf ein Medikament reagiert hat.

Klinische Untersuchung

Inspektion

Beim chronisch Leberkranken sind die Veränderung der Haut und ihrer Anhangsgebilde mannigfaltig:

- Gelbfärbung von Haut und Skleren,
- Gefäßveränderungen der Haut (Spidernävi, venöse Gefäßerweiterungen, Geldscheinpapierhaut, Weißfleckung),
- Palmarerythem,
- Uhrglasnägel, Weißnägel,
- Dupuytren-Kontraktur,
- Parotisschwellung,
- spärliche Sekundärbehaarung mit femininem Behaarungstyp, Hypogonadismus (Hodenatrophie, Gynäkomastie),
- hämorrhagische Diathese (Störung der Kapillarwanddichte, Gerinnungsstörung),
- Cheilosis, Lacklippen, Mundwinkelrhagaden (Vitamin-B-Mangel).

Bedeutsames Zeichen der schweren Leberinsuffizienz ist der Foetor hepaticus.

Die „hyperdynamische Zirkulation" äußert sich u. a. in Form von warmer Haut und Palmarerythem.

Meteorismus (häufig bei chronisch Leberkranken) und Aszites fallen bei der Inspektion des Abdomens auf. Ungleichmäßige Vorwölbungen des Abdomens sieht man bei hepatomegaler Zirrhose, Metastasenleber, Zystenleber und Lebertumoren.

Erweiterung der paraumbilikalen Venen (Caput medusae) ist selten (ca. 1 %). Häufiger sieht man dagegen eine ausgeprägte venöse Zeichnung auf der Thoraxwand. Diese Kollateralen sind Ausdruck der portalen

Hypertension ebenso wie die häufig bei Leberzirrhose vorliegenden Oesophagusvarizen, vermehrte Gefäßbildung an der Cardia des Magens und Hämorrhoiden.

Palpation

Die Leberpalpation und -perkussion (Leber-Lungen-Grenze in der Medioklavikularlinie bei Männern 15 cm, bei Frauen 12 cm) gibt einen Eindruck von Lage, Form, Größe, Konsistenz und Oberflächenbeschaffenheit des Organs.
Die große, harte, höckrige Leber kann durch Metastasen bedingt sein. Eine Verhärtung erweckt den Verdacht auf einen bindegewebigen (zirrhotischen) Umbau, dabei ist der Rand scharf und prominent. Bei fortgeschrittener Zirrhose kann die Schrumpfung soweit gehen, daß die Leber nicht mehr zu tasten ist. Bei akuter Schwellung (Hepatitis, Rechtsherzversagen) wird der Leberrand runder, fester und druckempfindlicher.
Die chronische Hepatitis geht mit relativ fester Leberkonsistenz einher.

Große, harte, höckrige Leber:	Metastasenleber
Konsistenzvermehrung, Verhärtung, scharfer, prominenter Leberrand:	bindegewebiger (zirrhotischer) Umbau
Leber nicht zu tasten:	fortgeschrittene Zirrhose, Schrumpfung
Runder, fester, druckempfindlicher Leberrand:	akute Schwellung (Hepatitis, Rechtsherzversagen)
Relativ feste Leberkonsistenz:	chronische Hepatitis

Eine Druckempfindlichkeit und Vergrößerung der Milz weist auf Splenomegalie bei portaler Hypertension hin.
Störung der Protein-, insbesondere der Albuminbildung und Störungen im Wasserhaushalt äußern sich in Aszitesbildung und Beinödem.

Laboruntersuchungen

GPT, GOT

Bei Schädigung von Leberparenchymzellen steigen GPT und GOT im Serum an. Während die GPT weitgehend leberspezifisch ist, kann die GOT auch bei Schädigungen des Herzmuskels oder der Skelettmuskulatur deutlich ansteigen. Bei über 80% der Leberkrankheiten ist die GPT erhöht, bei etwa 70% die GOT. Die akute Virushepatitis kann Transaminasenaktivitäten bis über 1000 U/l zeigen. Bei nekrotisierendem Verlauf und Eintritt ins Leberkoma können die Transaminasen wieder bis in die Nähe der Norm sinken. Chronische Hepatitiden gehen oft mit einer Erhöhung von GOT und GPT auf das 5- bis 6fache der Norm einher. Beim Übergang in eine Leberzirrhose kann die Transaminasenerhöhung dann weniger ausgeprägt sein.

Transaminasenveränderung (GOT, GPT)
Leichte Leberzellschäden: 100 – 500 U/l
Mittelschwere bis schwere Schädigungen: > 1000 U/l
Fulminante Hepatitis, Lebernekrose,
ausgebrannte Leberzirrhose: < 200 U/l

Transaminasenaktivitäten über 1000 U/l
- Virushepatitis
- akute Intoxikation, z. B. Lösungsmittelvergiftung
- akute Durchblutungsstörungen, z. B. akute Rechtsherzinsuffizienz

---

AP

Die AP ist bei etwa 60% der Lebererkrankungen erhöht. AP-Aktivitätsanstiege findet man auch bei Knochenerkrankungen und bei Jugendlichen im Wachstumsalter. Bei intra- oder extrahepatischer Cholestase kann die AP stark ansteigen; bei akuter oder chronischer Hepatitis und v. a. biliärer Zirrhose oder Lebermetastasen lassen sich ebenfalls erhöhte AP-Aktivitäten nachweisen.

γ-GT

Bei mehr als 90% der Lebererkrankungen sind erhöhte γ-GT-Aktivitäten im Serum zu beobachten. Die γ-GT kann sowohl bei Cholestasen als auch bei Leberparenchymschädigungen erhöht sein. γ-GT-Anstiege kommen besonders oft bei alkoholtoxischen Lebererkrankungen vor, außerdem bei medikamentös-toxischen Leberschäden und auch bei Mitreaktion der Leber (z. B. Pankreatitis, kardiale Stauung). Bei Leberschädigung durch Ovulationshemmer oder durch Halothan ist nicht mit einem γ-GT-Anstieg zu rechnen.

Natrium, Kalium

Sekundäre Störungen des Elektrolyt-Wasser-Haushalts (sekundärer Hyperaldosteronismus, verminderter Abbau von Östrogen und ADH),

> **AP und γ-GT über 1000 U/l**
> - Verschlußikterus
> - Tumoren
> - biliäre Zirrhose
> - toxische Cholestase

ebenso die Einnahme von Diuretika führen zu Elektrolytverschiebungen (K erniedrigt, Na erhöht).

Albumin

Das Serumalbumin wird in der Leber gebildet. Bei Synthesestörungen der Leber ist es erniedrigt. Daher stellt es ebenso wie die Prothrombinzeit (Bildung der Gerinnungsfaktoren in der Leber) einen Parameter für die Syntheseleistung dar.
Da Albumin eine Halbwertszeit von 10–14 Tagen hat, ist es kein Indikator für eine akute Synthesestörung.
Störungen der Syntheseleistung sind Ausdruck einer schweren, meist chronischen, jedoch auch schweren akuten Lebererkrankung.

Elektrophorese

Bei akuter Hepatitis ist die α-Globulinfraktion erhöht; bei Leberzirrhose ist die γ-Globulinfraktion erhöht, die Albuminfraktion erniedrigt.

Bilirubin

In der Leber wird das unkonjugierte „indirekte" Bilirubin in konjugiertes, „direktes" Bilirubin umgewandelt und kann dann mit dem Urin ausgeschieden werden. Bei prähepatischem Ikterus steigt das unkonjugierte Bilirubin im Blut an; häufige Ursachen sind das Gilbert-Syndrom, der physiologische Neugeborenenikterus und Hämolysen. Bei hepatischem Ikterus und besonders beim Verschlußikterus beruht die Bilirubinerhöhung weitgehend auf dem Anstieg des konjugierten Bilirubins; zu den wichtigsten Ursachen zählen akute und chronische Hepatitiden, Pankreatitiden, Gallensteine, Parasiten, Tumoren und Schädigungen durch Medikamente oder Bakterien.

CHE

Erniedrigte CHE-Aktivitäten im Serum deuten auf eine verminderte Syntheseleistung der Leber hin. Außer bei Lebererkrankungen kommt auch eine genetisch bedingte Verminderung der CHE vor; dann ist bei Gabe von Succinylcholin mit langdauernder Apnoe zu rechnen. Bei alkoholtoxischer Fettleber kann die CHE leicht erhöht sein, sinkt jedoch in späteren Stadien. Bei CHE-Aktivitäten unter 600 U/l kommen differentialdiagnostisch Leberzirrhose und schwere akute Vergiftungen (z. B. durch Insektizide) in Betracht.

Gerinnung

Prothrombinzeit (Quick-Wert)
Zur Erniedrigung der Prothrombinzeit kommt es bei einer ca. 6 Wochen anhaltenden biliären Obstruktion. Durch die Malabsorption des fettlöslichen Vitamin K werden die vitaminabhängigen Gerinnungsfaktoren II, VII, IX und X nicht gebildet. Eine Normalisierung des Quick-Wertes erfolgt 24–48 h nach parenteraler Vitamin-K-Applikation.
Ein erniedrigter Quick-Wert kann gleichzeitig Ausdruck einer Synthesestörung bei ausgeprägtem Leberparenchymschaden sein. Hierbei sind sämtliche leberabhängige Gerinnungsfaktoren erniedrigt. Vitamin-K-Gabe kann dann keine Normalisierung der Gerinnung bewirken.

Thrombozyten

Hypersplenismus bei portaler Hypertension bewirkt einen vermehrten Abbau von Thrombozyten. Alkoholtoxische Knochenmarkdepression ist ein weiterer Faktor, der zur Thrombozytopenie beiträgt.

Hämoglobin, Hämatokrit

An der Anämie, wie sie häufig bei schweren Lebererkrankungen vorliegt, sind mehrere Faktoren beteiligt. Häufig, insbesondere bei alkoholtoxischer Lebererkrankung, liegt ein Eisen-, Folsäure- und Vitamin-B_{12}-Mangel vor.
Knochenmarkdepression führt nicht nur zu verminderter Erythrozyten-, sondern auch Leukozyten- und Thrombozytenbildung. Blutungen aus Ösophagusvarizen, Magen- und Duodenalulzera, welche von Gerinnungsstörungen noch verstärkt werden, tragen ebenfalls zur Anämie bei.

Blutzucker

Bei Lebererkrankungen ist auf den Blutzucker zu achten, da ein Ungleichgewicht im Kohlenhydratstoffwechsel vorliegen kann. Es sind sowohl Hyper- als auch Hypoglykämien möglich.

Ammoniak

Ammoniak im Plasma ist bei dekompensierter Leberzirrhose erhöht und wird als Parameter des Leberkomas herangezogen.

Kreatinin, Kreatininclearance

Die Überprüfung der Nierenfunktion anhand des Kreatinins, genauer anhand der Kreatininclearance, ist bei Lebererkrankungen sinnvoll. Hypotension und vermindertes Plasmavolumen sind an der Niereninsuffizienz, die in ca. 30 % aller Fälle von Leberversagen auftritt, mitbeteiligt.

Hepatitisserologie

Die Hepatitis A wird durch ein kleines RNA-Virus fäkal – oral übertragen. Der Nachweis des Hepatitis-A-Antigens (HA-Ag) ist im Stuhl bis maximal 2 Wochen nach Ausbruch der Erkrankung möglich. Nur 50 % der Patienten mit der akuten Hepatitis-A-Infektion scheidet jedoch ausreichende Mengen des Antigens im Stuhl aus. Für die Diagnose völlig ausreichend ist auch der Nachweis von Anti-Hepatitis-A-Virus (Anti-HAV) der IgM-Klasse, welches immer schon zu Beginn der klinischen Symptomatik nachweisbar ist. Der Nachweis von Anti-HAV- IgG dient zur Untersuchung der Immunität und ist Zeichen einer durchgemachten Hepatitis A.

Das Hepatitis-B-Virus gehört in die Gruppe der hepatotropen DNS-Viren. Das HBs-Ag ist häufig schon vor der klinischen Symptomatik der akuten Hepatitis B im Serum nachweisbar und erreicht sein Maximum bei Erkrankungsbeginn. Anti-HBc-IgM erreicht sehr früh schon maximale Titer, sinkt in den ersten 6–24 Monaten auf niedrige oder nicht nachweisbare Titer ab, während Anti-HBc-IgG für viele Jahre, möglicherweise lebenslang nachweisbar ist.

Das HBe-Ag ist zu Erkrankungsbeginn bei den meisten Hepatitis-B-Fällen im Serum nachweisbar. Sein frühes Verschwinden ist ein prognostisch gutes Zeichen. Bleibt HBe-Ag 4–6 Wochen nach Erkrankungsbeginn immer noch nachweisbar, so ist eine langjährige Persistenz zu erwarten. Anti-HBe tritt kurz nach dem Verschwinden von HBe-Ag auf und läßt sich für einige Jahre im Serum nachweisen. Dagegen erscheint Anti-HBs erst Wochen bis Monate nach der akuten Erkrankung und bleibt ebenfalls für viele Jahre, möglicherweise lebenslang im Serum nachweisbar.

Das Verschwinden von HBs-, HBe-Ag und IgM-Anti-HBc und HBe-Antigen sowie das Auftreten von Anti-HBe korreliert häufig mit dem Ende der Infektiosität.

Die chronische Hepatitis B ist durch die Persistenz von HBs-Ag mit oder ohne HBe-Ag über mehr als 6 Monate definiert. Die verschiedenen Formen der chronischen Hepatitis B (gesunde Träger des HBs-Ag, chronisch persistierende Hepatitis B und chronisch aktive Hepatitis B, werden in erster Linie durch histologische Untersuchungen von Leberbiopsien, klinische Befunde oder erhöhte Transaminasen diagnostiziert. Dennoch können die serologischen Befunde einige Hinweise darauf geben, um welche Form der chronischen Hepatitis B es sich handelt.

Konstellation der Hepatitis-B-Marker bei akuter, chronisch persistierender und chronisch aktiver Hepatitis B

Marker	Akute Hepatitis B	Chronisch persistierende Hepatitis B (CPH)	Chronisch aktive Hepatitis B (CAH)
HBsAg	+ oder − (ca. 5%)	+	+
HBeAg	+ oder −	− oder +	+ oder −
Anti-HBc IgM	+ (hohe Titer $\geq 10^{-5}$)	− oder + (mit niedrigem Titer $\leq 10^{-2}$)	+ (niedere bis mittlere Titer $10^{-2} - 10^{-3}$)
Anti-HBc IgG	+	+	+ (hohe Titer)
Anti-HBs	−	−	−
Anti-HBe	− oder +	+ oder −	− oder +

Infektionen mit Herpes-simplex-Viren, Zytomegalieviren, Epstein-Barr-Viren, Leptospiren u. a. rufen ebenfalls eine Hepatitis bzw. Begleithepatitis hervor. Auch sie können mit immunologischen Testmethoden erfaßt werden.

Als Hepatitis-Non-A-Non-B kann die vorliegende Hepatitis nur dann klassifiziert werden, wenn andere Erreger und eine toxische Leberschädigung ausgeschlossen sind.

Normwerte	
GOT optimiert:	Männer bis 18 U/l
	Frauen bis 15 U/l
GPT optimiert:	Männer bis 22 U/l
	Frauen bis 17 U/l
LDH optimiert:	120-240 U/l
AP:	60-170 U/l
γ-GT:	Männer 6-28 U/l
	Frauen 4-18 U/l
Natrium:	135-150 mmol/l
Kalium:	3,5-5,5 mmol/l
Albumin:	3,5-5 g/dl
Gesamtbilirubin:	bis 1,0 mg/dl (bis 17 µmol/l)
CHE:	1900-3800 U/l
Quick-Wert:	70-120%
Thrombozyten:	150000-300000/µl
Blutzucker:	70-100 mg/dl
Ammoniak:	Männer 25-94 µg/dl (14,7-55,3 µmol/l)
	Frauen 19-82 µg/l (11,2-48,2 µmol/l)
Kreatinin:	Männer 0,50-1,10 mg/dl (44-97 µmol/l)
	Frauen 0,50-0,90 mg/dl (44-800 µmol/l)

Weiterführende Untersuchungsverfahren

Sonographie

Sie ist v. a. zur Beurteilung von Lebergröße, Leberrand, intrahepatischen Strukturveränderungen, Gallenblase, Steine, ebenso wie zur Darstellung des Aszites geeignet.

Leberszintigramm

Das Leberszintigramm dient v. a. zur Beurteilung der Lebergröße, intrahepatischen Veränderungen, wie Metastasen, Abszessen (über 1-1,5 cm Durchmesser).

Cholezystographie

Nach Kontrastmittelgabe zur Cholezystographie stellt sich das Lebergewebe dicht dar, so daß der Leberrand deutlich sichtbar wird. Die großen Gallenwege kommen gut zur Darstellung. Für Veränderungen intrahepatischer Strukturen ist dieses Verfahren nicht geeignet.

Computertomogramm (CT)

Das CT ist geeignet zur Darstellung intrahepatischer Strukturveränderungen und zur Differenzierung umschriebener raumfordernder Veränderungen.

Gastroskopie

Mittels der Gastroskopie sind Ösophagusvarizen, Kollateralenbildung an der Kardia des Magens, Magen- und Duodenalulzera nachweisbar.

Thoraxröntgen

Aszites bewirkt einen Zwerchfellhochstand. Basale Atelektasen, Pleuraergüsse, interstitielle Einlagerungen und Pneumonien sind häufige Befunde bei Lebererkrankungen.

Niere

Problembeschreibung

Nierenerkrankungen lassen sich nach folgenden Kriterien einteilen:
- Art der Erkrankung (Pyelonephritis, Glomerulonephritis),
- chronische oder akute Erkrankung,
- Stadien der Niereninsuffizienz.

Die präoperative Diagnostik hinsichtsich Art und Ursache der vorliegenden Nierenerkrankung ist für den Anästhesisten von untergeordnetem Interesse, sie gehört in den Bereich des Nephrologen.

Für den Anästhesisten ist wesentlich, wie groß das Ausmaß der Nierenfunktionsstörung ist und wie sehr sich diese auf spezielle Stoffwechselorgansysteme ausgewirkt und dort zu weiteren Funktionsstörungen geführt hat. Dies abzuklären und ggf. zu therapieren, steht – im Hinblick auf die bevorstehende Anästhesie – im Mittelpunkt der präoperativen Diagnostik.

Zur Art des Narkoseverfahrens und zur Auswahl der Medikamente erhält der Anästhesist bei der präoperativen Untersuchung entscheidende Hinweise.

Diagnostische Verfahren

Anamnese

In der Regel sind chronisch nierenkranke Patienten sehr gut mit ihrer Krankheit und der Behandlung vertraut; sie wissen z. B., wie ihr Organis-

mus auf Belastungen reagiert, was er toleriert und welche Medikamente am besten wirken. Die Erhebung der Anamnese kann deshalb in der Regel recht präzise durchgeführt werden und erlaubt eine vorläufige Übersicht über Art und Ausmaß der vorliegenden Nierenerkrankung. Wenngleich eine spezielle Diagnostik durch die Anamnese nicht möglich ist, kann doch das Ausmaß der Nierenfunktionsstörung, insbesonders inwieweit sich diese auf spezielle Stoffwechsel- und Organsysteme ausgewirkt hat, erkannt werden. Im einzelnen empfehlen sich folgende Fragen:
- Wie lange besteht die Nierenerkrankung?
- Wie groß ist die Urin- bzw. Restausscheidung?
- Wie hoch ist das Trockengewicht?
- Wieviel Gewicht nimmt der Patient zwischen 2 Dialysen zu? Welche Gewichtszunahme toleriert er?
- Hat er prädialytisch Atemnot, Ödeme, Herzschmerzen, insbesondere bei Hochdruckkrise oder Hb-Abfall?
- Gibt es Hochdruckkrisen?
- In welchen Bereichen bewegen sich seine Blutdruckwerte?
- Welche Medikamente wirkten bei ihm am besten?
- Besteht Blutungsneigung?
- Wie ist das Blutdruckverhalten an der Dialyse?
- Welches ist der niedrigste Hb- und Blutdruckwert, den der Patient ohne Symptome noch toleriert?
- Kommt es häufig zu Erbrechen?
- Besteht eine urämische Osteopathie, d. h. bestehen Knochenschmerzen, und kam es gehäuft zu Knochenfrakturen?
- Bestehen Schmerzen im Bereich der Nierenlager, kam es zu Koliken, Schmerzen im Bereich der Blase?

Klinische Untersuchung

Untersuchungsprinzip

Der Wert der klinischen Untersuchung des niereninsuffizienten Patienten liegt
- in der Beurteilung des Allgemeinzustands,
- in der Beurteilung des extrazellulären Volumens.

Bei der klinischen Untersuchung ist folgendes hervorzuheben:
- Bestimmung des Hautturgors,
- Suche nach Ödemen,
- Beurteilung der Jugularvenenfüllung,
- Auskultation der Lunge,

- Blutdruckmessung,
- Auszählung der Pulsfrequenz, Palpation von Extrasystolen,
- Bestimmung des Körpergewichtes.

Urämischer Foetor ex ore besteht i. allg. nur bei reduziertem Allgemeinzustand bzw. dekompensierter Niereninsuffizienz.

Bei der Beurteilung des extrazellulären Volumens interessieren diejenigen klinischen Zeichen, die einen Hinweis auf Hypo- bzw. Hypervolämie geben können.

Zeichen einer Hypovolämie	Zeichen einer Hypervolämie
- Niedriger Hautturgor, - kleine RR-Amplitude, - hohe Pulsfrequenz, - hohe Blutosmolarität, - geringe Harnvolumenausscheidung - Körpergewicht kleiner als festgelegtes Trockengewicht. - Polyurie und niedrige Urinosmolarität erhöhen die Wahrscheinlichkeit der Hypovolämie	- Ödeme, - große RR-Amplitude, - exzessive Blutdruckwerte, - niedere Pulsfrequenz, - hoher ZVD, - Körpergewicht größer als festgelegtes Trockengewicht, - niedrige Osmolarität im Serum, - Hyponatriämie im Serum, - plötzliche Oligurie oder Anurie (erhöhte Wahrscheinlichkeit), - Dyspnoe, - feuchte Rasselgeräusche, - Lungenödem, - Asthma cardiale, - verbreitertes Herz im Thoraxröntgenbild.

Ein weiterer Schwerpunkt der klinischen Untersuchung liegt auf dem kardiovaskulären System, da dieses durch eine Reihe zusätzlicher Erkrankungen belastet ist:
- Anämie,
- Hypertonie,
- Arteriosklerose,
- koronare Herzerkrankung,
- urämische Kardiomyopathie,
- urämische Perikarditis (holosystolisches Reibegeräusch).

Bei der begleitenden Diagnostik des respiratorischen Systems (s. dort) sind folgende Veränderungen zu erwarten:
- erhöhtes Atemminutenvolumen als Kompensation der chronischen Azidose,
- Pneumonie infolge geschwächter Abwehrlage bei Niereninsuffizienz,
- feuchte Rasselgeräusche in Zusammenhang mit Belastungs- oder Ruhedyspnoe als Symptom einer Herzinsuffizienz und/oder exzessiven Hypervolämie.

Klopfschmerz oder spontaner Schmerz im Nierenlager sind Zeichen einer akuten Pyelo- bzw. Glomerulonephritis.

Eine knollige, prall elastische Konsistenz bei der abdominellen Untersuchung findet sich bei Zystennieren, Tumoren oder Abszeßbildungen. Fieber liegt bei akuten Entzündungen vor.

Schwerpunkte der klinischen Untersuchung des niereninsuffizienten Patienten

- Allgemeinzustand
- Extrazellulärvolumen
- kardiovaskuläres System
- respiratorisches System
- Nierenlager
- abdominelle Untersuchung
- Temperaturverhalten

Laboruntersuchungen

Natrium

Eine Hyponatriämie wird ab Werten unter 130 mmol/l bedeutsam. Klinische Symptome treten in der Regel erst bei Werten unter 125 mmol/l auf; bei einem raschen Abfall, d. h. innerhalb von Minuten bis Stunden, treten neurologische Symptome auch bereits bei Werten von 130 mval/l auf. Es kommt zu Muskelkrämpfen, Übelkeit, Erbrechen und zerebralen Krampfanfällen bis hin zum Koma. Zu Hyponatriämien kommt es einerseits durch Überwässerung, andererseits durch vermehrten Verlust bzw. ungenügende Natriumaufnahme bei der Salzverlustniere und Diuretikagebrauch. Die Hyponatriämie, insbesondere wenn sie mit einer Dehydratation vergesellschaftet ist (Unfähigkeit der Niere zu konzentrieren, Diuretikagebrauch), führt zu einer Instabilität des Kreislaufs, die sich besonders unter Narkoseeinleitung bemerkbar macht und zum Kreislaufzusammenbruch führen kann.

Hyponatriämie (130 mval/l)
- Kreislaufinstabilität
- Muskelkrämpfe
- Übelkeit
- Erbrechen
- zerebrale Krampfanfälle
- Koma

Kalium *(Tabelle 18)*

Ursachen einer Hypokaliämie sind neben renalen Kaliumverlusten, wie sie bei tubulo-interstitiellen Erkrankungen der Niere vorkommen, unzureichende Kaliumzufuhr, gastrointestinale Kaliumverluste und Verteilungsstörungen (Verlagerung von Kalium aus dem Extrazellulärraum in die Zellen).

Die Niereninsuffizienz ist meist erst im Terminalstadium, wenn eine Oligurie aufgetreten ist, Ursache der Hyperkaliämie, jedoch reagieren Patienten mit beginnender Nierenerkrankung sehr sensibel auf eine übermäßige Kaliumzufuhr, Verteilungsstörungen oder kaliumretinierende Diuretika. Ein Hypaldosteronismus infolge einer verminderten renalen Reninproduktion, wie er bei chronisch interstitieller Nephritis oder diabetischer Glomerulosklerose vorkommt, führt gleichfalls zur Hyperkaliämie.

Hyperkaliämie ist Ursache von Herzrhythmusstörungen, wie Bradykardie, Bradyarrhythmie, AV-Block bis hin zum Kammerflimmern. Bei grenzwertig hohen Kaliumwerten ist Vorsicht geboten bei Verwendung kaliumfreisetzender Medikamente, wie Succinylcholin und Gabe von Erythrozytenkonzentraten.

Tabelle 18. Ursachen von Hypo- und Hyperkaliämie

Hypokaliämie	Hyperkaliämie

Fehlverteilung bei normalem Körperkalium:
- erhöhter pH-Wert (akute metabolische und respiratorische Alkalose),
- Insulin,
- Katecholaminausschüttung,
- periodische Paralyse.
 	
Vermindertes Körperkalium:
- Verluste durch die Haut (Schwitzen, Verbrennungen)
- gastrointestinale Verluste (Erbrechen, Diarrhö, Fisteln, Drainagen und Sonden, Laxanzienabusus, Third-space-Probleme),
Renal bedingte Veränderungen:
normotensiv: - Diuretika,
    - renal-tubuläre Azidose,
    - Magnesiumverluste,
    - Hypokalzämie,
    - Barrter-Syndrom,
    - Hyperaldosteronismus (Leberzirrhose, Herzinsuffizienz);
hypertensiv: - renal vaskuläre Hypertonie,
    - maligne Hypertonie,
    - Reninom,
    - Nebennierentumor,
    - Nebennierenhyperplasie,
    - exogene Steroidzufuhr,
    - ACTH-produzierende Tumoren,
    - Lakritzenabusus, Carbenoxolone.
	Fehlverteilung bei normalem Körperkalium:
	- erniedrigter pH-Wert (akute metabolische und respiratorische Azidose),
	- maligne Hyperthermie,
	- Zelluntergang (Verbrennungen, Rhabdomyolyse, hydrostatische Therapie, lymphatische Leukämien),
	- Digitalisintoxikation,
	- Arginin-, Succinylverabreichung,
	- hyperkaliämische periodische Lähmungen.
	
	Vermehrtes Körperkalium:
	- exzessive Kaliumaufnahme (insbesondere bei gleichzeitig eingeschränkter Nierenfunktion),
	- Niereninsuffizienz,
	- Hypoaldosteronismus (M. Addison, hyporeninämischer Hypoaldosteronismus bei Diabetes mellitus),
	- kaliumsparende Diuretika (Spironolacton, Triamteren, Amilorid).
	
	Pseudohyperkaliämie:
	- Hämolyse der Blutprobe,
	- Kaliumfreisetzung aus Thrombozyten oder Leukozyten

pH-Wert (Tabelle 19)

Die Bedeutung eines pH-Wertes unter 7,2 liegt in der verminderten myokardialen Kontraktilität und in der Reaktion der peripheren Widerstandsgefäße auf Katecholamine mit nachfolgender Hypotension und Herzinsuffizienz sowie einer Abnahme des Herzzeitvolumens.

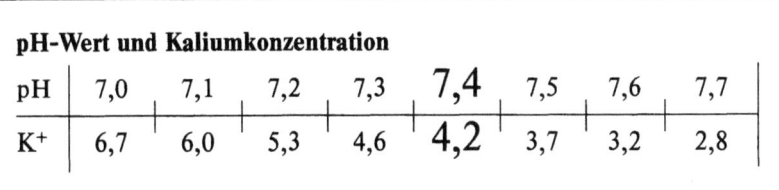

Die Wirkung depolarisierender Relaxanzien wird durch die Azidose antagonisiert. Nichtdepolarisierende Muskelrelaxanzien werden in ihrer Wirkung verstärkt.
Durch die kompensatorische Hyperventilation bei metabolischer Azidose wird eine exzessive Hyperkaliämie vermieden. Durch zu starke Hyperventilation ist bei Anämie mit einer Linksverschiebung der Sauerstoffdissoziationskurve zu rechnen, die wiederum zu einer kardialen Dekompensation führen kann.

Bei metabolischer Azidose kann die Höhe des p_aCO_2 bei bekannter Bikarbonatkonzentration im Serum wie folgt berechnet werden:

$$p_aCO_2 = 1{,}5 \cdot HCO_3^- + 8 \ (\pm 2).$$

Tabelle 19. Differentialdiagnose der metabolischen Azidose

Große Anionenlücke		Normale Anionenlücke Hyperkaliämie	Hpokaliämie
Urämie		Hyporeninismus	Diarrhö
Ketoazidose		Primäre Nebennierenerkrankung	Renale, tubuläre Azidose
Laktatazidose		NH_4Cl	Darmentzündungen
Aspirin		Schwefelvergiftung	Hyperalimentation
Paraldehyd	exogene	Frühes chronisches Nierenversagen	
Methanol	Säure-		
Äthylenglykol	belastung	Obstruktive Uropathie	
Methylmalonsäure			

Harnstoff

Mit zunehmender Niereninsuffizienz steigt die Harnstoffkonzentration im Serum an. Sie wird jedoch nicht nur vom Glomerulumfiltrat, sondern auch von der Harnmenge und vom Proteingehalt der Nahrung erheblich mitbestimmt. Eine katabole Stoffwechsellage, wie sie häufig in der Urämie, bei Fieber oder Sepsis vorliegt, führt ebenso wie intraabdominelle Blutungen zu einer weiteren Erhöhung des Harnstoffs.

Kreatinin

Erhöhte Kreatininwerte sind ein Maßstab für die glomeruläre Funktionsleistung. Da zwischen Serumkreatinin und Kreatininclearance eine hyperbole Beziehung besteht, kommt es zu Beginn der Nierenerkrankung nur zu einem geringen Anstieg der Serumkreatininkonzentration. Die Gesamtnierenfunktion kann bis auf 50 % der Norm vermindert sein, ehe das Serumkreatinin in den pathologischen Bereich ansteigt. Ein rascher Anstieg der Kreatininwerte im fortgeschrittenen Stadium der Niereninsuffizienz ist nicht durch eine rasche Progredienz der Niereninsuffizienz, sondern durch den steileren Verlauf der Kurve im Bereich der niedrigen Clearancewerte bedingt.

Wenn gleichzeitig eine schwere dekompensierte Herzinsuffizienz vorliegt, ist die Beurteilung der Nierenfunktion anhand des Kreatinins eingeschränkt, da diese selbst zu einer Kreatininerhöhung führen kann.

Weiter ist zu beachten, daß bei Diabetikern die Normalwerte für das Serumkreatinin niedriger liegen, und zwar bei Männern durchschnittlich um 0,19 mg%, bei Frauen um 0,1 mg%.

Das bedeutet, daß die Niereninsuffizienz bei Diabetikern in der Regel weiter fortgeschritten ist, als nach dem Kreatininwert zu erwarten wäre; das gleiche gilt für kachektische Patienten und bei kataboler Stoffwechsellage.

Beim chronischen Dialysepatienten gelten Harnstoff- und Kreatininwerte als Maß der Dialysequalität.

Ab einem Kreatininwert von 9–10 mg% ist die Dialyse indiziert, im Zusammenhang mit einer vorgesehenen Narkose bzw. Operation auch schon bei niedrigeren Werten.

Hämoglobin

Die bei Niereninsuffizienz mehr oder minder ausgeprägte renale Anämie (insbesondere beim chronischen Dialysepatienten) weist üblicherweise Hb-Werte von 6–8 g% auf. Hb-Schwankungen sind abhängig von der Füllung des extrazellulären Raumes.

Patienten mit chronischer Anämie sind an diese durch mehrere Mechanismen adaptiert:

- Rechtsverschiebung der O_2-Dissoziationskurve durch vermehrte Diphosphoglyzerinsäurebildung (2,3 DPG), metabolische Azidose,
- Steigerung des Herzzeitvolumens,
- Verbesserung der Hämodynamik durch Viskositätsminderung.

Folgende Mechanismen können zu einer Dekompensation führen:

- weitere Steigerung des Herzzeitvolumens,
- Hypoxie,

- Linksverschiebung der O_2-Dissoziationskurve (z. B. durch Ausgleich der Azidose),
- negativ inotrope Medikamente (Narkoseeinleitung, Stoffwechselsteigerung z. B. durch Schmerz, Katecholamine),
- Blutungen.

Kalzium, Phosphor

Störungen des Kalzium- und Phosphathaushalts führen zu Serumspiegelveränderungen. Die Hypokalzämie bewirkt eine erhöhte Erregbarkeit des gesamten Nervensystems bis zur Tetanie. Ab 7 mg% kommt es zu tonisch klonischen Krämpfen, Laryngospasmus und Arrhythmien. Digitalismedikation kann diese Symptome verstärken. Hyperkalzämie führt ebenfalls zu Digitalisüberempfindlichkeit und zu Rhythmusstörungen.

Die Kombination einer Hypokalzämie mit einer Hypokaliämie weist auf das Vorliegen einer Hypomagnesiämie hin.

Absinken des Phosphatspiegels unter 1,5 mval führt zu Myopathien, alveolärer Hypoventilation, Kardiomyopathie, Schläfrigkeit und komatösen Zuständen.

Mit einer Hyperphosphatämie ist zu rechnen, wenn die glomeruläre Filtrationsrate unter 25 ml/min/m^2 liegt. Akuter Phosphatanstieg führt zu Tetanie, Hypotension, akutem Nierenversagen, Herzstillstand, langsamer Anstieg zur renalen Osteomalazie.

Magnesium

Magnesiumerniedrigungen haben eine Erhöhung der neuromuskulären Erregbarkeit und Störungen des Reizleistungssystems zur Folge.

Chlorid

Bei fortgeschrittener Niereninsuffizienz und renaler tubulärer Azidose ist mit einer Erhöhung des Chlorids im Serum zu rechnen. Urämisches Erbrechen, Durchfall und tubuläre Nierenschäden lassen eine Chloriderniedrigung erwarten.

Albumin

Eine Erniedrigung des Serumeiweiß- bzw. -albuminspiegels kommt zustande durch:
- Proteinurie,
- Katabolismus,
- Albuminverluste im Rahmen der Dialyse.

Folgen der Erniedrigung des Serumalbuminspiegels sind
- Hypotonie,
- Ödeme,
- Kreislaufinstabilität,
- verstärkte Wirkung proteingebundener Pharmaka (z. B. Trapanal, Valium).

Leukozyten

Eine Leukozytose weist auf eine Infektion hin. Eine Leukopenie kann auf eine anerge Immunlage hinweisen.

Normwerte		
Natrium		136–144 mmol/l
Kalium		3,5–5,3 mmol/l
	präoperativ	< 5,5 mmol/l
pH-Wert		7,35–7,45
Harnstoff	Männer	18–36 mg/100 ml
	Frauen	10–45 mg/100 ml
Kreatinin	Männer	0,5–1,1 mg/100 ml
	Frauen	0,5–0,9 mg/100 ml
Hb	Männer	14–18 g/100 ml
	Frauen	12–16 g/100 ml
	Kinder	13 g/100 ml
	Säuglinge	12 g/100 ml
	Neugeborene	18 ± 2 g/100 ml
Kalzium		2,25–2,7 mmol/l
Phosphat		1,4–2,6 mmol/l
Magnesium		0,8–1,2 mmol/l
Chlorid		97–108 mmol/l
Albumin (Elektrophorese)		55–73 %
Leukozyten		5–10 x $10^3/\mu l$
Thrombozyten		150–400 x $10^3/\mu l$
PTT		35–45 s

Thrombozyten

Die im Rahmen der Urämie vorkommende Thrombopenie führt zu einer erhöhten Blutungsneigung. Oftmals sind Thrombozytenfunktionstests bereits dann pathologisch, wenn die Thrombozytenzahl noch normal ist.

PTT

Die PTT-Bestimmung kann als Parameter der Heparinwirkung nach Dialyse herangezogen werden.
Eine Operation ist in der Regel 4–6 h nach Dialyse ohne größere Probleme durchführbar.

Urinanalyse

Die Urinanalyse liefert Hinweise auf die Art der Nierenerkrankung sowie auf Erkrankungen der Harnwege.
Im Zusammenhang mit Serumelektrolyten und Serum- als auch Urinosmolarität können tubuläre und glomeruläre Störungen diagnostiziert und von extrarenalen Faktoren abgegrenzt werden.

Osmolarität

Aufgrund der Beziehungen zwischen Serumnatriumwerten und -osmolarität können folgende Störungen erkannt werden:

a) Hyponatriämie:

- isotone Hyponatriämie,
- hypertone Hyponatriämie,
- hypotone Hyponatriämie;

- hypovolämische Hyponatriämie,
- hypervolämische Hyponatriämie,
- isovolämische Hyponatriämie.

b) Hypernatriämie:

- hypovolämische Hypernatriämie,
- hypervolämische Hypernatriämie.

Isotone Hyponatriämie findet sich bei Hyperlipidämie und Hyperproteinämie, hypertone Hyponatriämie in Zusammenhang mit Diabetes mellitus, Glukokortikoidbehandlung und nach Infusion hyperosmolarer Lösungen, hypotone Hyponatriämie bei Niereninsuffizienz, wenn Wasser und Elektrolyte nicht angemessen ausgeschieden werden.
Hypovolämische Hyponatriämie findet sich bei gastrointestinalen und

renalen Verlusten (Niereninsuffizienz, Diuretika) und bei Verlusten in den dritten Raum (z. B. Peritonitis). Die nachfolgende ADH-Stimulation oder Flüssigkeitsersatz mit hypotonen Substanzen führt zur Hypoosmolarität.
Bei Niereninsuffizienz ist der Urin nicht maximal konzentriert und enthält bedeutende Mengen von Natrium.
Hypervolämische Hyponatriämie findet sich in Zusammenhang mit renalen Proteinverlusten und Herzinsuffizienz. Das effektive Plasmavolumen und die renale Perfusion sind vermindert bei nachfolgender proximaler Reabsorption von Salz und verminderter Wasserexkretion. Im Urin findet sich eine niedrige Natrium- und eine hohe osmotische Konzentration. Insgesamt wird mehr Wasser als Salz einbehalten.
Isovolämische Hyponatriämie findet sich bei Kaliumverlusten mit anschließender Natriumverschiebung. Bei beginnender Niereninsuffizienz kann der Gebrauch von exzessiven hypotonen Lösungen die Kapazität der Niere überfordern und zu Hyponatriämie führen.
Nicht ersetzte gastrointestinale Verluste führen ebenso wie Diuretika, Harnstoffdiurese z. B. bei Katabolie zu einem prozentual höheren Wasser- als Salzverlust und damit zur hypovolämischen Hypernatriämie.
Durch Behandlung des azidotischen, ödematösen Patienten mit Natriumbikarbonat kann (iatrogen!) eine hypervolämische Hypernatriämie auftreten.

Elektrokardiogramm

Untersuchungsprinzip

Die Elektrokardiographie im Rahmen der Diagnostik bei Patienten mit Niereninsuffizienz unterscheidet sich in ihrer Durchführung nicht von der standardmäßigen EKG-Diagnostik (vgl. S. 30 f.).

Bewertung

Eine deutlich positive U-Welle im EKG und eine negative TU-Verschmelzungswelle sind Hinweiszeichen für eine Hypokaliämie.
Ein hohes T (zeltförmig, schmalbasig V_2-V_5) bei vorausgegangener ST-Senkung und T-Reduktion findet man bei Hyperkaliämie.
Eine S-Verbreiterung tritt bei Kaliumwerten von über 7 mmol/l auf; QRS-Verbreiterung, PQ-Verlängerung, Extrasystolen sowie AV-Block 3. Grades ab Werten über 8-9 mmol/l.
Hypokalzämie bedingt eine ST- und QT-Verlängerung, Hyperkalzämie eine Verkürzung der ST-Strecke (T geht oft aus dem abfallenden QRS-Schenkel hervor).

Die Zeichen für koronare Herzkrankheit, Linksherzhypertrophie und Herzdilatation sind in der Regel beim chronisch Nierenkranken besonders deutlich.

EKG-Veränderungen bei Elektrolytstörungen

Hypokaliämie:	deutlich positive U-Welle, TU-Verschmelzungswelle, Extrasystolen (SVE; VE), hohes zeltförmiges, schmalbasiges T (V_2-V_5);
Kaliumwerte > 7 mmol/l:	ST-Senkung, T-Reduktion, S-Verbreiterung;
Kaliumwerte > 8-9 mmol/l:	QRS-Verbreiterung, PQ-Verlängerung, Extrasystolen, AV-Überleitungsstörungen, Herzstillstand;
Hypokalzämie:	ST- und QT-Verlängerung;
Hyperkalzämie:	ST-Verkürzung.

Röntgenologische Untersuchung des Thorax

Untersuchungsprinzip

Siehe hierzu S. 14 und S. 27.

Bewertung

Im Thoraxröntgenbild des Patienten mit chronischer Nierenerkrankung findet man folgende Besonderheiten:

- Linksherzhypertrophie,
- Herzdilatation,
- Pleuraergüsse,
- Zeichen pulmonaler Stauung (interstitielles bis alveoläres Ödem).

Funktionsdiagnostik

Untersuchungsprinzip

Das endogen gebildete Kreatinin dient bei der Bestimmung der Kreatininclearance als Indikatorsubstanz zur Messung des Glomerulumfiltrats. Im 24-h-Urin wird die Konzentration von Kreatinin und das Urinvolumen bestimmt. Zusammen mit der Plasmakreatininkonzentration läßt sich die endogene Kreatininclearance nach folgender Formel berechnen:

$$C = \frac{U \cdot V}{P}$$

(C = gereinigte Plasmamenge oder Clearance,
U = Urinkreatininkonzentration,
V = Urinvolumen,
P = Plasmakreatininkonzentration).
Wegen der hohen Fehlerquote (unvollständige Harnmenge) muß die Bestimmung der Kreatininclearance in der Regel 3mal erfolgen.

Bewertung

Die Kreatininclearance zeigt das Ausmaß einer Nierenfunktionsstörung bzw. die Zahl der noch funktionstüchtigen Nephrone an. Sie ist ein genauerer Parameter als der Harnstoff- oder Kreatininwert. Nach der Kreatininclearance wird die Dosisreduktion von Medikamenten errechnet.
Die Durchführung der Kreatininclearance ist eine nicht invasive Methode, die den Patienten wenig belastet und apparativ nicht aufwendig ist.
Die normale Kreatininclearance beträgt 125 ± 16 ml/min $\cdot$ 1,73 m^2 Körperoberfläche.

Weiterführende Untersuchungen

Sonographie der Niere

Die Nierensonographie ermöglicht die Darstellung von Form und Größe der Nieren, der Nierenrinde und des Nierenmarks; ebenso können Steine, Zysten, Tumoren und ein eventueller Ureterstau diagnostiziert werden.

Radiologische Untersuchung der Niere

Die radiologische Untersuchung gliedert sich in
- Tomographien ohne Kontrastmittel (KM),
- Ausscheidungsurographie.

Mittels der Abdomenübersichtsaufnahme können Lage, Form und Größe der Nieren, der Harnblase und der Ureteren bestimmt werden. Daneben können Steine, Kalkablagerungen und Psoasschatten beurteilt werden. Freie Luft unter dem Zwerchfell findet man nach Traumen und Abszessen.

Die renale Tomographie ohne Kontrastmittel erlaubt die Beurteilung der Nierengröße und möglicher Kalkablagerungen, die nicht im Übersichtsbild zu sehen sind.

Mittels Ausscheidungsurographie werden Ausscheidungsverzögerungen des Kontrastharns auf der kranken Seite erkannt. Darüber hinaus erhält man eine Darstellung des Nierenparenchyms, der Kelchsysteme, des Nierenbeckens, der Ureteren und der Harnblase. Spätkontrollen bei der Ausscheidungsurographie (24 h post injectionem) erlauben bei einer verzögerten Füllung eines Nierenhohlraumsystems und des zugehörigen Ureters eine exakte Lokalisation eines Staus der ableitenden Harnwege.

Bei Durchführung im Stehen können abnorme Verschiebungen der Niere (Wanderniere) nachgewiesen werden.

Komplikationen der Ausscheidungsurographie bestehen in allergischer und toxischer KM-Reaktion. Letzteres kann zum akuten Nierenversagen bzw. zu akuter Verschlechterung der Nierenfunktion führen.

Die Durchführung einer Ausscheidungsurographie ist kontraindiziert bei
- bekannter Allergie,
- diabetischer Nephropathie,
- fortgeschrittener Niereninsuffizienz,
- multiplem Myelom,
- Volumenmangel,
- bekannten Herzrhythmusstörungen,
- Schwangerschaft,
- Linksherzdekompensation.

Computertomographie (CT)

Mit der Computertomographie wird die Lage und Größe der Nieren dargestellt. Es können z. B. differentialdiagnostisch Zysten und Tumoren, auch gegen den perirenalen und retroperitonealen Raum abgegrenzt werden. Die Untersuchung ist auch ohne Kontrastmittel möglich, verliert dann aber an Aussagewert.

Isotopenuntersuchung

Zur Nierenszintigraphie wird ein Radiopharmakon in eine Vene injiziert (z. B. ^{99m}Tc-Dimercaptosuccinat, DMSA).
Bei der Isotopennephrographie wird ebenfalls ein Isotop injiziert (^{123}Jodhippuran). Dieses wird tubulär über die Niere ausgeschieden. Mittels Einzeldetektoren lassen sich 3 Phasen der Zeit-Aktivitäts-Kurve ermitteln:

- Initialphase (Perfusionsphase, radioaktive Tracer im Blut haben die Niere erreicht),
- Sekretionsphase (Anreicherung im Tubulusepithel),
- Exkretionsphase (Ausscheidung ins Nierenhohlraumsystem).

Mittels der Nierenszintigraphie lassen sich Größe und Form sowie grobe morphologische Veränderungen erkennen.
Die Methode hat eine geringere Strahlenbelastung als die röntgenologische Untersuchung bei gleichzeitigem Verzicht auf Kontrastmittel. Hingegen ist das Auflösungsvermögen im Vergleich zur Röntgenuntersuchung schlechter.
Der Kurvenverlauf der Funktionsszintigraphie zeigt die tubulussekretorische Funktions- und Ausscheidungsleistung an. Die Isotopenclearance kann damit seitengetrennt bestimmt werden.

Endokrines System

Problembeschreibung

Über die Pathophysiologie hormoneller Erkrankungen und ihrer Therapie sollte der Anästhesist zumindest einen Überblick haben, um perioperativ mögliche Komplikationen einschätzen und therapieren bzw. eine bereits eingeleitete Therapie weiterführen zu können.

Diagnostische Verfahren

Erwecken bestimmte Symptome in der Anamnese oder klinischen Untersuchung den Verdacht einer hormonellen Erkrankung oder ist bereits eine solche bekannt, so sind präoperativ spezielle Untersuchungen indiziert. Welche klinischen und laborchemischen Untersuchungen vorrangig eingesetzt werden, ergibt sich aus dem Symptomenkomplex der speziellen Erkrankung.

Schilddrüsenhormone
Bei Verdacht auf Hyper- oder Hypothyreose werden T_3 und T_4 bestimmt.
Normalwerte:
T_4 50–150 nmol/l,
T_3 1,5–3 nmol/l.
Aufgrund der Meßtechnik gibt es keine absolute Richtigkeit der T_3- bzw. T_4-Werte, und die Normabweichungen des jeweiligen Labors sind zu beachten.
Fehldiagnosen und -interpretationen sind v. a. bei Änderung der Konzentration bzw. des Bindungsverhaltens der Transportproteine, insbesondere

des thyroxinbindenden Globulins (TBK) möglich. Dies ist z. B. der Fall bei:
- Gravidität,
- Östrogenmedikation (hormonelle Kontrazeptiva),
- akuter bzw. chronischer Hepatitis,
- kompensierter und dekompensierter Leberzirrhose,
- angeborener Vermehrung oder Verminderung der TBG-Konzentration,
- akuter intermittierender Porphyrie,
- Nephrose, Proteinverlustsyndrom, Niereninsuffizienz (chronische Dialyse),
- Gabe von Testosteron, Phenylbutazon, Diphenylhydantoin, Salizylaten, Heparin, hochdosierter Kortikoidbehandlung,
- totalem Fasten, Malnutrition, Alkoholismus,
- allen schweren chronischen extrathyreoidalen Erkrankungen.

Die Konzentration des freien Trijodthyronins wird zusätzlich von zellulären Mechanismen (Konversion von T_4 zu T_3) beeinflußt.

Weiterhin kann zu Fehlinterpretationen das seltene Vorliegen abnormer T_4-bindender Serumproteine bzw. eine periphere Schilddrüsenhormonresistenz führen.

T_3- bzw. T_4-bindende zirkulierende Antikörper können die Bestimmung stören.

Mögliche weiterführende Untersuchungen sind die Bestimmung des freien T_3 und T_4, des Thyreoglobulins und der Schilddrüsenautoantikörper.

Bei der Durchführung des TRH-Stimulationstests wird 30 min nach i. v.-Injektion von 0,2 mg synthetischem TRH der TSH-Spiegel bestimmt. Bei intakten Beziehungen zwischen Schilddrüse, Hypophyse und Hypothalamus sowie bei hypothalamisch bedingten und subklinischen Hypothyreosen steigt dieser an. Ein Anstieg unterbleibt beim Vorliegen einer Hyperthyreose und bei einer gut eingestellten Hormonbehandlung einer Funktionsstörung.

Die Schilddrüsensonographie ist ein einfaches, nebenwirkungsfreies, nichtinvasives Verfahren, welches das Ergebnis der klinischen und laborchemischen Untersuchungen und der Schilddrüsenszintigraphie ergänzt. Sie dient der Ermittlung der Größe und Form der Schilddrüse und besonders der Bewertung der Struktur des Schilddrüsengewebes (z. B. kalter Knoten, Zyste).

Bei der Schilddrüsenszintigraphie wird nach Verabreichung eines Isotops – ^{123}J oder ^{99m}Tc-Pertechnetat – das radioaktive Verteilungsmuster innerhalb der Schilddrüse mit Scanner oder Gammakamera abgebildet. Diese Methode dient der Beurteilung von Schilddrüsengröße, -form und -aktivi-

tätsverteilung. Es können kalte, warme und heiße Knoten sowie unklare Tumoren differenziert werden. Weiterhin dient sie der Differentialdiagnose der Hyperthyreose und dem Nachweis autonomen Schilddrüsengewebes (Tabelle 20).
Die Schilddrüsenfeinnadelpunktion wird bei kalten Knoten, fraglichen Neoplasmen und unklarer Thyreoiditis durchgeführt.

Tabelle 20. Diagnostik des Schilddrüsenadenoms (autonom./toxisch) aufgrund des Szintigramms

Diagnose	Szintigramm			
	spontan	nach Suppressionstest	nach TSH-Belastung	Leerlaufphänomen
noduläre Hyperplasie bei Euthyreose		Relation unverändert, Speicherung insgesamt abgeschwächt	Unverändert	∅
kompensiertes autonomes Adenom				+
dekompensiertes autonomes (toxisches) Adenom				+

Wachstumshormon

Das Wachstums- oder somatotrope Hormon (STH, Normalwert 5 µg/l) ist bei Gigantismus um ein Vielfaches gesteigert.

Adrenokortikotropes Hormon (ACTH)

Das adrenokortikotrope Hormon (ACTH, Normalwert 21–154 µmol/l) ist erhöht bei Mb. Cushing aufgrund ACTH-bildender Tumoren oder hypothalamischer Dysfunktion, erniedrigt bei langdauernder hochdosierter Steroidtherapie und bei Unterfunktion der Hypophyse.

Nebennierenhormone und Metaboliten

Die folgenden Hormone und Hormonabbauprodukte sind bei Mb. Cushing aufgrund von Nebennierenadenom, doppelseitiger Nebennierenrindenhyperplasie, Nebennierenrindenkarzinom und iatrogenem Cushing-Syndrom erhöht, bei Nebennierenrindeninsuffizienz erniedrigt:
- Plasmakortisol (Hydrokortison; Normalwert 5–25 µg/100 ml, Höchstwert zwischen 6 und 9 Uhr),
- Kortikosteron (Normalwert 0,4–2 µg/100 ml),

- freies Urinkortisol (Normalwert 200 µg/24 h),
- 17-Hydroxykortikosteroide (17-OHCS; Normalwert 3-7 mg/g Urinkreatinin oder 3-13 mg im 24-h-Urin),
- 17-Ketosteroide (Normalwert Männer 5-25 mg im 24-h-Urin, Frauen 5-15 mg im 24-h-Urin).

Aldosteron

Aldosteron ist bei primärem und sekundärem Hyperaldosteronismus erhöht (Normalwert 2-15 mg/100 ml Serum).

Katecholamine im Harn

Normalwerte 20-150 mg/24 h.

Vanillinmandelsäure im Harn

Normalwert 2-6 mg/24 h.
Diese beiden Bestimmungen dienen der Diagnostik von Krankheitsbildern mit erhöhter Produktion von Adrenalin und Noradrenalin (z. B. Phäochromozytom).

Parathormon

150 pval/ml.

Kalzium

Normalwert 2,4-2,8 mmol/l.

Spezifisches Gewicht des Urins

Das spezifische Uringewicht (Normalwert 1001-1040, meistens 1015-1022) ist erniedrigt z. B. bei Diabetes insipidus, NNR-Insuffizienz, Conn-Syndrom.

Serumosmolarität

Die Serumosmolarität (Normalwert 280-300 mosmol/kg) ist erhöht z. B. bei Diabetes mellitus und Diabetes insipidus.

Hämatologisches System

Problembeschreibung

Unter der großen Anzahl hämatologischer Erkrankungen sind für die Anästhesiologie v. a. Störungen der Erythrozytenproduktion, der Hämoglobinsynthese und des Blutgerinnungsmechanismus von Bedeutung.

Wie bereits im allgemeinen Teil ausgeführt, ergeben sich die Probleme aus einem beeinträchtigten Sauerstofftransport und aus dem Hämostasesystem in einer evtl. vermehrten Blutungsneigung mit daraus resultierendem erhöhtem Blutverlust.

Diagnostische Verfahren

Anamnese

Anamnestische Hinweise auf eine Anämie sind
- Müdigkeit,
- verminderte Leistungsfähigkeit,
- chronische Infektionen,
- rezidivierende Urinverfärbung (z. B. Hämolyse)

Hinweise auf eine gestörte Hämostase ergeben sich z. B. aus Angaben des Patienten über verlängerte Blutungszeit nach Zahnextraktion oder nach Bagatellverletzungen. Angeborene Gerinnungsdefekte sind meist bekannt (Hämophilie). Ebenfalls kann eine medikamentös induzierte Gerinnungsstörung (z. B. Antikoagulanzientherapie) anamnestisch erfaßt werden.

Klinische Untersuchung

Klinische Anzeichen für eine Anämie ergeben sich aus der Färbung der Akren sowie der Konjunktiven. Ruhetachykardie kann ebenfalls Ausdruck einer Anämie sein. Insbesondere ist während der klinischen Untersuchung auf Petechien, großflächige Hämatome nach Bagatelltraumen, Gastrointestinalblutungen und hämorrhagische Gelenkergüsse zu achten.

Laboruntersuchungen

Differentialdiagnostische Untersuchungen sind von anästhesiologischer Seite nur bedingt notwendig, da im Rahmen der Narkosevorbereitung lediglich das Symptom Anämie durch Erythrozytengabe therapierbar ist.
Dennoch sind für die sichere Anästhesieführung neben dem Symptom Anämie einige diagnostische Parameter (s. unten) relevant, da sie Hinweise auf spezielle Krankheitsbilder geben, die ein besonderes anästhesiologisches Management erfordern.
Werden durch das diagnostische Standardprogramm (vgl. Kap. „Standarddiagnostik") pathologische Werte erhalten, ist bereits durch jeden der 3 Globaltests festzustellen, in welchem Teil des Gerinnungssystems die Störung zu suchen ist. Hierdurch wird die weitere Diagnostik vereinfacht (Abb. 27a, b).

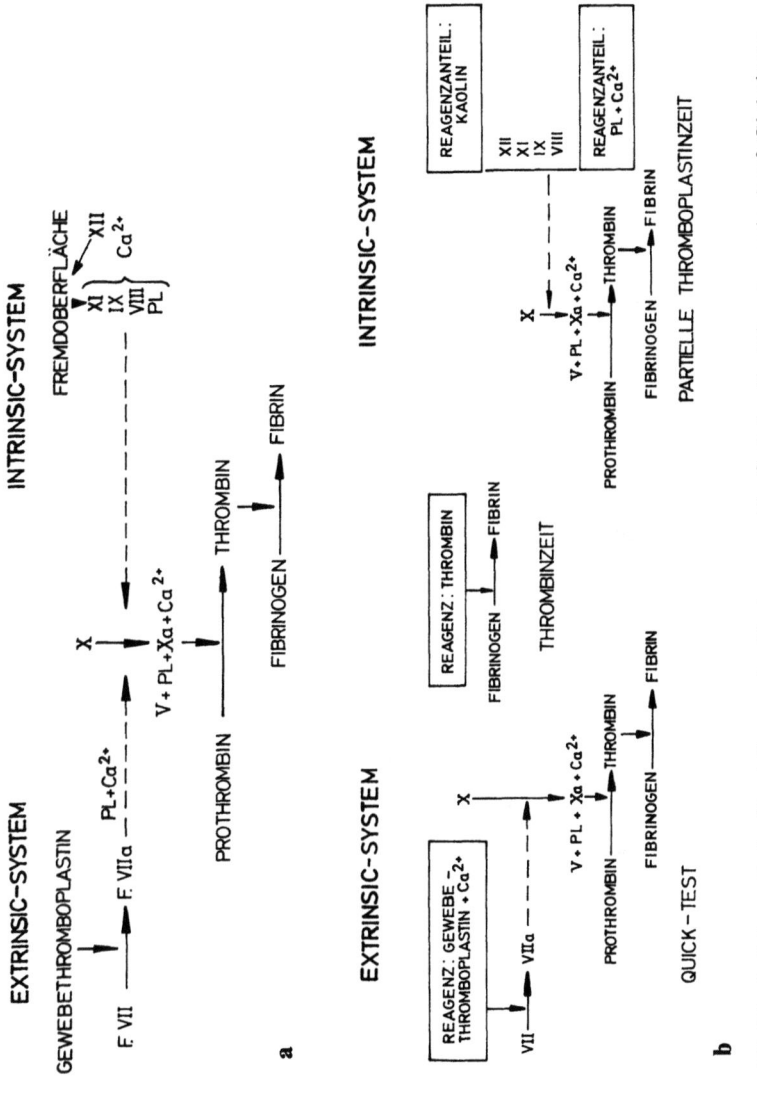

Abb. 27 a, b. Schematische Darstellung **a** des Gerinnungsablaufs, **b** des Reaktionsweges in den 3 Globaltests (*Pl* Phospolipide)

Uroporphyrogen-I-Synthetase

Die quantitative Bestimmung der Konzentration dieses Enzyms (wandelt Porphobilinogen in Uroporphyrinogen-3 um) im Erythrozyten ist nur durch Speziallabors möglich.

Porphyrobilinogen

Dieses Zwischenprodukt der Hämoglobinsynthese akkumuliert durch Verminderung des obengenannten Enzyms in den Geweben und wird im Urin ausgeschieden, wo es nachgewiesen werden kann.

Protoporphyrin, Koproporphyrin

Diese Substanzen stellen ebenfalls Zwischenprodukte der Hämoglobinsynthese dar und werden im Stuhl nachgewiesen. Normwerte dieser Substanzen in den verschiedenen Untersuchungsmedien: vgl. Tabelle 21. Die Bestimmung der aufgeführten Laborparameter erlaubt zusammen mit Anamneseerhebung und klinischer Symptomatik die Diagnose und Differenzierung der verschiedenen Porphyrieformen, deren Bedeutung für die Anästhesie darin liegt, daß Medikamente (wie z. B. Barbiturate) akute Porphyrieattacken auslösen.

Tabelle 21. Normalwerte der Porphyrine in verschiedenen Untersuchungsmedien

	ALA	PBG	Uroporphyrin	Koproporphyrin	Protoporphyrin
Urin mg/24 h	1–2[a]	0–2[a]	bis 0,04	bis 0,3	–
Stuhl mg/g Trockengewicht	–	–	–	bis 0,05	bis 0,1
Plasma mg%	0–0,02	–	–	–	–
Erythrozyten mg%	–	–	–	bis 0,01	bis 0,05

[a] Konzentrationsangaben: ALA (δ-Aminolävulinsäure) bis 0,45 mg%, PGB (Porphobilinogen) bis 0,12 mg% im Urin.

Glukose-6-Phosphat-Dehydrogenase-Defizit

Es ist dies die am meisten vorkommende, angeborene Erythrozytenstoffwechselstörung.
Der Enzymmangel wird indirekt durch die Abnahme reduzierten Glutathions während 2stündiger Inkubation von Zitratblut gemessen. Normal ist ein Abfall um 25%, bei Defektträgern bis zu 90%.
Die Triggerung einer akuten hämolytischen Anämie kann durch verschiedene anästhesiologisch relevante Medikamente erfolgen:

- Analgetika (Phenazetin, Aminopyrin, Azetanizid)
- Antibiotika (Nitrofuran, Penicillin, Streptomyzin, Chloramphenicol, Isoniazid)
- Sulfonamide
- Antimalariamittel
- sonstige (Probenezid, Quinidine, Vitamin K parenteral, Methylenblau)

Sichelzellennachweis

Nach Vermischen eines Tropfens Blut und eines Tropfens einer 2%igen Natriummetabisulfidlösung wird mikroskopisch die Sichelzellbildung nachgewiesen. Ein positiver Ausfall findet sich bei Sichelzellanämien. Sichelzellhämoglobin-C-Krankheit, Sichelzelltrait und Sichelzellthalassämie.

Die Differentialdiagnose ist wichtig, da Azidose, Hypoxie, Infektion, „low flow" in der peripheren Zirkulation, Tourniquet sowie Temperaturänderungen eine akute Krise auslösen können.

Bestimmung von Methämoglobin (Met-Hb)

Der Nachweis erfolgt spektroskopisch bei einer Bande von 630 nm. Die Bedeutung liegt im Auftreten einer Zyanose, wenn 11 % des gesamten Hämoglobins als Met-Hb vorliegen. Im Met-Hb liegt Eisen in 3wertiger Form vor, welches keinen Sauerstoff mehr bindet. Verschiedene in der Anästhesie gebrauchte Medikamente können die Met-Hb-Bildung auslösen; z. B.:

- Nitroglyzerin,
- Prilocain,
- Phenazetin.

Darüber hinaus ist eine angeborene Form der Methämoglobinämie durch einen Mangel an Met-Hb-Reduktase bekannt.

Die Kenntnis spezieller Probleme und Störungen des Gerinnungssystems erleichtert die Anästhesieführung, da dem intraoperativen Problem „Blutung" präoperativ sowie intraoperativ gezielt therapeutisch begegnet werden kann.

Quick-Test

Untersuchungsprinzip
Beim Quick-Test entsteht nach Zugabe von Gewebsthromboplastin und Kalzium über das extravaskuläre („extrinsic") System aus Prothrombin

Thrombin. Fibrinogen wird dann durch Thrombin zu Fibrin umgewandelt. Erfaßt werden also die Gerinnungsfaktoren II, VII, X, weniger spezifisch Faktor V und Fibrinogen.

Bewertung
Die Bestimmung des Quick-Wertes ist indiziert
- im Standarduntersuchungsprogramm (Suchtest),
- Zur Überwachung der oralen Antikoagulanzientherapie,
- zur Kontrolle von Vitamin-K-Mangelzuständen und Lebererkrankungen,
- als Zusatzuntersuchung zur Kontrolle komplexer Gerinnungsstörungen.

Eine leichte Verminderung der genannten Gerinnungsfaktoren verbirgt sich v. a. bei Werten im unteren Normbereich. Quick-Werte zwischen 50 und 70 % bei sonst normalen Globaltests lassen ein noch weitgehend normales Hämostasepotential vermuten.
Bei Leberparenchymerkrankungen zeigt ein Quick-Wert in diesem Bereich bereits eine Einschränkung der Gerinnungsfaktorensyntheseleistung der Leber an.
Bei Werten zwischen 30 und 50 % liegt eine hämorrhagische Diathese nahe, doch wird es nicht zu Spontanblutungen kommen, solange nur das „extrinsic" System betroffen ist. Hinsichtlich Operationen kann jedoch eine relative Kontraindikation bestehen. Eine weitere präoperative Abklärung ist daher notwendig, um eine evtl. mögliche Korrektur der Gerinnungsfaktoren vornehmen zu können.
Bei Hepatopathien sind Quick-Werte in diesem Bereich Anzeichen einer ausgeprägten Syntheseleistungsminderung der Leber; beim gesunden Neugeborenen sind Werte in diesem Bereich noch physiologisch. Zwischen 15 und 20 % liegt der therapeutische Bereich der oralen Antikoagulanzientherapie.
Solche Werte zeigen eine ausgeprägte hämorrhagische Diathese an, so daß bei allen operativen Eingriffen bzw. Verletzungen mit einer starken Blutungsneigung gerechnet werden muß.
Bei Werten unter 10 % besteht die Gefahr von Spontanblutungen.

Partielle Thromboplastinzeit (PTT)
Untersuchungsprinzip
Durch Zugabe von Thromboplastinen und Kalzium zum Plasma entsteht aus Prothrombin Thrombin („intrinsic" System).
Erfaßt werden die Faktoren VIII, IX, XI und XII sowie die Faktoren des Kallikrein-Kinin-Systems, darüber hinaus weniger spezifisch die Faktoren II, V und X und Fibrinogen.

Quick-Wert

50-70 %: normales Hämostasepotential (bei sonst normalen Globaltests);
bei Leberparenchymerkrankungen Einschränkung der Syntheseleistung der Gerinnungsfaktoren.

30-50 %: hämorrhagische Diathese ohne spontane Blutungen; bei Hepatopathien Zeichen einer ausgeprägten Syntheseleistungsminderung; beim gesunden Neugeborenen physiologisch.

15-25 %: therapeutischer Bereich oraler Antikoagulanzientherapie; ausgeprägte hämorrhagische Diathese; starke Blutungsneigung bei Operationen bzw. Verletzungen.

< 10 %: Gefahr von Spontanblutungen.

Bewertung

Die PTT-Bestimmung ist indiziert
- als Suchtest im Standarduntersuchungsprogramm,
- als Suchtest bei hämorrhagischen Diathesen, v. a. bei Verdacht auf Hämophilie A und B,
- zur Überwachung der Heparintherapie,
- als Suchtest bei Verdacht auf gerinnungshemmende Substanzen,
- als unspezifische Methode zum Nachweis einer erhöhten Gerinnungstendenz.

Eine PTT im Normbereich (40-45 s) schließt jedoch eine milde Form der Hämophilie A oder B bzw. ein mildes Willebrand-Jürgens-Syndrom nicht aus.

Eine leicht verlängerte PTT (46-60 s) ist Ausdruck folgender Störungen im Gerinnungssystem:

- milde Verlaufsform der Hämophilie mit geringer Neigung zu spontanen Blutungen, aber Gefahr lebensbedrohlicher Blutungen bei Operationen;
- bei zusätzlich pathologischem Quick-Wert Ausdruck einer Gerinnungsstörung sowohl des „intrinsic" wie „extrinsic" Systems (wird bei Cumarintherapie, Verbrauchskoagulopathie, Leberparenchymschaden und als physiologischer Befund beim Neugeborenen gefunden);
- normaler Quick-Wert, aber leicht verlängerte Thrombinzeit (s. unten) wird bei einer Heparintherapie gefunden.

Eine stark verlängerte PTT (mehr als 65 s) ist immer als Ausdruck einer schweren Störung im Gerinnungssystem zu werten (bei normalem Quick-Wert), z. B. einer schweren Hämophilie bzw. eines Willebrand-Jürgens-Syndroms mit Gefahr einer Spontanblutung sowie lebensbedrohlicher Blutungen bei kleineren operativen Eingriffen, Faktor-XI-Mangel, Hemmkörperhämophilie.

PTT

Im Normbereich (40-45 s): milde Form einer Hämophilie A oder B nicht ausgeschlossen;
leicht verlängert (46-60 s): Gerinnungssystem gestört;
stark verlängert (> 65 s): Gerinnungssystem schwer gestört.

Angeborener Faktor-XII-Mangel besteht bei pathologischem Quick-Wert als Ausdruck einer schweren Störung sowohl des „intrinsic" als auch des „extrinsic" Systems.
Jede Art von operativen Eingriffen ist streng kontraindiziert!
In Einzelfällen liegen solche Befundkonstellationen bei gesunden Neugeborenen vor.

Noch physiologische Gerinnungswerte beim Neugeborenen
Quick-Wert: 30-50 %,
PTT: leicht verlängert, 46-60 s;
Thrombinzeit: 24-30 s;
Reptilasezeit: leicht verlängert, bis 24 s.

Am häufigsten ist für pathologische Thrombinzeit bei gleichzeitig pathologischem Quick-Wert eine Heparintherapie verantwortlich.
Schließlich sind Verbrauchskoagulopathie mit und ohne sekundärer Hyperfibrinolyse, primäre Hyperfibrinolyse, Fibrinogenmangel und Protaminchloridüberdosierung Ursachen von Störungen im „intrinsic" System.

Thrombinzeit

Untersuchungsprinzip
Durch Zugabe des Enzyms Thrombin zum Plasma bildet sich aus Fibrinogen Fibrin.

Bewertung
Die Bestimmung der Thrombinzeit ist indiziert
- als Suchtest im Standarduntersuchungsprogramm,
- als Standardtest zur Überwachung der Heparin- und Fibrinolysetherapie,
- als Suchtest bei Verdacht auf Fibrinbildungsstörungen,
- als Suchtest bei Verdacht auf schwere Fibrinogenmangelzustände.

Eine Thrombinzeit von 18–22 s schließt eine behandlungsbedürftige Hypofibrinogenämie oder eine Heparintherapie nicht aus. Eine Verlängerung der Thrombinzeit auf 24–30 s kommt vor bei Verbrauchskoagulopathien und/oder pathologischen Hyperfibrinolysen als Ausdruck schwerer Gerinnungsstörungen.
Bei fibrinolytischer Therapie ist sie Zeichen einer relativ geringen fibrinolytischen Aktivität, bei Heparintherapie Zeichen der ausreichenden Hemmwirkung des Heparins.
Beim Neugeborenen ist dieser Befund physiologisch. Eine Verlängerung der Thrombinzeit auf über 30 s weist auf Hyperfibrinolyse und Verbrauchskoagulopathie hin.
Bei der Streptokinase- und Heparintherapie ist es der anzustrebende therapeutische Bereich.

Thrombinzeit

18–22 s: kein Ausschluß einer behandlungsbedürftigen Hypofibrinogenämie;

24–30 s: Verbrauchskoagulopathie, pathologische Hyperfibrinolyse;

> 30 s: Hyperfibrinolysen, Verbrauchskoagulopathien.

Eine Verlängerung der Thrombinzeit auf nicht meßbare Werte kommt bei extremer Hyperfibrinolyse vor sowie bei Heparinkonzentrationen von über 1,5 U/ml Plasma (Tabelle 22).

Tabelle 22. Beeinflussung der Gerinnungstests durch Antikoagulanzien

	Gehemmter Faktor	Prothrombinzeit (Quick-Wert)	Partielle Thromboplastinzeit
Heparin („low dose")	IX	Normal	Normal
Heparin („high dose")	II, IX, X	Verlängert	Verlängert
Cumarin („low dose")	VII	Verlängert	Normal
Cumarin („*high dose*")	II, VII, IX, X	Verlängert	Verlängert

Thrombinkoagulasezeit (bzw. Reptilasezeit)

Untersuchungsprinzip
Nach Zugabe von Thrombinkoagulase bzw. Reptilase zum Plasma bildet sich aus Fibrinogen Fibrin.

Bewertung
Die Thrombinkoagulasezeit (Reptilasezeit) unterscheidet sich von der Thrombinzeit durch ihre Nichtansprechbarkeit auf Heparin sowie durch eine größere Empfindlichkeit und damit Anfälligkeit für Störfaktoren. Die Bestimmung der Reptilasezeit ist indiziert
- zur Unterscheidung zwischen Heparineffekt und Fibrinpolymerisationsstörungen,
- zum Nachweis eines erhöhten Anfalls von Fibrinspaltprodukten infolge erhöhter Fibrinolyse,
- zur Beurteilung der Gerinnbarkeit des Fibrinogens trotz Anwesenheit von Heparin.

Eine normale Reptilasezeit und normale Thrombinzeit schließen eine leichte Hyperfibrinolyse mit Fibrinspaltprodukten nicht aus.
Eine normale Reptilasezeit bei verlängerter Thrombinzeit verweist auf die Anwesenheit von Heparin im Plasma.
Eine leicht verlängerte Reptilasezeit kann Ausdruck einer Störung der Fibrinpolymerisation durch Fibrinspaltprodukte im Verlauf einer mäßigen Hyperfibrinolyse oder aber Ausdruck einer mäßigen unspezifischen Fibrinpolymerisationsstörung sein.
Bei gleichzeitig pathologischer Thrombinzeit (bis 24 s) ist dies beim Neugeborenen noch physiologisch.

Reptilasezeit normal, Thrombinzeit normal:	leichte Hyperfibrinolyse (Fibrinspaltprodukte);
Reptilasezeit normal, Thrombinzeit verlängert:	Anwesenheit von Heparin im Plasma;
Reptilasezeit leicht verlängert:	Störung der Fibrinpolymerisation durch Fibrinspaltprodukte;
Reptilasezeit stark verlängert, Thrombinzeit verlängert:	extreme Hyperfibrinolyse, schwerer Fibrinogenmangel, Dysfibrinogenämie, unspezifische Fibrinpolymerisationsstörung.

Stark verlängerte Reptilasezeit mit gleichzeitig verlängerter Thrombinzeit kann Zeichen einer extremen Hyperfibrinolyse mit entsprechender Blutungsgefahr, eines schweren Fibrinogenmangels, einer Dysfibrinogenämie und einer unspezifischen Fibrinpolymerisationsstörung sein.

Fibrinogenbestimmung

Untersuchungsprinzip

Die Methoden zur Fibrinogenbestimmung lassen sich prinzipiell in 2 Gruppen einteilen. In der 1. Gruppe wird das gerinnbare Fibrinogen gemessen, die 2. Gruppe erfaßt das Fibrinogenmolekül an sich.

In bestimmten Situationen können die Ergebnisse beider Gruppen erheblich voneinander abweichen, wodurch jedoch diagnostische Rückschlüsse möglich sind.

1) Methode nach Claus (Schnellmethode)

Bei Fibrinogenkonzentrationen von 0,1–0,4 g/l verhält sich nach Zugabe einer standardisierten Menge Thrombin die gemessene Gerinnungszeit proportional der Fibrinogenmenge. Bei richtig gewählter Plasmaverdünnung ergibt die Claus-Methode ausreichend zuverlässige Werte.

Durch Heparin und/oder Fibrinogenspaltprodukte können falsch-niedrige Fibrinogenspiegel gemessen werden.

Bei Dysfibrinogenämie kann die alleinige Bestimmung des gerinnbaren Fibrinogens einen Fibrinogenmangel vortäuschen.

Bei sehr hohen Fibrinogenkonzentrationen können zu niedrige Werte gemessen werden, wenn eine falsche Plasmaverdünnung gewählt wurde.

Hyperkoagulabilität läßt bei der Bestimmung nach Claus die Werte scheinbar höher erscheinen. Die Ursache hierfür ist unbekannt.

Ursachen von Fehlinterpretationen der Methode nach Claus

Fibrinogenkonzentration
falsch-niedrig:	Heparin-, Fibrinogenspaltprodukte, Dysfibrinogenämien, Plasmaverdünnung bei zu hohen Konzentrationen;
falsch-hoch:	Hyperkoagulabilität.

Weitere Tests, die das gerinnbare Fibrinogen messen, sind
- die Hitzefibrinbestimmung nach Schulz,
- photometrische Methoden.

2) Bestimmung des Fibrinmoleküls (immunologische Methoden)
Fibrinogen präzipitiert mit Fibrinogenantikörpern. Bei richtig gewählter Plasmaverdünnung korreliert das Ausmaß der Präzipitate mit der Menge des vorhandenen Fibrinogens.

Als Meßmethoden stehen zur Verfügung:
- Elektroimmunoassay (nach Laurell),
- Mencini (RID) Test
- Immunnephelometrie

Die mit immunologischen Methoden gemessenen Fibrinogenkonzentrationen liegen i. allg. höher als das gerinnbare Fibrinogen. Erhebliche Diskrepanzen mit sehr hohen Fibrinogenkonzentrationen bei den immunologischen Tests und abnorm niedrigem Anteil an gerinnbarem Fibrinogen finden sich bei ausgeprägten Hyperfibrinolysen und angeborenen Dysfibrinogenämien.

Bewertung
Fibrinogen ist ein akutes Phasenprotein und kann bei verschiedenen Erkrankungen erhöht sein, z. B. bei

- Entzündungen,
- postoperativen Zuständen,
- Neoplasien,
- Urämie.

Fibrinogenmangel ist fast immer eine erworbene Gerinnungsstörung und wird meistens durch einen erhöhten Fibrinogenverbrauch hervorgerufen.
Fibrinogenbestimmungen werden durchgeführt

- zur Aufdeckung und Verlaufskontrolle von Verbrauchskoagulopathien und/oder Fibrinolysen,
- zur Überwachung einer Fibrinogensubstitutionstherapie,
- bei Verdacht auf angeborenen Fibrinogenmangel,
- bei Verdacht auf Dysfibrinogenämien,
- zur Verlaufskontrolle der Heparin- oder Defibrasetherapie.

Eine normale Fibrinogenkonzentration schließt bei klinischem Verdacht eine Verbrauchskoagulopathie oder Hyperfibrinolyse nicht aus.
Fibrinogenkonzentrationen unter 1,8 g/l erfordern in der Regel keine Substitutionsbehandlung.
Bei starker Belastung des Hämostasepotentials (z. B. bei Operationen, ausgedehnten Wundflächen) reichen hingegen Fibrinogenspiegel unter 1,2 g/l zur Hämostase nicht mehr aus.
Eine Fibrinogenkonzentration über 5,0 g/l erhöht die Viskosität des Blutes

und gilt als einer der Faktoren, die zur erhöhten Gerinnungstendenz führen.
Die optimale Fibrinogenkonzentration während der Heparintherapie liegt bei 0,7 g/l.

Einzelfaktorenbestimmung

Untersuchungsprinzip
Bei den in der Routinediagnostik verwendeten Einzelfaktorenbestimmungen wird die Aktivität des betreffenden Faktors anhand der Fibrinbildungsgeschwindigkeit gemessen. Die gemessene Gerinnungszeit wird mittels einer Bezugskurve in die prozentuale Gerinnungsaktivität umgerechnet. In der Mehrzahl der Fälle entspricht die Aktivität gleichzeitig der Konzentration des jeweiligen Gerinnungsfaktors (Tabelle 23).

Tabelle 23. Plasmagerinnungsfaktoren

Faktoren	Plasma-konzentration [µg/ml]	Halb-werts-zeit [h]	Minimal-konzentration für eine un-zureichende Gerinnung [%]	Stabilität der Faktoren in gelagertem Vollblut (4 °C, 21 Tage)
I Fibrinogen	2000–4000	95–120	50–100	Keine Änderung
II Prothrombin	150	65– 90	20– 40	Keine Änderung
III Thromboplastin				
IV Kalzium				
V Proakzelerin	10	15– 24	5– 20	Halbwertszeit 7 Tage
VII Proconvertin	0,5	4– 6	10– 20	Keine Änderung
VIII Antihämophiliefaktor	15	10– 12	30	Halbwertszeit 7 Tage
IX Christmas-Faktor	3	18– 30	20– 25	Keine Änderung
X Stuart-Power-Faktor	15	40– 60	10– 20	Keine Änderung
XI Rosenthal-Faktor	< 5	45– 60	20– 30	Halbwertszeit 7 Tage
XII Hageman-Faktor	< 5	50– 70	0	Keine Änderung
XIII Fibrininstabilisierender Faktor	20	72–120	1– 3	Keine Änderung

Bewertung
● Faktoren II, VII und X
Der Quick-Test spiegelt i. allg. das Verhalten der Faktoren II, VII und X ausreichend wider. Eine Einzelfaktorenbestimmung ist in folgenden Fällen erforderlich:

- wenn die Ursache eines pathologischen Quick-Werts unbekannt ist,
- wenn Verlaufskontrollen aufgrund der unterschiedlichen Halbwertszeiten der einzelnen Faktoren bei Synthesestörungen bzw. zur Differentialdiagnose zwischen Synthesestörung und erhöhtem Verbrauch erforderlich sind;
- für die Überwachung einer Verbrauchskoagulopathie genügt die Bestimmung des Faktors II, da er unter den Faktoren des Prothrombinkomplexes am stärksten abnimmt,
- Ermittlung des tatsächlichen Faktorengehalts in Anwesenheit von gerinnungshemmenden Substanzen,
- Diagnostik eines angeborenen, bislang unbekannten Blutungsleidens.

Bei Aktivitäten über 120 % der genannten Faktoren sprechen einige Autoren von Hyperkoagulabilität.

Zwischen 70 und 120 % liegt der Normbereich.

Aktivitäten zwischen 50 und 70 % lassen mit einem noch weitgehend normalen Hämostasepotential rechnen, zeigen jedoch eine Einschränkung der Lebersyntheseleistung an.

Zwischen 25 und 50 % liegt eine hämorrhagische Diathese vor, doch besteht in der Regel nicht die Gefahr von Spontanblutungen. Hinsichtlich Operationen kann jedoch eine relative Kontraindikation bestehen.
Beim Neugeborenen sind diese Bereiche noch physiologisch
Bei Aktivitäten zwischen 15 und 25 % liegt der therapeutische Bereich der Cumarintherapie. Bei allen operativen Eingriffen bzw. Verletzungen muß mit einer starken Blutungsneigung gerechnet werden.
Unter 10 % besteht immer eine ausgeprägte hämorrhagische Diathese mit der Möglichkeit von Spontanblutungen.

Interpretation des Quick-Wertes

> 120 %:	Hyperkoagulabilität (?),
70–120 %:	Normbereich,
50– 70 %:	Eingeschränkte Lebersyntheseleistung, normales Hämostasepotential,
25– 50 %:	hämorrhagische Diathese,
15– 25 %:	therapeutischer Bereich einer Cumarintherapie (Faktoren II, VII, X),
< 10 %:	ausgeprägte hämorrhagische Diathese (Spontanblutung).

● Faktor V
Die Faktor-V-Bestimmung dient in der Klinik in erster Linie zur Diagnose und Verlaufskontrolle der Verbrauchskoagulopathie. Die kurze Halbwertszeit des Faktors V erfaßt auch kurzfristig Schwankungen der Gerinnungsstörungen. Häufig zeigen Faktor-V-Aktivitätsverminderung und Thrombozytensturz die beginnende Verbrauchskoagulopathie an, auch wenn Fibrinogen noch im Normbereich liegt. Insbesondere dieser Faktor wird durch Thrombin zunächst aktiviert, später verbraucht und ist somit ein empfindlicher Parameter einer abnormen Thrombinbildung.

Faktor-V-Aktivität

< 120%:	Hyperkoagulabilität bzw. erhöhte Thromboembolieneigung,
60–120%:	Normbereich,
< 60%:	erhebliche Entgleisung des Gerinnungssystems.

Orale Antikoagulation: therapeutischer Bereich für die verwendeten Thromboplastinpräparate (alphabetisch nach Firmennamen eingeordnet). Die Referenzpräparate sind die Menschenhirnkinase (Azetontrockenpulver) und Thrombotest. Die Grenzen sind in Prozent angegeben

Präparat	[%]
Thromborel (Behring)	15–25
Ca-Thromboplastin (Boehringer)	20–35
Hepato Quick (Boehringer)	10–20
Activated Thromboplastin (Dade)	20–35
Thromboplastin-C (Dade)	18–30
Bacto-Thromboplastin (Difco)	15–25
Thrombokinase „Geigy" (Geigy)	15–25
Thromboplastine calcique (Mérieux)	25–35
Normotest (Nyegaard)	10–18
Thrombotest (Nyegaard)	5–10
Ca-Thromboplastin (Roche)	18–30
Simplastin Automated (General Diagnostics)	10–25
Menschenhirnkinase	15–25

Ein Faktor-V-Mangel nach Massivtransfusion von Konservenblut sowie ein angeborener Mangel müssen bei unklaren Blutungen ausgeschlossen werden.
Aktivitäten über 120 % führen zu Hyperkoagulabilität (erhöhte Thromboembolieneigung).
Aktivitäten zwischen 60 und 120 % liegen im sog. Normbereich. Aktivitätsabnahmen innerhalb dieses Bereichs können als Ausdruck einer Verbrauchskoagulopathie, Hyperfibrinolyse oder Hämodilution gewertet werden.
Weniger als 60 % ist Zeichen einer erheblichen Entgleisung des Gerinnungssystems, mit einer Blutungsneigung ist jedoch erst bei einer Aktivität unter 20 % zu rechnen.

● Faktor VIII
Die Bestimmung des Faktors VIII wird v. a. zur Abklärung angeborener Blutungsleiden (Hämophilie A, Willebrand-Jürgens-Syndrom) durchgeführt.
Sie erfolgt außerdem zur Überwachung der Faktor-VIII-Substitutionstherapie bei entsprechendem Blutungsleiden und kann als Zusatztest zur Beurteilung einer Verbrauchskoagulopathie oder Hyperfibrinolyse herangezogen werden.
Auch eine gesteigerte Faktor-VIII-Aktivität ist nachweisbar.
Nach Massivtransfusionen sollte ein Faktor-VIII-Mangel ausgeschlossen werden.
Bei Faktor-VIII-Aktivität über 120 % wird von einigen Autoren von Hyperkoagulabilität gesprochen. Der Normbereich liegt zwischen 50 und 120 %, jedoch kann dieser Bereich auch bei Sonderformen des Willebrand-Jürgens-Syndroms gemessen werden.
Eine Aktivität zwischen 25 und 50 % findet man bei der sog. Subhämophilie A und beim milden Willebrand-Jürgens-Syndrom.
Spontanblutungen treten in diesem Bereich nicht auf, selbst kleinere operative Eingriffe verlaufen meist ohne Nachblutungen. Für größere operative Eingriffe sollte die Faktor-VIII-Aktivität stets über 50 % liegen.
Eine Aktivität zwischen 5 und 25 % findet man bei der sog. milden Hämophilie A und Willebrand-Jürgens-Syndrom. In diesem Bereich treten meist noch keine Spontanblutungen, auch nicht in den Gelenken, auf. Beim Willebrand-Jürgens-Syndrom werden bereits häufiger Blutungen im Nasen-Mundhöhlen-Bereich beobachtet.
Eine Aktivität zwischen 1 und 5 % wird der mittelschweren Hämophilie zugeordnet. Spontanblutungen sind hierbei noch recht selten. Beim Willebrand-Jürgens-Syndrom treten Blutungen im Nasen-Mundhöhlen- sowie im Gastrointestinalbereich auf.

Eine Faktor-VIII-Aktivität unter 1 % entspricht einer schweren Hämophilie. Hierbei besteht die Gefahr spontaner Weichteil- und Gelenkblutungen sowie lebensbedrohlicher Blutungen infolge kleinerer Verletzungen.

Faktor-VIII-Aktivität

> 120 %:	Hyperkoagulabilität,
50–120 %:	Normbereich,
25– 50 %:	Subhämophilie A,
5– 25 %:	milde Hämophilie A,
1– 5 %:	mittelschwere Hämophilie A,
< 1 %:	schwere Hämophilie A.

● Faktor IX
Aufgrund der Faktor-IX-Aktivität wird analog zum Faktor VIII die Hämophilie B in Schweregrade eingeteilt.

● Faktor XI
Über die Bedeutung des Faktors XI für die Blutstillung ist wenig bekannt. Bei Patienten mit angeborener Faktor-XI-Aktivität unter 15 % wurde eine hämorrhagische Diathese beschrieben.

● Faktor XII
Eine Aktivitätsverminderung des Faktors XII bis unter 1 % wirkt sich nicht auf die Blutstillung aus.

Antithrombin III (AT III)

Untersuchungsprinzip
Nach folgenden 2 Methoden wird AT-III bestimmt:
– Messung der AT-III-Aktivität gerinnungsphysiologisch oder mittels chromogenem Substrat,
– immunologisch mittels Elektrophorese oder Nephelometrie.

Bewertung
AT III ist der im Plasma vorkommende natürliche Inhibitor der Serumproteasen Thrombin, der Faktoren Xa, IXa, XIIa, des Plasmins sowie in geringem Maße auch des Faktors XIa.
Bei angeborenem AT-III-Mangel genügt bereits eine Verminderung auf 50 % der Norm, um gehäuft Thrombosen und Embolien noch vor dem 30. Lebensjahr auftreten zu lassen.
Durch Komplexbildung mit Herparin wird die AT-III-Wirkung konzentrationsabhängig verstärkt.

Erhöhte AT-III-Aktivitäten werden bei Vitamin-K-Mangel, Cholestase, koronarer Herzkrankheit und Niereninsuffizienz gefunden.

Erniedrigte AT-III-Aktivitäten finden sich bei Verbrauchskoagulopathie, Operationen mit großen Wundflächen, Hyperfibrinolysen, Heparintherapie, Lebererkrankungen, physiologischerweise beim Neugeborenen sowie nach Einnahme von Ovulationshemmern.

Erhöhte AT-III-Aktivität: Cholestase,
koronare Herzerkrankung,
Niereninsuffizienz.

Erniedrigte AT-III-Aktivität: angeboren,
Verbrauchskoagulopathie,
Operationen mit großen Wundflächen,
Hyperfibrinolysen,
Heparintherapie,
Lebererkrankungen,
physiologischerweise beim Neugeborenen,
Ovulationshemmer.

Plasminogenbestimmung

Untersuchungsprinzip

Die Plasminogenaktivität wird durch den Schnelltest nach Jakobi oder mittels chromogenem Substrat gemessen. Ebenso werden immunologische Methoden (Laurell-Test, Elektrophorese, Immundiffusion) angewandt.

Plasminogenmangel: Hyperfibrinolysen,
Verbrauchskoagulopathie.

Verminderte
Plasminogenaktivitäten: fibrinolytische Therapie
(Streptokinase, Urokinase),
endogene Hyperfibrinolyse,
Verbrauchskoagulopathie,
Lebererkrankung,
größere operative Eingriffe,
physiologischerweise beim Neugeborenen.

Bewertung
Plasminogen ist das Proenzym des fibrinolytischen Enzyms Plasmin. Ein erworbener Plasminogenmangel wird daher bei allen Hyperfibrinolysen beobachtet, ebenfalls bei Verbrauchskoagulopathie.
Verminderte Plasminogenaktivitäten werden bei fibrinolytischer Therapie mit Streptokinase bzw. Urokinase gefunden, bei endogenen Hyperfibrinolysen, Verbrauchskoagulopathien, nach Lebererkrankungen, größeren operativen Eingriffen und als physiologischer Befund beim Neugeborenen.
Erhöhte Plasminogenaktivitäten (wie andere akute Phasenproteine) v. a. bei Entzündungen.

Thrombozyten (Blutungszeit)

Untersuchungsprinzip
Mit einer sterilen Einmallanzette wird eine kleine, etwa 3 mm tiefe Wunde gesetzt, meist am Ohrläppchen oder an der Fingerbeere. Durch gleichzeitiges Anlegen einer Staubinde am Oberarm wird die Methode (bei Verwendung der Fingerbeere) verfeinert. Anschließend wird in 15-s-Abständen mit einem Filterpapier das ausgetretene Blut, ohne die Wunde zu berühren, abgesaugt.
Die Bestimmung der subaqualen Blutungszeit (normal: bis 180 s) stellt eine Modifikation der beschriebenen Methode dar.

Bewertung
Bei einer stichförmigen Verletzung des Gewebes hängt die Blutungsdauer von der Bildungsgeschwindigkeit und Festigkeit des Plättchenthrombus ab. Sie wird daher in erster Linie von der Zahl und Funktion der Plättchen bestimmt. Die Bestimmung der Blutungszeit ist die einzige In-vivo-Methode zur Erfassung des Blutstillungspotentials der Plättchen. Sie wird durchgeführt
- vor jeder Blindpunktion und vor Operationen bei klinischem Verdacht auf eine hämorrhagische Diathese,
- bei jedem unbekannten Blutungsleiden,
- zur Beurteilung der Blutungsgefährdung der Patienten mit Thrombozytopenie,
- zur Verlaufskontrolle der Plättchensubstitutionstherapie bei Patienten mit Willebrand-Jürgens-Syndrom, Thrombozytopenie oder Thrombozytenfunktionsstörungen.

Normbereich: 1,5–5 min.
Die Interpretation der verlängerten Blutungszeit erfordert die gleichzeitige Berücksichtigung von Thrombozytenzahl und Funktionszustand der Gefäßwand. Eine einmalige gemessene normale Blutungszeit schließt,

wenn entsprechende klinische Hinweise bestehen, ein Blutungsleiden wie das Willebrand-Jürgens-Syndrom nicht aus.
Eine leicht verlängerte Blutungszeit bedeutet, daß die Blutstillung nicht mehr optimal ist. Blindpunktionen sind in solchen Fällen kontraindiziert. Eine stark verlängerte Blutungszeit zeigt immer eine bedrohliche Blutungsneigung an.

Interpretation der Blutungszeit

Normale Blutungszeit: Blutungsleiden nicht unbedingt ausgeschlossen.

Leicht verlängerte
Blutungszeit: Blutstillung nicht mehr optimal (Blindpunktionen kontraindiziert).

Stark verlängerte
Blutungszeit: bedrohliche Blutungsneigung, Thrombozytopenie, Thrombozytopathie.

Die Thrombozytenzählung

Untersuchungsprinzip
Häufig angewendete Methoden der Thrombozytenzählung sind die Ausstrichmethode nach Fonio, die mechanisierte Thrombozytenzählung im Coulter Counter oder die direkte Zählung in der Zählkammer.
Für die Zählkammermethode wird zuerst Blut aus der Fingerbeere, dann Zählflüssigkeit in eine Mischpipette für weiße Blutkörperchen aufgezogen. Nach gutem Mischen wird eine der Zählkammern gefüllt. Man läßt sie etwa 20–30 min in einer feuchten Kammer stehen (damit die Thrombozyten sedimentieren), zählt 5 Quadrate zu je $1/25$ mm^2 im Phasenkontrastmikroskop aus und multipliziert die erhaltene Zahl mit 1000.

Bewertung
Weniger als 120000/mm^3 sprechen für eine Thrombozytopenie. Eine manifeste hämorrhagische Diathese findet sich meistens erst bei weniger als 60000/mm^3.

Thrombozyten/mm$_3$
150 000–400 000: Normbereich,
    < 120 000: Thrombozytopenie,
    <   60 000: hämorrhagische Diathese,
    > 500 000: Thrombozytose bzw. Thrombozythämie.

Über 500000/mm³ sprechen für eine Thrombozytose bzw. Thrombozythämie.
Normbereich: 150000–400000/mm³.

Plättchenfaktoren

Untersuchungsprinzip
Die Bestimmung des Plättchenfaktors III erfolgt mit der sog. Stypven-Zeit bzw. dem Zweiphasenthromboplastinbildungstest (nach Biggs-Test). Der Plättchenfaktor IV wird mittels RIA oder funktionellen Tests bestimmt.

Bewertung
Die wichtigsten Plättchenfaktoren sind:
- Plättchenfaktor III, der gerinnungsaktive Phospholipidkomplex, der in vivo durch Plättchenaggregation, in vitro, z. B. durch Tieffrieren der Thrombozyten freigesetzt wird.
- die gleichfalls bei der Aggregation freigesetzten Plättchenreleasefaktoren IV und β-Thromboglobulin. Faktor IV ist der Wirkung nach ein dem Protaminsulfat vergleichbares Antiheparin und hat daher in letzter Zeit für die Überwachung der Heparintherapie an Bedeutung gewonnen.

Plättchenfaktor-III-Freisetzungsstörungen werden bei verschiedenen Thrombozytopathien beschrieben, u. a. beim Willebrand-Jürgens-Syndrom.
Plättchenfaktor IV und β-Thromboglobulin sollen bei vermehrtem Plättchenzerfall, d. h. vor allem infolge thromboembolischer Erkrankungen (z. B. akuter Myokardinfarkt) im Plasma erhöht sein.

Plättchenfaktoren

Freisetzung des Plättchenfaktors 3:	z. B. Willebrand-Jürgens-Syndrom,
Erhöhung des Plättchenfaktors 4:	vermehrter Plättchenzerfall, kurzfristig nach i. v.-Heparingabe,
Erhöhung des β-Thromboglobulins:	thromboembolische Erkrankungen (z. B. akuter Myokardinfarkt).

Eine erhöhte Plättchenfaktor-IV-Konzentration ist kurzfristig nach i. v. Heparingabe im Plasma nachweisbar.

Die Freisetzung des Thrombozytenfaktors III bewirkt eine Veränderung der Gerinnungszeiten.
Mit 60 000 intakten Thrombozyten ist die kürzeste Gerinnungszeit 10-14 s. Mit 60 000 „aufgeschlossenen" Thrombozyten ist die kürzeste Gerinnungszeit 7-11 s. Die entsprechenden Werte mit 200 000 Thrombozyten/mm^3 können kürzer oder länger sein als mit 60 000.
10^7 intakte Thrombozyten neutralisieren 0,025-0,05 I. E. Heparin.

Thrombelastogramm

Untersuchungsprinzip

Nativvollblut wird in eine Küvette gefüllt, anschließend wird ein Stahlzylinder, der an einem dünnen Draht hängt, in die Küvette gesenkt und mit Paraffin überschichtet. Die Küvette dreht sich in 45 s um 4° in der einen Richtung, verharrt 1 s in dieser Stellung und dreht sich wieder zurück, usw. Auf einen Spiegel, der sich an dem Draht befindet fällt ein Lichtstrahl, dessen Bewegungen auf photographischem Papier aufgezeichnet werden. Beginnt das Blut zu gerinnen, wird der Stempel in zunehmendem Maße mitbewegt. Hierdurch entsteht eine Kurve, die als Thrombelastogramm bezeichnet wird (Abb. 28). Das Papier verschiebt sich pro Minute um genau 2 mm, so daß man den zeitlichen Ablauf ausmessen kann.

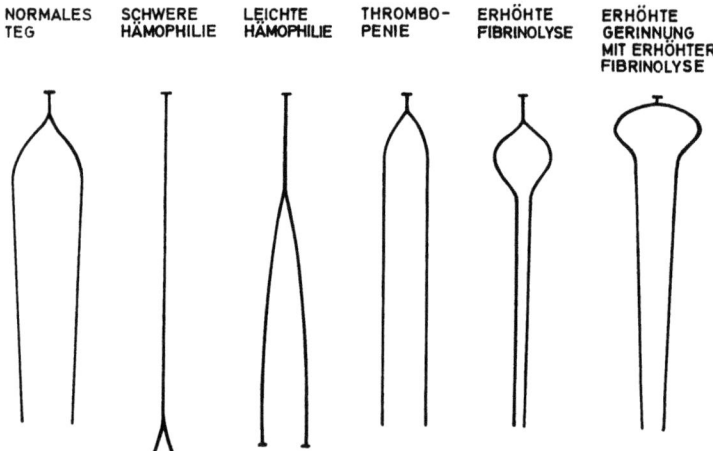

Abb. 28. Interpretation des Thrombelastogramms (TEG) bei verschiedenen hämorrhagischen Diathesen

Es werden folgende Parameter gemessen:
- Reaktionszeit r (Zeit, die verstreicht bis der Ausschlag 1 mm beträgt, meßbare gerade Linie plus Einfüllzeit),

- Gerinnselbildungszeit k (Zeit vom Ende der Reaktionszeit bis der Ausschlag 20 mm beträgt),
- maximale Amplitude m_a (Maximalausschlag in mm, der in die lineare Thrombuselastizität ε umgerechnet werden kann; Abb. 29).

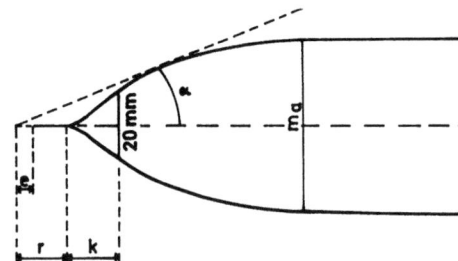

Abb. 29. Schematische Darstellung des Thrombelastogramms

Bei der Fibrinolyse kommt es zu einer Auflösung des Gerinnsels, so daß sich das TEG schnell oder allmählich verschmälert je nach Intensität des fibrinolytischen Vorgangs.

- Fibrinolysezeit f (Zeit ab dem Ende von r bis zum Rückgang der Ausschläge auf Null).
- Halbwertszeit der Fibrinolyse $L_{A/2}$ (Zeit, innerhalb der die Amplitude auf die Hälfte zurückgegangen ist; sie dient der Beurteilung geringgradiger Fibrinolysen),
- A_x und A_y (Amplituden zu 2 Zeitpunkten, die durch die Zeit t in h getrennt sind).

Bewertung (Tabelle 24)

Tabelle 24. Normalbereich des Thrombelastogramms

	Nativvollblut		Rekalzifizierte Vollblut
	Stahlküvette	Plastikküvette	Stahlküvette
r	12'26" ± 1'34"	15,5' ± 2,8'	8'25" ± 1'2"
k	5'35" ± 1'1"	7,0' ± 2,7'	4'4" ± 47"
m_ε	108 ± 17,7		109 ± 17,3
m_a		54,5 ± 5,9 mm	
$L_{A/2}$	12 h (6-17 h)		

Eine Verkürzung der Reaktionszeit r bzw. von r + k spricht für eine Hyperkoagulabilität, eine Verlängerung spricht für eine Hypokoagulabilität. Diese findet man bei
- Verminderung plasmatischer Gerinnungsfaktoren,

- Gegenwart von Hemmstoffen,
- starker Fibrinogenverminderung,
- Dysfibrinogenämie,
- Anwesenheit von Fibrinogenspaltprodukten,
- Afibrinogenämie oder exzessiver Hyperheparinämie.

Eine Verlängerung der Gerinnselbildungszeit k findet sich besonders bei Thrombozytopenie und Thrombasthenie sowie bei schweren plasmatischen Gerinnungsstörungen.
Die Verbreiterung der Amplitude m_a (des Nativblut-TEG) über 60 mm ($m_e > 150$) wird bei Hyperfibrinogenämie, Thrombozytose, starker BSG-Beschleunigung (nach Westergren) und schwerer Hämophilie gefunden.

Maximale Amplitude m_a

Amplitudenverbreiterung (TEG > 60 mm, m_e > 150 mm):	Hyperfibrinogenämie, Thrombozytose, Erhöhung der Blutsenkung (nach Westergren), schwere Hämophilie;
Amplitudenverschmälerung:	Thrombozytopenie, Thrombasthenie, Fibrinogenverminderung unter 100 mg%, Faktor-XIII-Mangel, pathologische Proteine, Fibrinogenabbauprodukte, Dysfribrinogenämie.

Eine Verschmälerung findet sich bei Thrombozytopenie, Thrombasthenie, einer Fibrinogenverminderung unter 100 mg%, bei Störungen der Bildung der Gerinnselstruktur durch Mangel an Faktor XIII, beim Einbau pathologischer Proteine oder von Fibrinogenabbauprodukten (Antithrombin VI) und bei Dysfibrinogenämie.
Ein pathologisches Thrombelastogramm bedarf immer einer weiteren Diagnostik, vonehmlich präoperativ (vgl. Abb. 28).

Differentialblutbild

Untersuchungsprinzip
Ein sauberer, mit Alkohol von Fett gereinigter Objektträger wird mit einem Blutstropfen aus der Fingerbeere benetzt. Der Blutstropfen wird

anschließend gleichmäßig dünn ausgestrichen. Danach erfolgt die Trocknung und anschließend die panoptische Färbung nach Pappenheim: die Präparate werden auf der Färbebank 3 min mit konzentrierter May-Grünwald-Lösung bedeckt, wobei der in der Lösung enthaltene Methylalkohol das Präparat fixiert. Da die Zellkerne danach meist noch unvollkommen angefärbt sind, ist es zweckmäßig, mit Giemsa-Lösung nachzufärben. Zuletzt wird der Ausstrich mit destilliertem Wasser abgespült und getrocknet.

Auf die diversen Schnellfärbemethoden kann hier nicht näher eingegangen werden.

Neben dem weißen Blutbild ist auch die Beurteilung der Erythrozyten hinsichtlich Größe, Form und Farbe von großer Wichtigkeit.

Beurteilung und Bewertung
Das Blutbild wird auf die folgenden Kriterien hin untersucht.

Rote Blutkörperchen:

- Anisozytose, d. h. ungleiche Größe der Erythrozyten (Hinweis auf Anämie);
- Poikilozytose, d. h. birnen-, keulen- oder halbmondartige Formveränderungen der Erythrozyten (Hinweis auf Anämie, Schädigung der Erythropoese);
- Polychromasie, d. h. stärkere Anfärbbarkeit einzelner Erythrozyten mit basischen Farbstoffen (deutet auf vermehrte Regeneration hin);
- Anisochromie, d. h. entsprechend des unterschiedlichen Hämoglobingehalts färben sich die Erythrozyten verschieden stark an (Hinweis auf Anämie).

Weiße Blutkörperchen:

- Leukozytenzahl, zur Angabe der prozentualen Verteilung sollen mindestens 100 Zellen (besser ein Mehrfaches davon) ausgezählt werden. Die physiologische Schwankungsbreite der Leukozytenzahl ist relativ groß und liegt nach Lambin bei 95% gesunder Erwachsener zwischen 3 500 und 10 000, bei 75% zwischen 4 000 und 8 000. Auf die Granulozyten entfallen davon 40–75% (2–4% stabkernige Granulozyten), auf die Lymphozyten 15–45%. Der restliche Anteil wird von Eosinophilen (1–4%), Basophilen (0–0,5%), Monozyten (2–6%) gebildet (Tabelle 25).

- Linksverschiebung, darunter wird die Erhöhung jugendlicher neutrophiler Granulozyten im peripheren Blut verstanden. Das Ausmaß der Linksverschiebung ist von differentialdiagnostischer Bedeutung. Bei reaktiven Veränderungen (z. B. Infekte, Eiterungen, Azidose) bleibt es in der Regel bei einer Erhöhung der Stabkernigen und dem Auftreten von Metamyelozyten. Bei hohen Leukozytenzahlen mit starker Linksver-

Tabelle 25. Veränderungen der Leukozyten bei verschiedenen Krankheitsbildern

Normalbereich	Vermehrung	Verminderung
Neutrophile Granulozyten 40–75 % 2500–7500/μl Lebensdauer 9–13 Tage	Akute Infektionskrankheiten, z. B. bakterielle Infektionen, akute Tuberkulosen; fortgeschrittene maligne Tumoren mit Gewebszerfall, akuter Blutverlust, akuter Blutzerfall, Myokardinfarkt, Schlafmittelvergiftung, diabetische und urämische Azidose, Polyzythämie, Myelofibrose, akute und chronische Myelose, Kortisonmedikation, Cushing-Syndrom, Verbrennung, Gichtanfall	Knochenmarkaplasien (Agranulozytose, Panmyelophthise, Strahlenschäden, diverse Gifte und Zytostatika), initialer Infekt, schwere toxische Infektwirkung, als typisches Reaktionsbild bei verschiedenen Infektionen (Typhus, Paratyphus, Bang, Maltafieber), Virusinfekte, manche tropischen Erkrankungen, Histoplasmose, Perniziosa, schwerer Eisenmangel, chronische Milztumoren (splenohepathische Markhemmung), evtl. bei M. Addison, immunologisch nach Medikamenten, Lypus erythematodes, Felty-Syndrom
Lymphozyten 20–50 % 1500–3500/μl Lebensdauer: 20 % 2–4 Tage 80 % 100–200 Tage	Lymphatische Leukämie, in der Heilphase akuter Infektionen (postinfektiöse Lymphozytose), chronische Infektionskrankheiten, chronischer Rheumatismus, bestimmte Viruserkrankungen (z. B. Röteln, Mumps, Hepatitis epidemica, Viruspneumonie), Keuchhusten, Exanthema subitum, häufig im Kindesalter auftretende lymphatische Reaktionen, lymphatische Konstitution, vegetative Stigmatisierung und diverse endokrine Erkrankungen, Lymphocytosis infectiosa, M. Pfeiffer	Lymphogranulomatose, evtl. Lymphosarkom, ausgedehnte Lymphknotentuberkulose, schwere toxische Schädigung des gesamten lymphatischen Apparates, ACTH- und Kortisonbehandlung, Verbrennungen, Traumen, Lupus erythematodes

schiebung, u. U. bis zu Myeloblasten, spricht man von leukämoider Reaktion. Sie wird bei mehreren Erkrankungen gefunden, z. B.

- malignen Tumoren,
- Sepsis,
- Tuberkulose,
- Vergiftungen,
- Coma diabeticum bzw. uraemicum,
- Pneumonie.

Tabelle 25 (Forts.)

Normalbereich	Vermehrung	Verminderung
Eosinophile Leukozyten 1-6% 40-440/µl rigo	Diverse allergische Zustände (auf artfremdes Eiweiß, andere artfremde Stoffe, körpereigene Zerfallsprodukte, Arzneimittel), als Begleiterscheinung typischer allergischer Erkrankungen (z. B. Serumkrankheit, Astma bronchiale, Heuschnupfen, eosinophiles Lungeninfiltrat, eosinophile Bronchitis, Colica mucosa u. a.), Arteriitis nodosa, Endocarditis fibroblastica, Wurminfektionen, vor allem solche, bei denen die Würmer oder Larven selbst ins Blut eindringen, tropische Eosinophilie, Biß der Schwarzen Spinne, maligne Tumoren, Lymphogranulomatose, Retikulose, Leukämie, nach Milzentfernung, Parasympaticomimetica, konstitutionell, eosinophiles Knochengranulom, Scharlach, Dermatitis herpetiformis, Ekzema, Dermatitis exfoliativa, Pemphigus, Psoriasis, Pru-	Im anaphylaktischen Schock, am Höhepunkt akuter Infektionen (Typhus, Pneumonie, Diphtherie, Peritonitis), Adrenalin und Glukokortikoide (Thorn-Test!), akute Leukämie, Perniziosa, Cushing-Syndrom, Akromegalie, Lupus erythematodes
Monozyten 2-10% 100-800/µl	Im Verlauf von Infektionskrankheiten (monozytäre Überwindungsphase nach Schilling), Pfeiffer-Drüsenfieber, Monozytenleukämie, Retikulose, bestimmte Infektionskrankheiten (z. B. Endocarditis lenta, Variola, Flecktyphus, chronische Malaria, Röteln, Mumps, Trypanosomiasis, Kala-Azar, Rückfallfieber), Lymphogranulom, Viruspneumonien, Lebererkrankungen	Auf der Höhe akuter Infekte, Agranulozytose, Perniziosa
Basophile Leukozyten 1% 15-100/µl	Chronische myeloische Leukämie, Polyzythämie, Diabetes mellitus, Myxödem, Mastzellenleukämie, Urticaria pigmentosa	Hyperthyreose, Schwangerschaft, Perniziosa, Kortison

Im Gegensatz zur Leukämie ist bei diesen Erkrankungen die Linksverschiebung reversibel.
Rechtsverschiebung d. h. Vermehrung der älteren Granulozyten (bei perniziöser Anämie und anderen megaloplastischen Anämien).

Vitamin B_{12} und Folsäure

Untersuchungsprinzip

Die Bestimmung von Vitamin B_{12} und Folsäure erfolgen mit Hilfe radioimmunologischer Methoden oder Enzymimmunoassays.

Normalbereich 150–650 pg/ml Vitamin B_{12},
6– 30 ng/ml Folsäure.

Bewertung

Sowohl die Vitamin-B_{12}-, als auch die Folsäurekonzentration ist bei mehreren Erkrankungen verändert:

- erhöht bei
  - chronisch myeloischer Leukämie,
  - Erythroleukämie,
  - akuten Lebererkrankungen;
- erniedrigt bei
  - perniziöser Anämie,
  - anderen megaloblastischen Erkrankungen,
  - totaler Gastrektomie.

Serumeisenspiegel

Der Veränderung des Serumeisenspiegels wird v. a. in der Diagnostik der Blut- und Lebererkrankungen größere Bedeutung beigemessen.

Untersuchungsprinzip

Die Bestimmung des Serumeisens erfolgt am besten nach Heilmeyer und Plötner mit O-Phenantrolin (bzw. Chemikalienkombinationen, z. B. Ferropack) photometrisch.

Normbereiche: Neugeborenes 150–200 µg/100 ml,
Männer 100–120 µg/100 ml,
Frauen 80–100 µg/100 ml.

Die Interpretation erhöhter oder erniedrigter Serumeisenspiegel ist aus Tabelle 26 ersichtlich.

Eisenbindungskapazität

Unter totaler Eisenbindungskapazität wird die Konzentration des im Plasma zirkulierenden Transferrins verstanden, das in der Elektrophorese mit den β_1-Globulinen wandert. Es ist normalerweise nur zu einem Drittel mit Eisen abgesättigt. Man nennt diesen Teil des Transferrins die gesättigte Eisenbindungskapazität im Gegensatz zur ungesättigten Eisenbindungskapazität (restliches Transferrin).

Tabelle 26. Veränderungen des Serumeisenspiegels

Erniedrigung	Erhöhung
Ungenügende Aufnahme: alimentär, Resorptionsstörung	Alle Lebererkrankungen mit Leberzellzerfall (wahrscheinlich durch Freisetzung von Speichereisen aus den geschädigten Zellen) wie z. B. Hepatitis, Leberzirrhose im entzündlichen Schub
Vermehrter Bedarf: Schwangerschaft, Wachstumsperiode	Vermehrung des Speichereisens wie bei Hämochromatose oder Transfusionssiderose
Vermehrter Verlust: Blutung, Nephrose, Laktation	Verminderung der Erythropoese (aplastische Anämie)
Vermehrte Anreicherung im RES: chronische Infekte, Entzündungen, maligne Tumoren	Vermehrter Eisenzustrom in das Plasma durch verstärkte Hämolyse oder exzessiven extravasalen Erythrozytenzerfall
	Bei gestörter Eisenverwertung: sideroachrestische Anämien, Pyridoxinmangel, Thalassämie

Die totale Eisenbindungskapazität ist in der Regel hoch, wenn der Serumeisenspiegel niedrig ist. Daraus resultiert prozentual ein niedriger Sättigungsgrad (oft vor einer Verminderung der Serumeisenkonzentration). Umgekehrt ist ein hoher Serumeisenspiegel mit einer Erniedrigung der totalen Eisenbindungskapazität verbunden.

Die wichtigste Ausnahme bilden Patienten mit chronischen Infekten, Entzündungen oder malignen Tumoren. Die Ursache dürfte eine Synthesestörung des Transferrins sein.

Normbereich: 340–400 µg/100 ml (Veränderungen vgl. Tabelle 27).

Tabelle 27. Veränderungen des Transferrinspiegels

Vermehrung	Verminderung
Physiologisch: während der Gravidität, nach Geburt bis zum 2. Lebensjahr (Eisenmangel)	Akuter und chronischer Infekt, hämolytische Anämie, Anaemia perniciosa, Urämie, Karzinom, Nephrose, Skorbut, Rheumatismus
Pathologisch mit hohem Eisenspiegel: Leberleiden (Hepatitis), Mit niedrigem Eisenspiegel: akuter und chronischer Blutverlust, Eisenmangel, Polycythaemia vera	

Untersuchung des Knochenmarks

Knochenmark wird normalerweise durch Punktion des Sternums, der Darmbeinschaufel oder der Dornfortsätze der oberen Lendenwirbel gewonnen.
Tabelle 28 zeigt von verschiedenen Autoren angegebene Mittelwerte und Normalverteilungen der einzelnen Markelemente.

Tabelle 28. Myelogramm nach verschiedenen Autoren (Markelemente in %)

Zellart	Nach Klima	Nach Rohr	Nach Heilmeyer u. Häckel
Proerythroblasten	1,5	5 (0,8-10,4)	1,2 (0,5-2,6)
Makroblasten	7,0	9 (2,4-18,8)	5,4 (0,6-10,0)
Normoblasten	18,0	16 (6,2-28,6)	22 (6,4-33)
Myeloblasten	1,0	1,0 (0,6-2,3)	3,0 (1,8-4,0)
Promyelozyten	3,0	4,0 (1,7-6,7)	4,0 (1,2-6,0)
Myelozyten	15,0	13,0 (7,1-20,1)	22,0 (15,3-29,6)
Metamyelozyten	14,5	7,0 (3,1-10,3)	20,0 (14,3-25,5)
Stabkernige	11,4	41,0 (33,8-50,6)	24,0 (17,8-30,2)
Neutrophile Segmentierte	18,8	17,0 (11,4-29,2)	20,0 (10-28)
Eosinophile Segmentierte	0,7	4,0 (1,8-6,0)	4,0 (1,3-4,8)
Basophile Segmentierte	-	0-1 (0,1-1,0)	1,0
Lymphozyten	7,0	11,0 (4,9-18,0)	4,0 (0,4-8,6)
Monozyten	1,0	2,0 (0,6-2,8)	0,5 (0,4-1,4)
Retikulumzellen	1,5	8,0 (1,6-16,8)	4,0 (2,0-6,0)
Makrophagen Plasmazellen Megakaryoblasten Megakaryozyten		vereinzelt immer vorhanden; wesentliche Vermehrung oder Fehlen wird extra beschrieben	

Neuromuskuläres System

Problembeschreibung

Erkrankungen des neuromuskulären Systems sind von besonderer Bedeutung für eine bevorstehende Anästhesie. Neurologische Erkrankungen können die Indikation zur Durchführung regionaler Anästhesieverfahren einengen oder lassen für den postoperativen Verlauf Probleme erwarten (z. B. wenn die Atemmuskulatur betroffen ist).
Unter den Muskelerkrankungen beeinflussen v. a. die maligne Hyperthermie, die Myasthenie und verschiedene Formen der Myotonie das anästhesiologische Vorgehen entscheidend.

Diagnostische Verfahren

Anamnese

Besonderes Augenmerk ist zu richten auf
- passagere oder periodische Lähmungen,
- Lokalisation, Dauer und Ausmaß dieser Lähmungen,
- Schluckstörungen,
- Atemnot,
- vegetative Störungen,
- Sensibilitätsstörungen,
- Nystagmus, Intentionstremor,
- Sprachstörungen,
- Krämpfe,
- Rigor,
- Hypokinese,
- zunehmende muskuläre Schwäche nach Bewegungswiederholungen,
- unklare hohe Temperaturen nach Bagatelleingriffen in Allgemeinanästhesie,
- Pupillenmotorik.

Klinische Untersuchung

Die klinische Untersuchung entspricht einer neurologischen Statuserhebung, wobei besonders die obengenannten Gesichtspunkte Berücksichtigung finden müssen.

Thoraxröntgen

Zu beachten sind interstitielle Fibrosierungen als Ausdruck einer pulmonalen Beteiligung von Bindegewebserkrankungen (Sklerodermie). Diffuse Infiltrationen können Hinweis auf einen Lupus erythematodes darstellen.

Elektrokardiogramm

Patienten mit neuromuskulären Erkrankungen zeigen häufiger Arrhythmien und Erregungsleitungsstörungen (z. B. AV-Block).

Muskelbiopsie

Zur Diagnosesicherung ist die Durchführung einer Muskelbiopsie oft unerläßlich (z. B. bei Verdacht auf maligne Hyperthermie). Die Muskelbiopsie kann in Lokalanästhesie (Infiltration) problemlos durchgeführt werden.

Elektromyogramm (EMG)

Das EMG läßt z. B. bei Myasthenie charakteristische Muster erkennen.

Laboruntersuchungen

Bei Verdacht auf eine neuromuskuläre Erkrankung sind Laborparameter zu bestimmen, die auf einen Anstieg der Muskelenzyme hinweisen:

- CPK,
- Aldolase,
- GOT,
- GPT,
- LDH,
- Kalium.

Die spezielle Diagnostik wird in aller Regel vom Neurologen durchgeführt werden müssen, so daß insbesondere bei diesen Erkrankungen die interdisziplinäre Zusammenarbeit unerläßlich ist.

Computertomogramm (CT)

Das CT dient der Objektivierung intrakranieller Prozesse wie z. B. Raumforderung, Blutung, Druckerhöhung.

Indikationen zur Durchführung diagnostischer Verfahren bei speziellen Organfunktionsstörungen

Kardiovaskuläres System

Hypertonie

Bei gut eingestelltem Hypertonus liegen die Blutdruckwerte nicht über 160/95 mm Hg. Liegen sie häufig darüber, so ist eine antihypertensive Therapie zu beginnen oder zu ergänzen. Nicht selten ist hierfür eine Zurückstellung des geplanten operativen Eingriffs erforderlich.

Eine Ausnahme hinsichtlich der geforderten Normwerte bilden Patienten mit ausgeprägter arterieller Verschlußkrankheit (AVK), insbesondere mit sklerotischen Veränderungen bzw. Stenosen der das Gehirn versorgenden Gefäße. Hier werden höhere Blutdruckwerte toleriert, da eine rasche Blutdrucksenkung die Sauerstoffversorgung des Gehirns gefährden würde.

Eine Hypertonie korreliert recht häufig mit weiteren Funktionsstörungen des Herz-Kreislauf-Systems, wie z. B. koronare Herzkrankheit und Herzinsuffizienz, wodurch sich das perioperative Risiko erhöht.

Liegen keine zusätzlichen Funktionsstörungen des Herz-Kreislauf-Systems vor, kann eine milde bis mäßige Hypertonie allein in der Regel nicht für das Auftreten von Komplikationen ursächlich verantwortlich gemacht werden.

Liegt dagegen ein nicht eingestellter oder sogar entgleister Hypertonus vor, so ist das Risiko einer Komplikation während der Anästhesie bzw. während des operativen Eingriffs deutlich erhöht.

Dies hat folgende Ursachen:
- erhöhte Blutdrucklabilität infolge Veränderungen des systemischen Gefäßwiderstands (Veränderungen des Gefäßtonus); Patienten mit Hypertonie zeigen früher arteriell-sklerotische Veränderungen als vergleichbare normotensive Patienten;
- häufig ist die linke Herzkammer klein bei gleichzeitig bestehender Hypertrophie der entsprechenden Muskulatur; hieraus resultiert eine

verminderte Auswurfleistung, die als weiterer Faktor zu einer erhöhten Instabilität des arteriellen Blutdrucks führt.
- eine eventuelle Hypotension führt zu einer Reduktion des Blutflusses in sklerotischen Arterien von Niere, Gehirn und Myokard mit möglicher konsekutiver Niereninsuffizienz, zerebraler Ischämie und Myokardinfarkt;
- eine Reduktion des Blutdrucks um mehr als 30 % über 10 min und länger beinhaltet das 5fache Risiko, einen Herztod zu erleiden;
- die Hypertension kann über die vermehrte Wandspannung eine myokardiale Ischämie verursachen, die ihrerseits wiederum zu einer Herzinsuffizienz führen kann; sie führt darüber hinaus häufig zu intrakraniellen Blutungen.

Zur präoperativen Diagnostik gehört neben dem Routineuntersuchungsprogramm eine engmaschige Kontrolle der Blutdruckwerte durch Führen einer Kreislaufkurve. Es werden damit repräsentative RR-Werte ermittelt. Fehleinschätzungen können durch die Verwendung falscher Manschettengrößen oder irgendwelcher Lecks im pneumatischen System des Blutdruckgerätes entstehen. Es besteht eine enge Beziehung zwischen notwendiger Manschettengröße und Oberarmumfang (vgl. Abb. 3, S. 24).

Die bei Hypertonikern häufig auftretende Linksherzhypertrophie findet Ausdruck im Thoraxröntgenbild und in den entsprechenden EKG-Veränderungen.

An die genannte Diagnostik schließt sich die Abklärung der durch den Hypertonus hervorgerufenen Sekundärerkrankungen (KHK, Herzinsuffizienz, Zerebralsklerose, Niereninsuffizienz) und eine eingehende Beurteilung möglicher arteriell-sklerotischer Veränderungen an. Die Spiegelung des Augenhintergrunds ist für eine Beurteilung des Arteriosklerosestadiums wertvoll. Bestehende myokardiale Ischämien werden anhand von Anamnese und EKG diagnostiziert. Bei den Laboruntersuchungen weisen erhöhte Retentionswerte auf arteriosklerotisch bedingte Nierenfunktionsstörungen hin.

Hypotonie

Eine konstitutionelle Hypotonie liegt vor, wenn systolische Drücke beim Mann dauernd unter 110 mm Hg, bei der Frau unter 105-100 mm Hg liegen. Ihr kommt kein Krankheitswert zu. Konstitutionelle Hypotoniker sind in der Mehrzahl beschwerdefrei und leistungsfähig. Sie neigen jedoch stärker zu hypotonen Regulationsstörungen als Normotoniker. Die Kenntnis repräsentativer RR-Werte ist erforderlich, um Fehleinschätzungen während der Narkoseführung zu vermeiden.

Dagegen abzugrenzen sind die hypotone Regulationsstörung, der orthostatische Kollaps und die vasovagale Synkope.

Die ensprechenden Symptome sind den folgenden Übersichten zu entnehmen.

Orthostatischer Kollaps
- Plötzliches Auftreten von generalisierter Muskelschwäche, Flimmern, Schwarzwerden vor den Augen.
- Kurzdauernde Bewußtlosigkeit oder starke Bewußtseinstrübung (Ohnmacht).
- Übelkeit, manchmal Erbrechen.
- Blässe, Kaltschweißigkeit, frequenter kleiner Puls.

Symptome der hypotonen Regulationsstörung
- Müdigkeit, Mattigkeit,
- Blässe,
- Schläfendruck,
- Leeregefühl im Kopf, Schwindel,
- Empfindung von Ohnmachtsnähe mit Übelkeit, Schwäche (kein Kollaps).

Vasovagale Synkope
- Bewußtseinsverlust,
- Muskelerschlaffung, Umsinken,
- Vorstadien der Ohnmacht (Übelkeit, Schwäche, Schwindel),
- Bradykardie, RR < 70 mm Hg systolisch.

Eine besondere Diagnostik ist nicht erforderlich. Die Kenntnis, daß eine derartige Störung vorliegt, ist wichtig, um solchen Störungen vorzeitig entgegenzuwirken. Insbesondere in der psychisch belastenden präoperativen Phase treten solche Regulationsstörungen gerne auf. Ansonsten besteht keine Erhöhung des perioperativen Risikos.

Herzinsuffizienz

Der Übergang vom leistungsfähigen Patienten mit kompensierter Herzinsuffizienz zum schwerkranken Patienten mit dekompensierter Herzinsuffizienz ist fließend.
Bei der Herzinsuffizienz ist das Herz unfähig, das venöse Angebot ohne Rückstau in das Arteriensystem zu befördern.

Bei der kompensierten Insuffizienz liegt ein normales Herzzeitvolumen unter erhöhtem Venendruck vor.
Bei der dekompensierten Insuffizienz ist das HZV trotz erhöhten Venendruckes unzureichend.

Zeichen der Linksherzinsuffizienz sind:
- Sinustachykardie,
- Belastungsdyspnoe,
- Ruhedyspnoe,
- Orthopnoe,
- asystolischer oder protodiastolischer Galopprhythmus,
- klingende, feuchte Rasselgeräusche über der Lunge, manchmal auch trockene Nebengeräusche im Sinne von Giemen und Brummen als Ausdruck eines Asthma cardiale,
- vermindertes Harnvolumen.

Im Endstadium der Linksherzinsuffizienz findet sich
- Pulsus alternans,
- unzureichende periphere Gewebsperfusion (Zyanose),
- Lungenödem (feuchte Rasselgeräusche, Brodeln),
- Cheyne-Stokes-Atmung.

Der Wedgedruck ist erhöht, das HZV ist je nach Stadium der Insuffizienz noch in der Norm oder erniedrigt, der periphere Widerstand ist erhöht.

Im Thoraxröntgenbild findet man die Zeichen für
- Lungenstauung,
- Lungenödem,
- Perikarderguß,
- Winkelergüsse,
- Pleuraergüsse.

Häufigste Ursachen der Linksherzinsuffizienz sind:
- koronare Herzkrankheit,
- Hypertonie,
- Herzrhythmusstörungen,
- Hypoxie,
- Klappenfehler.

Eine anhaltend erhöhte Nachbelastung des rechten Ventrikels, die durch einen erhöhten pulmonal-vaskulären Widerstand verursacht ist, führt häufig zu einer Hypertrophie, Dilatation und Insuffizienz des rechten Ventrikels.
Die Kriterien eines Cor pulmonale sind erfüllt, wenn die Rechtsherzinsuffizienz infolge einer Lungenerkrankung oder Erkrankung des Lungenkreislaufs auftritt.

Die Rechtsherzinsuffizienz kann sekundär - infolge verminderten Herzzeitvolumens - zur Linksherzinsuffizienz führen.
Die Zeichen der Rechtsherzinsuffizienz sind:
- erhöhter zentralvenöser Druck (gestaute Jugularvenen),
- hörbarer 3. Herzton über dem rechten Ventrikel,
- vergrößerte Leber (Leberfunktionsstörung),
- prätibiale Ödeme,
- Nykturie,
- Aszites,
- Meteorismus.

Bei Globalinsuffizienz sind die Zeichen der Rechts- mit denen der Linksherzinsuffizienz kombiniert.

Das EKG zeigt organische Schädigungen an, wie Veränderungen des QRS-Komplexes, der Erregungsrückbildung und Rhythmusstörungen.

Die dekompensierte Herzinsuffizienz ist in ihrer Bedeutung hinsichtlich des Risikos eines operativen Eingriffs einem frischen Herzinfarkt gleichzusetzen und erfordert die Rückstellung von geplanten operativen Eingriffen.

Die präoperative Diagnostik beinhaltet eine ausführliche Untersuchung des kardiovaskulären Systems. Diese wird sich in erster Linie am klinischen Bild orientieren. Durch weitere Untersuchungen, wie Echokardiographie, Ventrikelszintigraphie und Herzkatheter, kann das Ausmaß der Herzinsuffizienz objektiv beschrieben werden.

Inwieweit diese - insbesondere die invasiven - Verfahren zum Einsatz kommen, wird vom Einzelfall und von der Dringlichkeit eines durchzuführenden operativen Eingriffs abhängen.

Koronare Herzerkrankung (KHK)

Die Häufigkeit der KHK wird bei Patienten unter 60 Jahren auf 20% geschätzt und ist die häufigste Ursache des plötzlichen Herztodes.
Sie hat ein breites klinisches Spektrum. Klinische Krankheitsbilder, Pathophysiologie und unterschiedliche Prognosen haben zu folgender Einteilung geführt:

- stabile Angina pectoris,
- instabile Angina pectoris,
- Präinfarktsyndrom,
- Herzinfarkt.

Der Herzschmerz kann in seinem Ausmaß und auch seiner Intensität sehr verschieden sein. Angegeben werden Brennen, Krampf- und Engegefühl und Stechen.

Er kann gering, gerade noch erträglich bis unerträglich sein. Ein sehr starker Schmerz ist auch häufig mit Angst, Vernichtungsgefühl und Todesangst verbunden.

Lokalisiert ist der Schmerz meist retrosternal mit Ausstrahlung in den präkordialen Bereich, die linke Schulter, Innenseite des linken Unterarms, 4. und 5. Finger links, atypische Ausstrahlung in Nacken, Rücken, Unterkiefer, rechten Arm, rechte Schulter und Epigastrium. Daraus ergeben sich folgender Übersicht zu entnehmende wichtige Differentialdiagnosen.

Differentialdiagnose des pektanginösen Schmerzes
a) Kardial:
 - instabile Angina, Präinfarktsyndrom,
 - akute (Virus)perikarditis,
 - tachykarde Rhythmusstörungen,
 - hypertone Krise, Lungenödem,
 - Angina bei Aortenstenose,
 - Lungenembolie,
 - Cor pulmonale.
b) Extrakardial:
 - skelett- bzw. muskulär bedingt wie z. B. Spondylarthrose, Xyphoiditis, M. Tietze, Interkostalneuralgie, Schultergelenkbeschwerden, Herpes zoster, Coxsackie-Virusinfektion,
 - Zahnschmerzen,
 - dissezierendes Aortenaneurysma,
 - Ösophagusdysphagie, Ösophagitis,
 - akute Pankreatitis,
 - Gallenblasenaffektionen,
 - Ulcus duodeni, Magenerkrankungen,
 - Appendizitis,
 - Lungeninfarkt.

Bei stabiler Angina pectoris treten Beschwerden fast ausschließlich unter Belastung auf, und zwar über Monate bis Jahre hinweg bei gleicher Belastungsstufe bzw. Erhöhung des Sauerstoffbedarfs.
Dagegen abzugrenzen ist die instabile Angina mit sich häufig wiederholenden, z. T. spontan oder unter Therapie sich zurückbildenden Anfällen von Ruheangina, aber auch der in kurzem Zeitintervall abnehmenden Belastungstoleranz. Häufig ist es sehr schwierig, das Präinfarkt-Syndrom von der instabilen Angina abzugrenzen (Tabellen 29 und 30), dieses auch wiederum gegen den Herzinfarkt.

Tabelle 29. Differentialdiagnose instabile Angina – Präinfarktsyndrom

	Instabile Angina	Präinfarktsyndrom
Dauer der Periode der rezidivierenden Ruheangina	Tage – Wochen	Stunden – Tage
Vorausgehende stabile Angina	+ + + +	(+)
Vorherige Beschwerdefreiheit	(+)	+ + + +
Ruheangina mit ST-Hebung	+ +	+ + + + gehäufte Anfälle
Belastungsangina mit niedriger AP-Schwelle	+ + +	+
Arrhythmien	(+)	+ +
Typische Schmerz-Lokalisation	+ + +	+
Systolisches Geräusch während des Anfalls	+	+

Tabelle 30. Differentialdiagnose Präinfarktsyndrom – beginnender Infarkt

	Präinfarktangina	Beginnender Infarkt
Transmurale Ischämie	Reversibel	Irreversibel
Nekrose	(+)	+ + +
ST-Hebung	Kurzdauernd, Minuten (bis 1 h)	Langdauernd, Tage
Ruheangina	+ + Minuten (bis 1 h)	+ + + + Stunden
Ansprechen auf		
Nitroglycerin	+ +	(+)
Kalziumantagonisten	+ + +	(+)
Thrombotischer Verschluß	∅	90 % + + + +
Spasmus	+ + + (primär)	+ (sekundär?)
CK-Anstieg	∅	+ + + obligat
Arrhythmien	+	+ + +

In der ersten Stunde oft schwierig abgrenzbar!

Eine Übersicht über den Verlauf der koronaren Herzkrankheit gibt Abb. 30.

Nach dem Schema der Canadian Cardiovascular Society kann die Angina pectoris in folgende Schweregrade eingeteilt werden:
I: Normale körperliche Aktivität wie Spazierengehen, Treppensteigen führt nicht zu Angina. Angina tritt auf bei starker, schneller oder langanhaltender Belastung oder während der Erholungsphase.

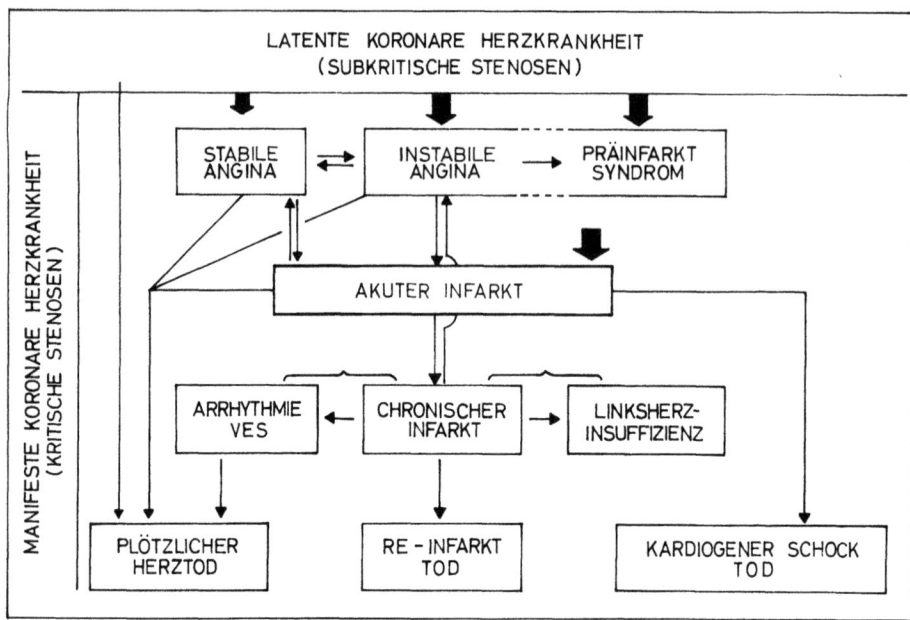

Abb. 30. Übersicht über den Verlauf der koronaren Herzkrankheit. Die *Pfeile* bezeichnen die wichtigsten Verlaufsrichtungen

II: Die normale körperliche Aktivität ist leicht eingeschränkt. Angina tritt auf bei raschem Gehen oder Treppensteigen, Aufwärtsgehen, Gehen oder Treppensteigen nach den Mahlzeiten, im Wind, unter emotionaler Belastung oder nur wenige Stunden nach dem Erwachen.
III: Die normale körperliche Aktivität ist erheblich eingeschränkt. Der Patient kann 1-2 Häuserreihen entlanggehen und einen Treppenabsatz ersteigen.
IV: Beschwerden bei jeglicher körperlichen Aktivität. Angina kann auch in Ruhe auftreten.
10-20 % der Patienten mit instabiler Angina erleiden einen Infarkt. Beim Präinfarktsyndrom ist davon auszugehen, daß die Ischämie nur noch partiell reversibel ist und zwangsläufig einen Infarkt zur Folge hat.
Zu betonen ist, daß das klinische Äquivalent der Ischämie, der anginöse Schmerz, aber auch das EKG-Äquivalent, die ST-Streckenveränderungen, nur zu einem relativ geringen Anteil mit dem zugrundeliegenden pathoanatomischen und -physiologischen Geschehen korrelieren. So kann ein Anfall von schwerer Ruheischämie dieselben Symptome bewirken wie die beginnende Nekrose bzw. der Infarkt. Umgekehrt verlaufen viele Ischämiezustände ohne anginösen Schmerz („stumm") oder atypisch.

Je nach Größe und Lokalisation der durch die Ischämie betroffenen Myokardregion resultiert daraus vorübergehend eine Reduktion der globalen Pumpfunktion und somit eine momentane Herzinsuffizienz. Dies erklärt die häufige Dyspnoe des Patienten während des Angina-pectoris-Anfalls. Der mehr oder weniger ausgeprägte Verlust der Pumpfunktion in den ersten Stunden nach Herzinfarkt hat zu folgender Einteilung mit wesentlicher prognostischer und damit auch therapeutischer Bedeutung (vgl. Killip-Klassifizierung, Tabelle 31) geführt.

Tabelle 31. Killip-Klassifizierung des frischen Herzinfarkts (CCU Coronary Care Unit, RG Rasselgeräusche)

Klasse	Definition	Mit akutem Infarkt in CCU [%]	Letalität [%]
I	keine RG über beiden Lungen, kein S_3	30–40 (46,1)	8 (7,3)
II	RG über höchstens 50% der Lungen oder S_3	30–50 (36,1)	30 (20,6)
III	RG über mehr als 50% der Lungen, Lungenödem	5–10 (8)	45 (30,8)
IV	Schock	10 (9,8)	80–100 (77,5)

Gelegentlich begleiten Arrhythmien die instabile Angina, häufig den Infarkt. Die über eine längere Zeit bestehende Arrhythmieneigung bei Zustand nach Herzinfarkt erhöht deutlich das Risiko des plötzlichen Herztodes.

Die präoperative Diagnostik bei KHK hat zum Ziel:
- eine evtl. unbekannte KHK zu diagnostizieren,
- die KHK in ihrem Ausmaß einzuschätzen,
- sie auf Besserungsfähigkeit durch medikamentöse Therapie zu überprüfen,
- Ausschluß eines frischen Herzinfarktes.

Die Diagnostik umfaßt neben dem Routineuntersuchungsprogramm eine ausführliche, gezielte Anamnese, eventuell das Belastungs- und/oder Langzeit-EKG, in besonders ausgeprägten Fällen die Rechtsherzkatheteruntersuchung. Hinsichtlich der Frage der Revaskularisation ist die Koronarangiographie angezeigt.

Das EKG weist bei Angina pectoris mehr oder minder ausgeprägte Zeichen der KHK auf. Diese können aber auch fehlen. Durch Provokation mittels Belastungs-EKG werden ST-Streckenveränderungen (Senkung) als Zeichen einer Innenschichtischämie gefunden (stabile Angina; Abb. 31).

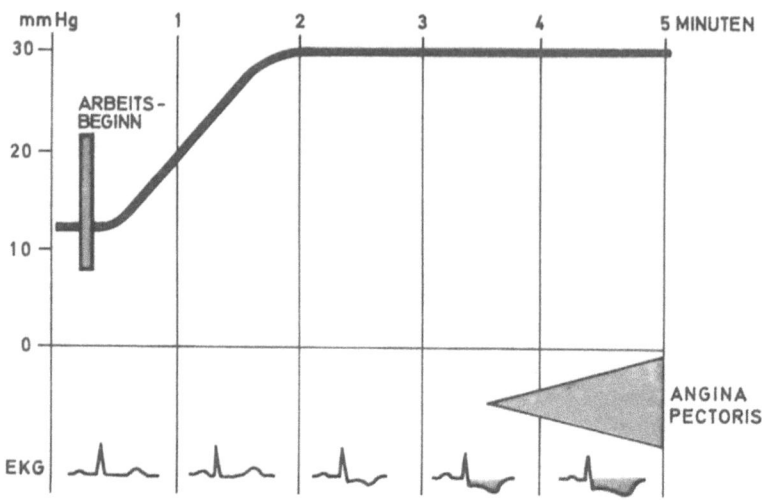

Abb. 31. Verlauf der wichtigsten Parameter bei Belastungsischämie. Am frühesten zeigt sich ein Anstieg des enddiastolischen Druckes als Ausdruck der abnormen diastolischen Compliance bzw. Versteifung der Wand im poststenotischen Areal aufgrund der Ischämie, dann die ST-Streckensenkung und schließlich der Schmerz als letztes Zeichen

Die ST-Streckenhebung ist Ausdruck der transmuralen Ischämie. Bei KHK sind häufig bereits im Ruhe-EKG Herzrhythmusstörungen zu sehen. Manchmal zeigen sie sich unter Belastung (Belastungs-EKG) oder im Langzeit-EKG.
Die Häufigkeit der Extrasystolien oder Vorhofarrhythmien korrelieren sehr deutlich mit postoperativen Komplikationen als Ausdruck der vorliegenden Herzerkrankung.
Die Diagnose des Myokardinfarkts wird neben der Anamnese durch mehrfache EKG's sowie Enzymuntersuchungen gestellt. Die früheste erkennbare EKG-Veränderung ist die Anhebung der T-Welle. Es folgt die Hebung der ST-Strecke, die T-Umkehr und bei transmuralem Infarkt die Entwicklung einer Q-Welle.
Ist der Infarkt nicht voll ausgeprägt, bleibt die Entwicklung der Q-Welle aus, jedoch kommt es zur Reduktion der R-Zacke (R-Verlust). Die Infarktlokalisation kann aus den Ableitungen, an denen die Veränderungen statt-

finden, ersehen werden (vgl. Abb. 10, S. 36). Der typische Anstieg der herzspezifischen Enzyme CKMB, GOT, LDH sichert die Diagnose. Gelegentlich finden sich keine EKG-Veränderungen, so daß der Anstieg der Enzyme allein die Diagnose ergibt. Zu beachten ist, daß auch bei ausgeprägten Angina-pectoris-Anfällen geringe Enzymerhöhungen vorkommen können.

Bei den Laboruntersuchungen ist die Hb-Bestimmung von besonderer Bedeutung, um eine Polyzythämie (Ansteigen der Viskosität) oder aber eine Anämie (Exazerbation) rechtzeitig erkennen und therapieren zu können.

In vielen Fällen ist das Thoraxröntgenbild unauffällig. Häufig bestehen neben KHK weitere kardiozirkulatorische Erkrankungen wie Hypertonie, generalisierte AVK, pulmonale Erkrankungen, Herzvitien. Dann zeigen Herz und Lunge entsprechende Veränderungen im Röntgenbild.

Erstes Zeichen der myokardialen Ischämie (häufig schon nach 30 s) ist der Anstieg des linksventrikulären enddiastolischen Druckes, der durch eine Abnahme der Pumpfunktion des Herzens und Zunahme der diastolischen Wandsteifigkeit bedingt ist (vgl. Abb. 31). Jedoch läßt im Einzelfall die Höhe des PCWP bzw. PAP diastolisch (vgl. Tabelle 12, S. 63) nur bedingt Rückschlüsse auf den Schweregrad der Ischämie zu.

Weitere Untersuchungsverfahren, wie Echokardiographie, Ventrikel- und Myokardszintigraphie, können zur Diagnostik der KHK beitragen.

Patienten über 70 Jahre haben ein 10fach höheres Risiko, einen Myokardinfarkt bzw. Herztod zu erleiden. Das zeitliche Häufigkeitsmaximum postoperativer Infarkte liegt zwischen dem 3. und 5. postoperativen Tag. Das Reinfarktrisiko bei Patienten, die innerhalb von 3 Monaten nach einem frischen Myokardinfarkt operiert werden, beträgt 30%.

Daher darf eine Operation nur bei höchst dringlicher bzw. vitaler Indikation innerhalb des ersten halben Jahres nach Infarkt erfolgen. Auch bei instabiler Angina muß die Operationsindikation sehr eng gestellt werden, denn ca. 15% auch dieser Patienten entwickeln einen Infarkt.

Herzrhythmusstörungen

Herzrhythmusstörungen sind Symptome und Komplikation zahlreicher Erkrankungen. Die wichtigsten sind KHK, Myokarditis, Glykosidintoxikation und Schilddrüsenerkrankung.

Häufige Extrasystolen oder Vorhofarrhythmien korrelieren sehr deutlich mit postoperativen Komplikationen.

Die Bewertung der Rhythmusstörungen orientiert sich an

- der Art,
- dem Ausmaß,

- der hämodynamischen Auswirkung,
- der Wahrscheinlichkeit, in bedrohlichere Formen (Kammerflattern) überzugehen.

Extreme Brady- und Tachykardien können das Herzzeitvolumen bis zum Auftreten einer Herzinsuffizienz reduzieren. Bei Vorhofflimmern muß mit einer schlechteren Ventrikelfüllung gerechnet werden. Polytope Extrasystolen gehen häufig in Kammerflimmern über.
Bei der präoperativen Diagnostik steht neben dem Routineuntersuchungsprogramm die EKG-Beurteilung im Vordergrund. Das Langzeit-EKG gibt einen Überblick über die Herzrhythmusstörungen innerhalb eines längeren Zeitraumes; außerdem deckt es oftmals im Routine-EKG nicht erfaßte Herzrhythmusstörungen auf.
Bei digitalisierten Patienten sollte der Digitalisspiegel vorliegen. Elektrolyte müssen innerhalb des Normbereiches liegen. Ein Herzschrittmacher muß präoperativ auf seine einwandfreie Funktion überprüft werden, sofern Verdacht auf Dysfunktion besteht oder die letzte Kontrolle länger als 3-6 Monate zurückliegt.

Herzklappenerkrankungen

Für eine sichere Narkoseführung bei Patienten mit Herzklappenerkrankungen muß der Anästhesist grundlegende Kenntnisse über die Pathophysiologie der Erkrankung einschließlich ihrer Kompensationsmechanismen besitzen. Anhand der Vorgeschichte orientiert er sich v. a. über Art und Ausmaß der Klappenerkrankung. Aus der Leistungseinschränkung des Patienten durch die Krankheit können Kompensationsmechanismen und Kompensationsbreite des Herzens eingeschätzt werden.
Herzklappenfehler werden nach den Kriterien der New York Heart Association (NHYA) in 4 funktionelle Schweregrade eingeteilt:

I: Es besteht eine Herzklappenerkrankung ohne Einschränkung der körperliche Belastbarkeit. Das Herzzeitvolumen wird in Ruhe und bei Belastung ohne Anstieg des Lungenkapillarenverschlußdrucks aufrechterhalten.

II: Das Herzzeitvolumen wird durch kompensatorische Dilatation und/ oder Hypertrophie aufrechterhalten. Eine akute Dilatation mit Anstieg des linksventrikulären Füllungsdrucks tritt nur bei körperlicher Belastung auf.

III: Die Kontraktilität ist eingeschränkt, das normale HZV wird durch bereits in Ruhe erhöhten Füllungsdruck aufrechterhalten. Bei geringer körperlicher Belastung treten bereits Beschwerden auf.

IV: Die Kontraktilität ist schwer beeinträchtigt, das HZV kann bereits in Ruhe trotz erhöhten Füllungsdrucks (mit Dyspnoe) vermindert sein. Selbst in Ruhe können die Zeichen des „low output syndrome" auftre-

ten, Müdigkeit, Schwäche, Verwirrung, Oligurie, Kachexie. Die Zeichen der Herzinsuffizienz verstärken sich bei Belastung.
Bei der klinischen Untersuchung sind die vitientypischen Geräusche zu auskultieren. Auf Zeichen der Links- oder Rechtsherzbelastung bzw. -insuffizienz muß geachtet werden, ebenso auf spezifische Veränderungen der Hämodynamik. EKG und Röntgenthorax zeigen mehr oder weniger ausgeprägte typische Veränderungen.
Über Auswirkungen auf den Gasaustausch orientieren arterielle Blutgase und Lungenfunktion. Weiter tragen zur Diagnostik von Art und Ausmaß der Herzklappenerkrankung die Echo- und Phonokardiographie, Herzszintigraphie, Angiographie und Herzkatheterisierung bei.
Im folgenden werden Pathophysiologie und Symptomatik der häufigsten Vitien beschrieben.

Mitralstenose

Bei der Mitralstenose besteht als Grundstörung ein erhöhter Widerstand gegen den Blutstrom durch die Mitralklappe. Die normale Mitralklappenöffnung beträgt 4-6 cm^2. Erst wenn die Öffnungsfläche auf 2,6 cm^2 verkleinert ist, wird der Blutfluß durch die Klappe deutlich behindert. Die meisten Patienten, bei denen sich eine Mitralstenose (meist nach einem rheumatischen Fieber) entwickelt hat, bleiben für mindestens 10 Jahre symptomfrei.
Mit Mitralstenose steigt der Druck im linken Vorhof an; der Vorhof selbst hypertrophiert und dilatiert, wobei zwischen Stenosierungsgrad und Druck im linken Vorhof eine enge Beziehung besteht. Der Blutfluß durch die Mitralklappe hängt vom Herzzeitvolumen und der Herzfrequenz ab. Eine Tachykardie verkürzt die Diastole stärker als die Systole; die Folge ist, daß weniger Zeit für den Blutfluß durch die Mitralklappe zur Verfügung steht. Es kommt zu einer Steigerung des linken Vorhofdruckes. Hieraus erklären sich plötzliche Luftnot und Lungenödem bei Patienten mit Mitralstenose durch Vorhofflimmern und schnelle Ventrikelfrequenz.
Präoperativ ist sehr darauf zu achten, daß bei Vorhofflimmern die Ruhefrequenz auf 60-65/min gesenkt ist.
Bei Patienten mit Mitralstenose und fehlendem Sinusrhythmus führt der Verlust der Vorhofkontraktion durch Vorhofflimmern zu einer Erniedrigung des Herzzeitvolumens um etwa 20%. Außerdem steigt durch das Vorhofflimmern der mittlere Vorhofdruck stärker an. Der hohe Druck im linken Vorhof überträgt sich retrograd auf die Lungengefäße. Mit steigendem Vorhofdruck kommt es zum interstitiellen Lungenödem. Bei Vorhofdrücken zwischen 12 und 25 mm Hg ist bei 50% aller Patienten der Wassergehalt der Lungen vermehrt, bei Drücken über 25 mm Hg schließlich bei allen Patienten.

Durch das interstitielle Lungenödem nehmen die Compliance der Lunge und der pulmonale Gasaustausch ab. Die alveolo-arterielle O_2-Differenz ist erhöht, die Atemarbeit gesteigert.

Konsekutive strukturelle Veränderungen der Lungengefäße und ständige Erhöhung des linken Vorhofdruckes auf über 25 mm Hg sind mit starkem Anstieg des pulmonalen Gefäßwiderstands und Rechtsherzbelastung verbunden. Im Endstadium kommt es zum Rechtsherzversagen und zur relativen Trikuspidalinsuffizienz. Das pO_2 ist lange Zeit normal, bis sich eine schwere Lungenstauung entwickelt.

Bei fortgeschrittener Mitralstenose ist häufig die Leberfunktion durch einen erhöhten Druck im rechten Vorhof und „low output syndrome" beeinträchtigt. Eine Azotämie ist meistens prärenal bedingt (niedriges HZV).

Chronische Mitralinsuffizienz

Die initale Grundstörung der Mitralinsuffizienz liegt im systolischen Rückstrom von Blut aus dem linken Ventrikel in den linken Vorhof.
Das Regurgitationsvolumen hängt v. a. ab von
- der Größe der insuffizienten Klappenöffnung,
- dem Druckgradienten zwischen Ventrikel und linkem Vorhof,
- der Dauer der Auswurfphase.

Diese Faktoren sind dynamisch und hängen wiederum ab von
- dem Kontraktionszustand des linken Ventrikels,
- der Compliance des linken Vorhofs und der Lungenvenen,
- dem Widerstand gegen das in die Aorta ausgeworfene Volumen.

Die Mitralinsuffizienz kann aufgrund der Regurgitationsfraktion (RF, als Anteil vom gesamten Schlagvolumen) in folgende Schweregrade eingeteilt werden:
- RF < 0,3: leichte Insuffizienz,
- RF 0,3-0,6: mäßige Insuffizienz,
- RF > 0,6: schwere Insuffizienz.

Der myokardiale O_2-Verbrauch ist bei Mitralinsuffizienz nur gering erhöht. Die 3 Hauptdeterminanten, nämlich Wandspannung, Kontraktilität und Herzfrequenz sind bei dieser Krankheit nur wenig verändert.
Der linke Vorhof dilatiert, da der Vorhof diastolisch durch das erhöhte Blutvolumen einem höheren Druck ausgesetzt ist.
Die Dilatation schützt zunächst das Lungenkapillarbett vor dem erhöhten Druck, Veränderungen der Lungengefäße sind daher mäßiggradig, Vorhofflimmern ist oft vorhanden.
Anders als bei der Mitralstenose ist die Füllung des linken Ventrikels weni-

ger abhängig von einer geordneten Vorhofkontraktion. Darum beeinflußt die Kardioversion des Vorhofflimmerns in einen Sinusrhythmus das Herzzeitvolumen bei reiner Mitralinsuffizienz nur wenig.

Der linke Ventrikel ist chronisch volumenüberlastet, wodurch eine Dilatation und Hypertrophie entsteht. Das enddiastolische Volumen nimmt stark zu, während der linksventrikuläre enddiastolische Druck nicht oder nur wenig ansteigt, solange sich keine Herzinsuffizienz entwickelt hat. Die Kontraktilität nimmt progredient ab bis zur Entwicklung einer Linksherzinsuffizienz. Der Ventrikel kann dann bereits bei geringstem Anstieg des peripheren Widerstands versagen.

Während der Systole entlädt sich der linke Ventrikel einerseits in den linken Vorhof, andererseits in die Aorta. Die Größe der beiden Schlagvolumina hängt vom Widerstand ab, der dem Auswurf in die Aorta entgegengerichtet ist. Dieser Widerstand wird vom peripheren Gefäßwiderstand und der Compliance der großen Arterien bestimmt. Besonders wichtig ist in diesem Zusammenhang, daß Veränderungen des peripheren Widerstandes durch Anästhetika, Katecholamine, chirurgische und anästhesiologische Stimuli großen Einfluß auf das Rückwärts- und Vorwärtsschlagvolumen bei Mitralinsuffizienz haben, unabhängig von der Größe des Preload (LVEDV) und der Kontraktilität.

Aortenstenose

Die Grundstörung bei Aortenstenose ist der erhöhte Widerstand gegen den Blutstrom durch die Aortenklappe. Die normale Öffnung der Aortenklappe ist 2,5-3,6 cm^2 groß. Erst wenn die Öffnungsfläche auf unter 1 cm^2 verkleinert ist, wird der Blutstrom durch die Klappe deutlich behindert. Die typischen Symptome:

- Angina pectoris,
- Synkopen und Dyspnoe

entwickeln sich gewöhnlich erst, wenn die Oberfläche nur noch zwischen 0,5 und 0,7 cm^2 beträgt.

Früher sind diese Symptome jedoch zu finden, wenn gleichzeitig eine Aorteninsuffizienz, Mitralklappenerkrankung oder Koronarkrankheit besteht. Beim Gesunden ist nur ein geringer Druckgradient zwischen Ventrikel und Aorta erforderlich, um das Schlagvolumen in die Aorta zu befördern (2-4 mm Hg).

Mit zunehmender Verengung der Ausflußbahn steigt der Druckgradient stark an, um das Schlagvolumen aufrechtzuerhalten. Beispielsweise wird bei einer Klappenöffnungsfläche von 0,4 cm^2 ein Druckgradient von 130 mm Hg für ein Schlagvolumen von 65 ml benötigt, d. h.: liegt der systolische Aortendruck bei 90 mm Hg, so ist ein Ventrikeldruck von 220 mm Hg erforderlich, um das Schlagvolumen auszuwerfen. Die Steigerung des linksventrikulären systolischen Drucks ist der primäre Anpassungsmechanismus, um das Schlagvolumen aufrechtzuerhalten. Wegen der verlängerten Auswurfzeit kann das jeweilige Schlagvolumen mit geringerer Flußgeschwindigkeit in die Aorta ausgeworfen werden. Steigt die Herzfrequenz an, so nimmt die Auswurfzeit ab, ein Anstieg der Herzfrequenz führt somit zum Abfall des Schlagvolumens.

Im Verlauf der sich gewöhnlich schrittweise entwickelnden Aortenstenose entwickelt sich meist kompensatorisch eine schwere, konzentrische Hypertrophie des linken Ventrikels, wodurch eine gewisse Anpassung an die Obstruktion entsteht. Erst im späten Verlauf der Krankheit nehmen HZV und Schlagvolumen und auch der ventrikuloaortale Druckgradient ab, während nachfolgend linker Vorhofdruck, Lungenkapillardruck, Pulmonalarteriendruck sowie rechter Vorhof- und Ventrikeldruck ansteigen. Die Kontraktion des linken Vorhofs spielt eine besondere Rolle für die Füllung des linken Ventrikels. Wegen der größeren Ventrikelsteife, aufgrund der Hypertrophie, ist nämlich die passive Füllung des linken Ventrikels vermindert. Hingegen ist die aktive Füllung durch Kontraktion des linken Vorhofs gegenüber dem gesunden Herzen deutlich gesteigert. Die optimale Füllung wird bei den meisten Patienten mit mäßiger bis schwerer Stenose mit einem P-R-Intervall (EKG) von 0,1–0,15 s erreicht. Der Verlust der kräftigen Vorhofkontraktion, z. B. durch Vorhofflimmern oder AV-Dissoziation kann bei schwerer Aortenstenose verhängnisvolle Folgen haben. Eine aktive Vorhofkontraktion ist bei hohen Herzfrequenzen besonders wichtig, weil hierbei die Zeit für die passive diastolische Füllung verkürzt ist.

Angina pectoris als Ausdruck einer Störung des myokardialen Sauerstoffgleichgewichts wird durch 2 Faktoren ausgelöst:

1) Zunahme des myokardialen Sauerstoffbedarfs durch Erhöhung der Muskelmasse, Steigerung des systolischen Drucks und Verlängerung der Auswurfphase.
2) Abnahme der subendokardialen Durchblutung durch Komprimierung der Koronarien durch die hohen Drücke und Abnahme des koronaren Perfusionsdrucks bei Erhöhung des linksventrikulären enddiastolischen Druckes. Tachykardie ist ein weiterer Faktor für die Abnahme der subendokardialen Durchblutung.

Anstiege des peripheren Widerstandes sind zu vermeiden, weil der Druckgradient entlang der Klappe ansteigen muß, um das Schlagvolumen aufrechtzuerhalten. Auch ein Abfall des peripheren Widerstandes ist wenig günstig, da das Schlagvolumen nur proportional zur Quadratwurzel des entstehenden höheren Druckgradienten ansteigt. Der mittlere Arteriendruck könnte dabei so weit sinken, daß Gehirn und Myokard nicht mehr ausreichend durchblutet werden.

Patienten mit Aortenstenose sind besonders durch ventrikuläre Arrhythmien gefährdet und sollten aus diesem Grund keinen Pulmonaliskatheter erhalten (das Einschwemmen des Katheters kann eine lebensbedrohliche ventrikuläre Arrhythmie auslösen).

Aus den ausgeführten pathophysiologischen Besonderheiten bei Aortenstenose ist zu folgern, daß

- der Sinusrhythmus erhalten wird, da eine ausreichende Füllung des linken Ventrikels von einer geordneten Vorhofkontraktion abhängt,
- arrhythmiebegünstigende Faktoren korrigiert werden,
- eine supraventrikuläre Tachykardie zu behandeln ist,
- schwere Bradykardien vermieden werden müssen, da das Schlagvolumen relativ fixiert ist und somit das Herzzeitvolumen abfällt,
- Blutdruckanstiege sowie -abfälle zu vermeiden sind.

Chronische Aorteninsuffizienz

Die Grundstörung der Aorteninsuffizienz ist der während der Diastole bestehende Rückstrom aus der Aorta in den linken Ventrikel.

Bei der Aorteninsuffizienz wird das gesamte Schlagvolumen des linken Ventrikels in der Systole in ein Hochdruckgebiet (Aorta) ausgeworfen. Wegen des hohen Druckgradienten zwischen Aorta und Ventrikel am Ende der Systole können hohe Regurgitationsvolumina auch durch eine nur kleine Regurgitationsfläche in den Ventrikel zurückströmen. Je nach Schwere der Erkrankung kann das Regurgitationsvolumen gering sein, oder aber bis zu 80 % betragen. Bei schwerer Erkrankung wurden Volumina von 20 l/min bei einem Gesamt-HZV von 30 l gemessen.

Das Regurgitationsvolumen wird bestimmt von

- der Größe der Klappenöffnungsfläche in der Diastole,
- dem mittleren diastolischen Druckgradienten in Aorta und linkem Ventrikel (welcher wiederum u. a. vom diastolischen arteriellen Volumen, der Dehnbarkeit der großen Arterien, dem linksventrikulären enddiastolischen Volumen und der Steife des linken Ventrikels abhängt),
- der Diastolendauer.

Das Regurgitationsvolumen nimmt zu durch:

- hohen peripheren Gefäßwiderstand,
- geringe diastolische Ventrikelsteife,
- Bradykardie.

Es nimmt ab durch:

- niedrigen peripheren Widerstand,

- hohe diastolische Ventrikelsteife,
- Tachykardie.

Der linke Ventrikel dilatiert und hypertrophiert (manchmal > 1000 g), um den Abfall des effektiven Schlagvolumens zu kompensieren. Die Kontraktilität des linken Ventrikels nimmt erst spät ab, so daß die Patienten viele Jahre beschwerdefrei bleiben. Verschlechtert sich die linksventrikuläre Funktion, so nimmt das enddiastolische Volumen weiter zu, während Ejektionsfraktion und Schlagvolumen abfallen. Im fortgeschrittenen Stadium können linker Vorhofdruck. Wedgedruck, Pulmonalarteriendruck, rechter Ventrikeldruck und rechter Vorhofdruck stark erhöht, das HZV bereits in Ruhe erniedrigt sein.

Eine aktive, geordnete Vorhofkontraktion spielt für die Füllung des linken Ventrikels nicht so eine entscheidende Rolle wie bei Aorten- und Mitralstenose, zumal die Ventrikelsteife bei Aorteninsuffizienz meist nicht wesentlich verändert ist, d. h. der Druckgradient zwischen Vorhof und Ventrikel reicht für eine passive Füllung des Ventrikels gewöhnlich aus.

Besonders zu beachten ist, daß Bradykardien von Patienten mit Aorteninsuffizienz sehr schlecht vertragen werden. Als wünschenswert gilt eine Herzfrequenz von 100-120/min. Auch diastolischer Druckabfall gefährdet die Hämodynamik, wenn die Koronardurchblutung dadurch vermindert wird.

Künstliche Herzklappen

Da alle künstlichen Klappen, ob mechanisch oder biologisch, eine kleinere Öffnungsfläche haben als die gesunde Herzklappe und die Öffnungsfläche im weiteren Verlauf durch Einsprossen von Gewebe und Endothelisierung zusätzlich eingeengt wird, sind alle Klappenprothesen mindestens leicht stenotisch wirksam.

Bei künstlichen Klappen ist das Risiko der thromboembolischen Komplikation erhöht, aus diesem Grund werden Patienten mit mechanischen Klappenprothesen mit Antikoagulanzien behandelt. Eine Ausnahme bildet der Klappenersatz mit Bioprothesen, bei denen das Thromboembolierisiko erheblich niedriger liegt.

Myokarditis, Perikarditis, Perikarderguß

Myokarditis und akute Perikarditis stellen schwere Krankheitsbilder dar, die einen Aufschub geplanter Operationen fordern.
Die Myokarditis geht häufig einher mit
- Herzinsuffizienz,
- schweren Herzrhythmusstörungen,
- Klappenfehlern.

Bei der akuten Perikarditis ist mit ausgeprägten EKG-Veränderungen zu rechnen, Perikardergüsse verändern zusätzlich die Herzmechanik.
Ist bei höchst dringlicher, vitaler Indikation ein operativer Eingriff unumgänglich, wird eine eingehende kardiologische Diagnostik durchgeführt.
Bei Stenosen der die Arme versorgenden Arterien müssen seitendifferente Blutdruckwerte berücksichtigt werden, um Fehleinschätzungen zu vermeiden.

Gefäßerkrankungen

Arterielle Verschlußkrankheit (AVK)

Die Bedeutung der AVK im Rahmen präoperativer diagnostischer Überlegungen liegt darin, daß gleichzeitig mit anderen risikoreichen Erkrankungen zu rechnen ist. Dazu zählen
- koronare Herzerkrankung,
- Zerebralsklerose,
- Hypertonie,
- Diabetes mellitus

Die präoperative Diagnostik orientiert sich an der Diagnostik der Begleiterkrankungen. Zusätzlich ist eine Inspektion der Extremitäten, seitengetrennte Blutdruckmessung und die Auskultation der Gefäße angezeigt.
Verfahren, wie Doppler-Sonographie, digitale Subtraktionsangiographie und Angiographie bilden die spezielle Diagnostik der Erkrankung.

Erkrankungen der Arteria carotis interna

Bei Gefäßverschlüssen des Karotissystems sind die Patienten durch eine zerebrale Ischämie gefährdet. Der Anästhesist muß sowohl Blutdruckspitzen sowie hypotone Blutdruckwerte vermeiden. Bei der Durchführung der präoperativen Diagnostik, die sich im wesentlichen auf die Beurteilung des Herz-Kreislauf-Systems bezieht, muß berücksichtigt werden, daß die operative Beseitigung von Karotisverschlüssen oder -stenosen oft als Vorbedingung für weitere operative Eingriffe notwendig ist.
Bei Stenosen im Bereich der die Arme versorgenden Gefäße kommen seitendifferente Blutdruckwerte vor, die berücksichtigt werden müssen.

Erkrankungen der Venen, variköser Symptomenkomplex

Klinische Symptomatik besteht in
- Ödem,
- Induration,
- Atrophie,
- Pigmentierung,
- Varikophlebitis mit sekundärer Thrombose der tiefen Venen.

Diese Symptomatik besteht auch im Endzustand nach tiefen Venenthrombosen, dem postthrombotischen Syndrom. Bei der klinischen Untersuchung ist auf Zeichen einer akuten Phlebitis zu achten. Ansonsten ist neben dem Routineuntersuchungsprogramm keine zusätzliche Diagnostik erforderlich.

Symptome der akuten Thrombophlebitis
a) Oberflächliche Venen:
- Schmerz, Rötung,
- tastbarer Venenstrang,
- Fieber,
- Leukozytose.

b) Tiefe Venen:
- leichtes Fieber,
- Tachykardie,
- Schweregefühl der Beine,
- Druckschmerz bei Palpation,
- Spontanschmerz,
- Ödeme (bei ausgedehnten Verschlüssen).

Wegen des Embolierisikos muß ein operativer Eingriff verschoben werden, bis eine Besserung eingetreten ist, insbesondere bei Beckenvenenthrombose.

Respiratorisches System

Beim Vorliegen klinischer Zeichen einer Lungenerkrankung kommt präoperativ zum Routineuntersuchungsprogramm eine Lungenfunktionsprüfung und die Blutgasanalyse hinzu.

Obstruktive Erkrankungen

Obstruktive Lungenerkrankungen sind durch einen unterschiedlichen Grad der Verengung peripherer Abschnitte des Bronchialbaums charakterisiert.

Asthma

Beim Asthmatiker sind hinsichtlich einer bevorstehenden Anästhesie besonders zu berücksichtigen:
- eine häufig bestehende Dauermedikation mit Bronchiodilatatoren oder Kortikoiden,
- ein labiler Tonus der Bronchialmuskulatur,
- die Notwendigkeit einer Respiratortherapie, insbesondere bei Status asthmaticus.

Neben einer sorgfältigen, die spezifischen Symptome einer Lungenerkrankung berücksichtigenden Anamnese, kommen folgende diagnostische Verfahren zur Anwendung:

- physikalische Untersuchung des Thorax,
- röntgenologische Untersuchung des Thorax,
- EKG,
- Lungenfunktionstests,
- Blutgasanalyse,
- Hauttest (auf chemische Substanzen, Allergene, Pilze),
- Blut- und Sputumuntersuchung (auf Eosinophilie).

Hinzu kommt die Diagnostik von Begleiterkrankungen, so z. B. des kardiovaskulären Systems (Cor pulmonale), oder aber von Erkrankungen, die häufig in Verbindung mit einem Asthma bronchiale auftreten können (z. B. Polyarthritis).

Typische Veränderungen der Lungenfunktionstests sind:
- Reduktion der Vitalkapazität,
- Verminderung des Quotienten FEV_1/VC,
- Erhöhung des Luftwegswiderstands.

Eine obstruktive Lungenerkrankung gilt als reversibel, wenn mittels Bronchodilatatoren eine Verbesserung um 20 % erzielt werden kann.

Die Lungen sind in der Regel überbläht, in der Frühphase ist der Gastransport normal. Selten findet man eine Hypoxie, die mit einem normalen bzw. erniedrigten arteriellen CO_2-Partialdruck verbunden ist.

Ein Ansteigen des arteriellen CO_2-Partialdrucks bei gleichzeitigem Versagen der medikamentösen Therapie in späteren Stadien stellt eine Indikation zur mechanischen Ventilation dar.

Die klinischen Zeichen bei Asthma bronchiale sind nicht einheitlich, deshalb ist die Bestimmung der arteriellen Blutgase notwendig.

Die Verlaufskontrolle der „peak flow rate" (PFR), von Blutdruck und Herzfrequenz sowie des Gasaustausches sind wertvolle Hilfen bei schwerem Asthma bzw. im Status asthmaticus.

Komplikationen treten auf in Form von

- akutem Rechtsherzversagen,
- Überblähen der Lunge,
- Spannungspheumothorax (Zyanose).

Der Status asthmaticus stellt eine Kontraindikation für jeden elektiven Eingriff dar. Verbesserungsmöglichkeiten der durch das Asthma bronchiale veränderten Lungenfunktionen müssen ausgeschöpft und die geplante Operation so lange verschoben werden, bis anhand von Verlaufskontrollen der Lungenfunktion und des Gasaustausches zu sehen ist, ob eine Besserung der gestörten pulmonalen Funktion aufgetreten ist oder nicht.

Chronische Bronchitis

Die chronische Bronchitis zählt zu den häufigsten Lungenerkrankungen, die im Zusammenhang mit operativen Eingriffen gesehen werden. Probleme für den Anästhesisten ergeben sich unter folgenden Gesichtspunkten:
- das veränderte Sekretionsverhalten stellt eine Prädisposition für Luftwegsinfekte dar,
- es besteht eine Obstruktion der Luftwege,
- es hat sich eine Unempfindlichkeit in der Atemregulation gegenüber dem arteriellen CO_2-Partialdruck enwickelt,
- die Ventilation wird über den O_2-Partialdruck gesteuert.

Zu den diagnostischen Maßnahmen bei chronischer Bronchitis zählen:
- Anamnese,
- physikalische Untersuchung des Thorax,
- röntgenologische Untersuchung des Thorax,
- EKG,
- Lungenfunktionstest,
- Sputumkultur,
- Diagnostik von Begleiterkrankungen des kardiovaskulären Systems,
- Beurteilung des Gasaustausches.

Ein purulentes Sputum ist ein Hinweis auf eine Infektion mit Species pneumoniae oder Hämophilus influencae. Bei akuter Infektion sind elektive Eingriffe aufzuschieben, weshalb sich die weitere Diagnostik erübrigt. Eine bestehende Dyspnoe weist auf eine ausgeprägte Obstruktion hin. Die Ergebnisse der Lungenfunktionsprüfung entsprechen denen des Asthma bronchiale.

Im Spätstadium der chronischen Bronchitis finden sich Zeichen pulmonaler Hypertension, chronischer Hypoxämie, Polyzythämie und Herzinsuffizienz.

Bei elektiven Eingriffen ist eine gute präoperative Vorbereitung indiziert. Die Blutgase sind als Therapiekontrolle einer Inhalationstherapie wenig aussagefähig, sicherer wird ein Behandlungserfolg durch Verbesserung des Auskultationsbefundes zusammen mit den Lungenfunktionswerten, wie „peak flow rate" (PFR), VC, Blutdruck und Herzfrequenz dokumentiert.

Bronchiektasen

Die diagnostischen Maßnahmen entsprechen denen bei Asthma bronchiale und chronischer Bronchitis.

Die Lungenfunktion ist wie bei Asthma bronchiale verändert. Die Lungenvolumina sind reduziert (durch alveoläre Destruktion, Fibrose). Als zusätzliche diagnostische Maßnahme kann die Perkussion ein Hinweis auf die Lage von Bronchiektasen geben. Häufige Sputumuntersuchungen sind indiziert. Im Idealfall erfolgt die Klinikaufnahme des Patienten eine Woche vor der vorgesehenen Operation (Physiotherapie, Therapiekontrolle).

Emphysem

Das Lungenemphysem ist häufig mit einer chronischen Bronchitis kombiniert, die diagnostischen Maßnahmen sind entsprechend.
Das Ausmaß der Obstruktion hängt vom Ausmaß der begleitenden chronischen Bronchitis ab. Im Lungenfunktionstest zeigt sich v. a. ein erniedrigter Ausatemstoß. In der Blutgasanalyse findet sich aufgrund der Abnahme des Gastransports oft eine Hypoxie, die insbesondere dann, wenn das Emphysem mit einer chronischen Bronchitis kombiniert ist, mit einer Hyperkapnie einhergeht. Bei Dyspnoe muß auch an eine kardiale Symptomatik infolge chronischer Rechtsherzbelastung gedacht werden.
Die klinische Unterscheidung in „pink puffer" (Emphysem) und „blue bloater" (chronische Bronchitis, Cor pulmonale, Somnolenz) findet kein pathomorphologisches Korrelat. Für das Auftreten dieser typisch klinischen Erscheinungsform wird eine gestörte Atemregulation verantwortlich gemacht.

Primäre Hypoventilation

Bei der primären Hypoventilation handelt es sich um eine gestörte Atemregulation (z. B. bei Hirnstammläsion). Die pulmonale Leistung ist in der Regel normal. Gasaustauschveränderungen bestehen in Hyperkapnie, evtl. Hypoxie und Hyperkapnie (Cor pulmonale).
Es besteht eine extreme Empfindlichkeit gegenüber atemdepressiv wirksamen Medikamenten.
Tritt zum Bild der primären Hypoventilation Adipositas und Somnolenz, so spricht man vom Pickwick-Syndrom. Eine präoperative Besserung der geschilderten Symptomatik ist in der Regel nicht zu erwarten.

Restriktive Erkrankungen

Bei restriktiven Lungenfunktionsstörungen wird zwischen einer Restriktion pulmonaler und extrapulmonaler Ursache unterschieden. Eine extrapulmonal bedingte restriktive Lungenerkrankung ist ausschließlich mechanisch bedingt, wohingegen pulmonal bedingte restriktive Erkrankungen neben mechanischen Veränderungen zusätzlich Störungen des Gasaustausches aufweisen.

Die Bedeutung einer extrapulmonal bedingten restriktiven Funktionsstörung liegt in
- der Abnahme der totalen Lungencompliance (hohe Atemwegsdrücke),
- der Abnahme der Lungenvolumina (ineffektiver Hustenstoß, Atelektasen),
- Zunahme des Closing volume (Hypoxie).

Es findet sich häufig eine vermehrte Sputumproduktion, der Gasaustausch ist in Ruhe unverändert, bei geringer Belastung findet sich eine Hypoxämie, verbunden mit Hypokapnie.
Patienten mit restriktiver Lungenerkrankung zeigen typischerweise eine chronische Hypokapnie, auch unter Sauerstofftherapie entwickeln sie keine Hyperkapnie.
Der physiologische Totraum ist erhöht. Dieses findet aber in der Regel keinen Ausdruck in veränderten Blutgasen, da gleichzeitig eine Hyperventilation besteht.
Die Perfusion ist im Vergleich zur Ventilation hoch (hoher Shuntanteil).
Es besteht ein hohes Pneumothoraxrisiko. Im Endstadium sind restriktive Lungenfunktionsstörungen regelmäßig mit obstruktiven kombiniert.

Lungeninfekt (Pneumonie)

Unspezifische Lungeninfekte bewirken unwesentliche Veränderungen der Lungenmechanik; in ausgeprägten Fällen kommt es zum Auftreten von Dyspnoe und chronischem Husten.
Im Spätstadium oder bei progredientem Verlauf können im Rahmen einer akuten Pneumonie ebenfalls Störungen der Lungenfunktion (Abnahme der Volumina, Veränderungen der Lungenmechanik und des Gasaustauschs) gefunden werden.
Das klinische Bild einer akuten Pneumonie erfordert die Rückstellung einer elektiven Operation bis zur Ausheilung.
Je nach Dringlichkeit der vorgesehenen Operation sollte zuerst die Primärerkrankung therapiert werden.
Bei Lungentuberkulose kommt der Anamnese ein hoher Stellenwert zu. Symptome sind z. B. Gewichtsabnahme und Nachtschweiß.
Häufig sind Tuberkulosekranke bereits thorakotomiert (mechanische Therapie, Plomben). Es werden reduzierte Lungenvolumina, Veränderungen der Lungenmechanik und des Gasaustausches gefunden. Begleitende Pleuraergüsse können mittels einer Röntgenuntersuchung des Thorax diagnostiziert werden. Eine Begleittuberkulose anderer Organe muß bei der Diagnostik berücksichtigt werden.
Zur Basisdiagnostik bei spezifischen Lungeninfekten (Tuberkulose) zählen neben der Anamnese die physikalische und röntgenologische Thorax-

untersuchung, die Bestimmung von Lungenfunktion und Blutgasen, Sputumuntersuchungen (Kultur, Tierversuch) und Tine-Test.

Lungeninfarkt, Lungenembolie

Folgende pathophysiologische Veränderungen liegen diesen Erkrankungen zugrunde:
- Änderung des Ventilations-Perfusions-Verhältnisses,
- Zunahme des funktionellen Totraums,
- funktionelle Diffusionsstörung,
- Störung der Mikrozirkulation,
- Ausbildung intrapulmonaler Shunts,
- pulmonale Hypertonie (pulmonalarterieller Mitteldruck $\overline{PAP}$ bis 40 mm Hg),
- Erhöhung des pulmonalen Gefäßwiderstands.

Deutliche klinische Zeichen treten stets auf, sofern mehr als 60 % der Lungenstrombahn verlegt sind.

Höhere Druckwerte ($\overline{PAP} > 40$ mm Hg) zeigen an, daß bereits eine präembolische Vorschädigung vorlag.

Die Folge des reduzierten Blutangebotes führt zu
- akuter Erniedrigung des Schlagvolumens bzw. des HZV,
- zunehmender myokardialer Insuffizienz,
- Hypoxie.

Bei myokardialer Vorschädigung können sich zusätzlich ausbilden:
- akute Herzinsuffizienz,
- Lungenödem,
- Angina pectoris,
- Myokardinfarkt.

Zur Abgrenzung verschiedener Verlaufsformen werden 4 Schweregrade unterschieden (vgl. Tabelle 32):

Tabelle 32. Schweregrade der Lungenembolie und ihre Auswirkungen

Grad	Hämodynamische Folgen	Arterielle Blutgase pathologisch
I	∅	∅
II	(+)	(+)
III	+	+
IV	++	++

I: (80 % klinisch stumm): keine bzw. kurzfristige hämodynamische Folgen, plötzliches, meist kurzfristiges Einsetzen von
- Atemnot, Hyperventilation,

- Angstgefühl, Schwindel,
- Fieber, Tachykardie,
- Thoraxschmerzen;

später Auftreten von
- Husten,
- Pleuraschmerz,
- Hämoptyse.

II: geringgradige hämodynamische Folgen, deutliche klinische Symptomatik wie
- Tachypnoe,
- Tachykardie,
- Pleurareiben;

plötzliches Einsetzen von
- Pleuraschmerz,
- Dyspnoe, Husten,
- Unruhe, Angstgefühl, Schwitzen,
- Hämoptyse,
- Synkopen.

III: massive Lungenembolie ohne Schock; Symptome sind:
- Atemnot (Ruhedyspnoe),
- gesteigerte Atemfrequenz (Tachypnoe),
- Herzfrequenz > 120/min,
- pulmonale Hypertonie (über mehrere Tage),
- plötzliche Dyspnoe, Pleuraschmerz, Angst, Unruhe, Schwitzen, Synkopen.
- Rasselgeräusche und Pleurareiben.

IV: - klinische Symptomatik wie bei III,
- Schocksymptomatik.

Diagnostische Verfahren (Tabelle 33)

Tabelle 33. Diagnostische Veränderungen bei Lungenembolie

Untersuchung	Nicht pathologisch verändert	Typisch pathologisch verändert
Labordiagnostik	≤ 60 %	∅
Thoraxröntgenbild	50–60 %	30 %
EKG	10 %	50 %
Arterielle Blutgase	10–15 %	70–75 %
Perfusionsszintigramm	∅	80–90 %
Pulmonalisangiographie	∅	100 %

Die Labordiagnostik ermöglicht die Abgrenzung zum akuten Herzinfarkt und zur Pneumonie.
Die Untersuchung der Thoraxorgane erlaubt die Beurteilung von
- Zwerchfellhochstand,
- Pleuraerguß (Verlaufsbeobachtung),
- Westermark-Zeichen (Aufhellung des betroffenen Bezirks),
- basalen Plattenatelektasen,
- Infiltrationen (keilförmig, breitbasig bei Lungeninfarkt).

Ein normaler Röntgenbefund schließt eine Lungenembolie nicht aus!
Spezifische EKG-Veränderungen sind:
- Änderung des Lagetyps (S_1-, Q_3-Typ),
- Senkung der ST-Strecken in Ableitung I und II mit positiven T-Wellen,
- Hebung der ST-Strecken in Ableitung III mit negativer T-Welle,
- Zeichen der Rechtsherzbelastung,
- kompletter Rechtsschenkelblock.

Die Untersuchung des p_aO_2 und p_aCO_2 stellt eine zusätzliche Hilfe dar. Allerdings können auch noch bei Schweregrad II und III normale Blutgase gemessen werden. Es muß auch berücksichtigt werden, daß durch chronische Lungen- oder Herzerkrankungen der p_aO_2 schon vorher verändert sein kann. Der p_aCO_2 ist in der Regel normal, da neben einem erhöhten physiologischen Totraum gleichzeitig eine Hyperventilation besteht.
Fällt das Perfusionsszintigramm normal aus, ist eine Lungenembolie ausgeschlossen. Differentialdiagnostisch müssen andere pulmonale Erkrankungen ausgeschlossen werden.
Die Angiographie ist von allen diagnostischen Methoden die einzige mit absolut sicherer Aussagekraft. Gleichzeitig ermöglicht sie die pulomonal-arterielle Druckmessung. Wegen der Emboliegefahr aus Beckenvenenthrombosen ist von einer Einführung des Katheters über die V. femoralis dringend abzuraten.

Akutes Lungenversagen

Das akute Lungenversagen ist definiert als Unfähigkeit, in Abwesenheit eines intrakardialen Shunts während Raumluftatmung auf Seehöhe normale arterielle Blutgasspannungen aufrechtzuerhalten. Das akute Lungenversagen tritt häufig in Verbindung mit chronischer Luftwegsobstruktion, Hyperkapnie, Hypoxie, restriktiven Lungenfunktionsstörungen und pulmonalvaskulären Veränderungen auf.
Neben der üblichen Lungenfunktionsdiagnostik treten hier besonders die Blutgasanalyse und die Röntgendiagnostik in den Vordergrund.
Die Diagnostik des akuten Lungenversagens orientiert sich weiter an derjenigen des kardiovaskulären Systems, speziell der pulmonalen Strombahn.

Hierzu zählt auch die Bestimmung folgender Größen:
- alveoloarterieller Sauerstoffgradient ($D_{Aa}O_2$, auch: $AaDO_2$),
- arteriovenöse Sauerstoffdifferenz ($D_{av}O_2$, auch: $avDO_2$),
- intrapulmonales Shuntvolumen ($\dot{Q}_s/\dot{Q}_t$),
- Herzzeitvolumen (HZV),
- Pulmonalarteriendrücke (PAP, PCWP),
- peripherer Gesamtwiderstand (TRP),
- pulmonaler Gefäßwiderstand (PVR),
- Sauerstoffverbrauch ($\dot{V}_{O_2}$),
- Herzindex (C. I.),
- Sauerstofftransportkapazität des Blutes.

Ein Cor pulmonale tritt sehr häufig zusammen mit dem akuten Lungenversagen auf. Ebenso sind Elektrolytverschiebungen eine häufige Begleiterscheinung.

Im allgemeinen gilt, daß Patienten mit einer chronischen Bronchitis eine bessere Prognose haben als Patienten mit Emphysem bzw. Bronchiektasen oder Lungenfibrose.

Die Pathogenese des akuten Lungenversagens ist nicht vollständig geklärt. Ursächlich kommen hierfür Gefäßveränderungen, entzündliche oder möglicherweise immunologische Prozesse der Lunge in Frage. Nach Verletzung des Lungengewebes werden vasoaktive Peptide und Enzyme freigesetzt. Es entwickelt sich dann sehr häufig eine intravaskuläre Veränderung der pulmonalen Kapillaren.

Diagnostische Zeichen sind Atelektase und Lungenödem mit einer massiven Verminderung der Compliance und einer erheblichen Störung des Ventilations-Perfusions-Verhältnisses („mismatching"). Das Lungenödem ist eher interstitiell als intraalveolär und entsteht durch eine pathologische Veränderung der Gefäße (seltener durch eine Veränderung des hydrostatischen Drucks). Das intrapulmonale Shuntvolumen ist deutlich erhöht.

Im Vordergrund steht die Hypoxie.

Charakteristischerweise zeigen diese Patienten ein erhöhtes Atemminutenvolumen. Die arterielle CO_2-Spannung ist normal bis leicht erniedrigt, die O_2-Spannung auch bei Anreicherung der Atemluft mit Sauerstoff erniedrigt.

Die renale Retention von Bikarbonat resultiert aus dem Bemühen des Organismus bei erhöhtem CO_2-Partialdruck im Blut, den pH-Wert annähernd normal zu halten. Jede Verschlechterung der Ventilation führt zu einem p_aCO_2-Anstieg und damit zu einem Abfall des pH-Werts.

Das Auftreten einer Hyperkapnie wird in der Regel erst im Endstadium gesehen.

Sie tritt dann auf, wenn die Patienten bei einer weiteren Totraumzunahme nicht mehr in der Lage sind, über längere Zeit eine Hyperventilation aufrechtzuerhalten.

Eine Bronchokonstriktion wird insbesondere dann gesehen, wenn dem akuten Lungenversagen eine Aspiration sauren Magensafts vorangegangen ist.

Auffallend ist immer wieder die initiale Diskrepanz zwischen Klinik und Röntgenbefund. Eine weit fortgeschrittene klinische Symptomatik mit gravierenden Veränderungen der Blutgase kann mit einem normalen Thoraxröntgenbild assoziiert sein.

Als erster Röntgenbefund zeigt sich eine diffuse Transparenzverminderung, in Spätstadien treten fein- bis grobfleckige alveoläre Infiltrate deutlich in Erscheinung.

Der Thoraxröntgenbefund erlaubt keinen Rückschluß auf die Ursache des akuten Lungenversagens. Lediglich bei einer Aspiration zeigt sich deren Lokalisation in Form von umschriebenen Verschattungen. Die Differenzierung eines kardial bedingten Lungenödems bzw. einer Linksherzinsuffizienz ist allein anhand des Thoraxröntgenbildes nicht möglich.

Lungenneoplasma

Die häufige Kombination von Rauchen, chronischer Bronchitis und Neoplasma hat zur Folge, daß viele Patienten, die wegen eines Neoplasmas operiert werden sollen, aufgrund gravierender Veränderungen von Lungenfunktion und Gasaustausch ein zusätzlich erhöhtes Operationsrisiko aufweisen.

Neben Anamnese, physikalischer und röntgenologischer Untersuchung des Thorax, EKG, Lungenfunktionstest und Blutgasanalyse gehören Perfusionsszintigramm, Bronchoskopie und evtl. die Lungenbiopsie zur Diagnostik eines Lungenneoplasmas. Eine weitere Diagnostik orientiert sich an häufig auftretenden Begleiterkrankungen.

So können Lungentumoren z. B. endokrine Funktion aufgrund einer veränderten Hormonsekretion vortäuschen. Gleichzeitig werden periphere Neuropathien, neuromuskuläre Erkrankungen und Myopathien sowie zerebellare Degenerationen gefunden.

Es ist nahezu unmöglich, mittels Lungenfunktionstests zu differenzieren, inwieweit die Veränderung der Lungenfunktion tumorbedingt sind oder anderer pulmonaler Genese. Das Perfusionsszintigramm ist dann hilfreich, wenn z. B. bestimmte Abschnitte obstruiert und nicht mehr perfundiert sind. Häufig werden begleitende Infektionen und Atelektasen gefunden. Das Auftreten einer Hämoptysis ist Hinweis auf einen vaskulären Tumor. Bei diffuser Infiltration finden sich klinisch Dyspnoe und in den Lungenfunktionstests Zeichen einer restriktiven Lungenerkrankung. Maligne Tumoren des oberen Mediastinums können zu einer Kompression von V. cava, Ösophagus oder Trachea führen. Hustenversuche (Pressen) führen sehr häufig zu Petechien und Veränderungen der Konjunktiven.

Pleuraerkrankungen

Die Kenntnis von Pleuraerkrankungen ist für die im Rahmen der Anästhesie angewandte intermittierende positive Druckbeatmung von Bedeutung. Pleuraergüsse zählen zu den restriktiven Lungenfunktionsstörungen und sind oftmals kombiniert mit pulmonalen Erkrankungen wie Pneumonie und chronisch rezidivierenden Thromboembolien. Die Drainage der Pleuraergüsse vor einer Anästhesie ist indiziert.
Auch beim Pleuraempyem empfiehlt sich präoperativ eine weitlumige Drainage.
Eine Pneumothorax macht in der Regel erst dann Beschwerden, wenn mehr als 50 % der Lunge kollabiert sind. Dies gilt nicht für den Spannungspneumothorax. Dieser führt zum Auftreten eines Hautemphysems und zur plötzlichen kardiovaskulären Depression.
Lungenzysten beinhalten die Gefahr der Ruptur und können bei entsprechender Ausprägung schwere Lungenfunktionsstörungen bewirken.

Leber

Obstruktion der extrahepatischen Gallenwege

Obstruktionen der extrahepatischen Gallenwege bewirken vornehmlich Störungen der Exkretionsleistung, im chronischen Stadium auch Störungen der hepatozellulären und synthetischen Leistung der Leber.
Neben der üblichen Standarddiagnostik verdienen insbesondere die Bestimmung von γ-GT, alkalischer Phosphatase (AP), Bilirubin, Leukozyten und Blutkörperchensenkungsgeschwindigkeit (BKS) besondere Aufmerksamkeit.
Eine Obstruktion der extrahepatischen Gallenwege kann verursacht sein durch
- Cholelithiasis,
- Tumoren,
- Papillenstenose.

Klinisch fällt eine starke Ausscheidungsstörung auf. Der Patient ist ikterisch. Es liegt eine Bilirubinerhöhung auf 10-20 mg/100 ml, bei vollständiger Obstruktion auf 30-40 mg/100 ml vor. Da die biliäre Exkretion für einige Anästhetika eine wichtige Rolle spielt, muß bei solchen Medikamenten mit verlängerter Wirkungszeit gerechnet werden.
Die Transaminasen sind normal bis leicht erhöht, γ-GT und AP hingegen deutlich. Besonderes Augenmerk verdient die Prothrombinzeit, die bei länger als 6 Wochen bestehender Cholestase erniedrigt ist. Diese durch Malabsorption des fettlöslichen Vitamin K verursachte Gerinnungsstörung kann durch parenterale Vitamin-K-Gabe innerhalb 24-48 h normalisiert werden.
Bei sekundärer Entzündung der Gallenwege findet sich eine Erhöhung von BKS, Leukozyten und γ-Globulin.

Leberparenchymerkrankungen

Die Leberparenchymerkrankungen beinhalten in unterschiedlicher Ausprägung hepatozelluläre Schädigungen, Störungen der Exkretions- und Syntheseleistung.
Neben der üblichen Standarddiagnostik sollen hier insbesondere bestimmt werden:
- AP,
- γ-GT,
- Bilirubin,
- Albumin,
- Elektrophorese,
- Cholinesterase,
- Ammoniak,
- Leukozyten.

Fettleber

Die Fettleber, oft ein Zufallsbefund, zeigt sich sonographisch in einer Veränderung der Feinstruktur und evtl. in einer Lebervergrößerung. AP, γ-GT, GOT und GPT können geringgradig erhöht sein. Eine weitere präoperative Diagnostik ist nicht erforderlich.

Hepatitis

Akute infektiöse Hepatitis
In der Regel handelt es sich um eine Hepatitis B bzw. Non-A-non-B-Hepatitis.
Seltener liegt eine Infektion mit Hepatitis-A-, Herpes-simplex-, Epstein-Barr-, Coxsackie- oder Zytomegalievirus, Rickettsien, Leptospiren oder anderen Erregern vor.

Bei der akuten infektiösen Hepatitis handelt es sich um eine hepatozelluläre Schädigung und eine Exkretionsstörung der Leber. Die Synthesestörung ist bei Hepatitiden weniger ausgeprägt, sie kommt meist nur bei malignen Verläufen vor.
Die Hepatitisserologie liefert Hinweise auf die Ursache der Infektion (z. B. Hepatitis A, B, Zytomegalie) und erlaubt eine Aussage über Verlauf und Infektiosität der Erkrankung.
Bei milden Verlaufsformen finden sich Transaminasenerhöhungen von 100–500 U/l, bei schweren Formen auf über 1000 U/l.
Störungen der Exkretionsleistung der Leber sind an einer Erhöhung des Serumbilirubins bei gleichzeitiger Erhöhung der AP und γ-GT zu erkennen.
Ob eine Beeinträchtigung der Syntheseleistung der Leber vorliegt, kann anhand der Bestimmung der Prothrombinzeit und des Serumalbumins überprüft werden.
Bei akuter infektiöser Hepatitis verbietet sich jeder elektive Eingriff. Die vorgesehene Anästhesie und der operative Eingriff führen mit großer Wahrscheinlichkeit zu einer Verschlechterung der Leberfunktion; Morbidität und Mortalität steigen deutlich an.

Chronische Hepatitis
Die präoperative Diagnostik bei der chronischen Hepatitis unterscheidet sich nicht von der der akuten Verlaufsform.
Die chronische Hepatitis ist durch die Dauer ihres Bestehens (länger als 6 Monate) definiert. Im Gegensatz zur chronisch aktiven zeigt die chronische persistierende Hepatitis eine nur mäßige Transaminasenerhöhung (100–400 U/l). Das Bilirubin liegt in der Regel unter 2 mg/100 ml. Albumin und Gerinnungsfaktoren bleiben normal.
Die Virusserologie erlaubt eine Beurteilung der Infektiosität; sie ist hoch bei

- hohem HBs-Antigentiter,
- hohem HBe-Antigentiter,
- hohem IGM-Anti-HBc-Titer,
- negativem Anti-HBe.

Die chronische Hepatitis mit unkompliziertem Verlauf führt äußerst selten zur Verschlechterung der Leberfunktion infolge operativer Eingriffe. Es gibt somit keinen Grund, einen operativen Eingriff aufzuschieben.
Die *chronisch aktive Hepatitis* zeigt eine signifikant erhöhte Morbidität und Mortalität nach operativen Eingriffen. Die Transaminasen liegen bei dieser Erkrankungsform zwischen 200 und 1000 U/l, der Bilirubinwert zwischen 5 und 15 mg/100 ml. Das Albumin ist erniedrigt, die Prothrombinzeit verlängert.

Ein operativer Eingriff sollte solange zurückgestellt werden, bis die Transaminasen unter 200 U/l gesunken sind oder bis eine Remission unter Kortikosteroid- bzw. Azathoprimtherapie erzielt ist.

Alkoholtoxisch bedingte Hepatitis
Die präoperative Diagnostik entspricht der präoperativen Diagnostik der akuten Virushepatitis. Die Alkoholhepatitis stellt eine Übergangsform zwischen Alkoholfettleber und Alkoholzirrhose dar. Da unter Alkoholabstinenz eine schnelle Rückbildung dieser Leberveränderung möglich ist, muß eine operative Intervention bis zur Remission ausgesetzt werden (ca. 6 Wochen). Die akute alkoholische Hepatitis ist eine absolute Kontraindikation für einen elektiven Eingriff.

Chronische HBs Antigenträger
Eine besondere Gruppe stellen die Patienten dar, die chronische HBs-Antigenträger sind. Im folgenden sind als mögliche Hepatitis-B-Antigenträger in Frage kommende Personengruppen aufgeführt:
- Alle Patienten mit Lebererkrankungen, entweder akut oder chronisch;
- Patienten, die hämodialysiert werden oder eine Nierentransplantation erhielten;
- alle Patienten mit Leukämie, Retikulosen, Polyarthritis oder Polymyositis;
- Patienten, die eine Bestrahlungstherapie oder immunsuppressive Medikamente erhielten;
- Einwanderer oder Besucher aus Ländern mit hoher Hepatitis-B-Durchseuchung;
- Patienten, die in oder aus Länder(n) mit einer hohen Durchseuchung kürzlich zurückgekehrt sind;
- Patienten, die Blut oder Blutprodukte in den letzten 6 Monaten erhielten;
- Gefängnisinsassen oder Insassen von Institutionen für geistig Behinderte,
- Drogenabhängige, Prostituierte oder Homosexuelle;
- tätowierte Personen.

Leberzirrhose
Die präoperative Diagnostik der Leberzirrhose entspricht der der Hepatitis. Zusätzliche Bedeutung hat die Messung des zentralen Venendrucks (ZVD).

Der Foetor hepaticus ist klinisches Zeichen einer schweren Leberinsuffizienz. Eine bei Palpation der Leber festgestellte Konsistenzvermehrung weist auf zirrhotischen Umbau hin. Bei fortgeschrittener, ausgebrannter Leberzirrhose ist die Leber klein und evtl. nicht mehr tastbar. Druckempfindlichkeit und Vergrößerung der Milz deuten auf Splenomegalie bei portaler Hypertension hin.

Aszites und prätibiale Ödeme sind Zeichen fortgeschrittener Stadien mit niedrigen Serumalbuminwerten und portaler Hypertension. Hier findet man bei vermindertem intravasalen Volumen einen niedrigen ZVD und ein instabiles Kreislaufverhalten. Geschwächte Abwehrlage und gehäuft pulmonale Infekte sind die Regel. Zwerchfellhochstand bei Aszites, vermehrte interstitielle Flüssigkeitsansammlung durch Hypalbuminämie bis hin zu Pleuraergüssen und intrapulmonalen Shunts führen zu einer deutlichen Verschlechterung der Lungenfunktion.

Eine alkoholtoxische Kardiomyopathie liegt bei Patienten mit Leberzirrhose häufig vor. Eine hyperdyname Zirkulation äußert sich in warmer Haut und im Palmarerythem.

Die laborchemischen Parameter wie Transaminasen, γ-GT, AP zeigen mehr oder weniger pathologisch erhöhte Werte. Das Serumbilirubin ist in der Regel erhöht. Zwischen der Konzentrationsverminderung von Prothrombin, CHE und Albumin und dem Schweregrad der Erkrankung besteht ein deutlicher Zusammenhang.

Gerinnungsstörungen werden sowohl durch Vitamin-K-Mangel bei Cholestase als auch durch Störungen der Syntheseleistung verursacht.

Thrombozytopenien lassen sich auf die toxische Knochenmarkdepression beim Alkoholiker und auf den Hypersplenismus bei portaler Hypertension zurückführen. Die fast regelmäßig vorliegende Anämie wird durch folgende Mechanismen verursacht:

- Vitaminmangel,
- Knochenmarkdepression,
- rezidivierende Blutungen (Ösophagusvarizen, Gerinnungsstörung).

Im fortgeschrittenen Stadium findet man Störungen des Kohlenhydratstoffwechsels (Hyper- und Hypoglykämien).

Ein Ansteigen der Serumammoniakkonzentration und klinische Zeichen einer hepatischen Enzephalopathie weisen auf eine sehr schlechte Prognose hin.

Besondere Aufmerksamkeit verdienen die bei fortgeschrittener Leberzirrhose vorkommenden Begleiterkrankungen wie

- Ösophagusvarizen,
- hämorrhagische Gastritis,

- peptische Ulzera,
- Niereninsuffizienz (äußerst schlechte Prognose).

Tabelle 34 zeigt eine Klassifizierung der Zirrhosen. Die Leberzirrhose vom Typ A hat die geringste funktionelle Störung ohne Aszites oder Enzephalopathie. Das Anästhesie- und Operationsrisiko bei diesen Patienten ist relativ niedrig, da die funktionelle Reserve der Leber ausreichend ist. Die Leberzirrhose vom Typ B oder C läßt das Risiko deutlich ansteigen. Die intra- und perioperative Mortalität erreicht 20-30 % bei Typ B, 40-50 % bei Typ C.

Tabelle 34. Klassifikation der Leberzirrhose

Befunde	Gruppe A	Gruppe B	Gruppe C
Bilirubin (mg/100 ml)	>2	2-3	>3
Albumin (g/100 ml)	<3,5	3-3,5	<3
Aszites	Nein	Eventuell	Ausgeprägt
Enzephalopathie	Nein	Gering	Fortgeschritten
Ernährungszustand	Ausgezeichnet	Gut	Schlecht

Leberabszeß

Der Leberabszeß kommt als Komplikation von Amöbiasis, bakterieller Cholangitis und als Folgeerscheinung septischer Zustände vor. Meist geht dieses Krankheitsbild mit Fieber und Schüttelfrost einher. Das rechte Zwerchfell steht etwas höher als das linke. Die Diagnose wird sonographisch und szintigraphisch gestellt. Auch beim Leberechinokokkus kann das Zwerchfell hochgedrängt sein.

Lebertumoren

Solitäre Lebertumoren führen meist nicht zu Leberfunktionsstörungen. Das primäre Leberkarzinom ist, wenn es multilokulär auftritt, in ca. 80 % der Fälle auf dem Boden einer Leberzirrhose entstanden, bei monolokulärer Form in ca. 20 % der Fälle.
Es finden sich folgende Symptome:
- Lebervergrößerung (derbe Knoten),
- abdominelle Schmerzen, gelegentlich in den Rücken ausstrahlend,
- Gewichtsverlust,
- Fieber,

- Aszites, Beinödeme, Milzvergrößerung,
- intraabdominelle Blutungen,
- Ikterus.

Eine erhöhte, rasch ansteigende AP ist die Regel. Die Metastasenleber ist oft groß. Auch hier sind AP und Bilirubin deutlich erhöht.
Die präoperative Diagnostik bei Lebertumoren orientiert sich an der der Leberzirrhose.

Idiopathische Hyperbilirubinämien

Zu den idiopathischen Hyperbilirubinämien zählen
- Crigler-Najjar-Syndrom,
- Gilbert-Meulengracht-Syndrom,
- Dubin-Johnson-Syndrom,
- Rotor-Syndrom.

Das Crigler-Najjar-Syndrom führt meist im Verlauf des 1. Lebensjahres bereits zum Tod.
Die anderen familiären Störungen haben in der Regel einen gutartigen Verlauf. Neben intermittierender Erhöhung des Serumbilirubins treten Symptome wie Appetitlosigkeit, vegetative Übererregbarkeit, Müdigkeit, depressive Verstimmung und Druckgefühl in der Lebergegend auf.
Die Bedeutung der präoperativen Diagnostik ist in einer Abgrenzung familiärer intermittierender Störungen gegenüber akuten und chronischen Hepatitiden zu sehen.
Eine idiopathische Hyperbilirubinämie stellt keine Kontraindikation für einen geplanten operativen Eingriff dar.

Niere

Entzündliche Erkrankungen der ableitenden Harnwege

Neben der üblichen Standarddiagnostik sind Blutkörperchensenkungsgeschwindigkeit (BKS), Leukozytenzahl und Urinanalyse von Bedeutung.

Zystitis

Die Patienten geben Miktionsbeschwerden an, die Urinanalyse bestätigt die Infektion.
Beschränkt sich die Infektion auf die Blase, so ist der diagnostische Wert in einer Kontrolle der peri- und postoperativen Infektion zu sehen, um durch eine gezielte Therapie dem weiteren Fortschreiten einer Zystitis entgegenzuwirken.

Wenn Zeichen einer Allgemeininfektion, wie Fieber, Leukozytose und BKS-Erhöhung vorliegen oder das Aufsteigen der Infektion in die Niere wahrscheinlich wird, muß ein Wahleingriff bis zur Beseitigung dieser Infektionen verschoben werden.

Nierenfunktionsstörung

Die laborchemische präoperative Diagnostik beim Patienten mit Nierenfunktionsstörungen beinhaltet auch in Notfällen die Bestimmung von
- Kreatinin,
- Harnstoff,
- Elektrolyten,
- Blutgasen,
- Urinausscheidung.

Bei Patienten mit fortgeschrittenen Nierenfunktionsstörungen müssen zusätzlich Serumkalzium und Hepatitis-B-Antigen bestimmt sowie ausführliche Gerinnungstests durchgeführt werden.

Akute Pyelonephritis, interstitielle Nephritis

Bei der akuten Pyelonephritis bzw. interstitiellen Nephritis werden Fieber, Spontanschmerz im Nierenlager, Schüttelfrost, Übelkeit, Erbrechen und Miktionsbeschwerden angegeben. Während der klinischen Untersuchung fallen besonders septische Temperaturen und Klopfschmerz über dem Nierenlager auf.

Die Laboruntersuchungen zeigen
- deutlich erhöhte BKS,
- Leukozytose,
- Leukozyturie,
- Bakteriurie,
- Albuminurie.

Die akute Pyelonephritis verbietet Wahleingriffe. Schwere Infektionen, insbesondere bei geschwächten Patienten, können unter Streßsituationen zum septischen Schock mit Verbrauchskoagulopathie führen.

Akute Glomerulonephritis

Neben der allgemein üblichen Routineuntersuchung ist die Beurteilung der Diurese von besonderem Wert. Bei der klinischen Untersuchung finden sich
- Ödeme,
- Rückenschmerzen,

- Fieber,
- erhöhte Blutdruckwerte (140-160/100 mm Hg),
- Zeichen der Überwässerung.

Im Rahmen einer hypertonen Krise mit Linksherzinsuffizienz kann das Vollbild eines Lungenödems und einer hypertonen Enzephalopathie auftreten.
Die Urinanalyse ergibt
- Protein,
- Erythrozyten,
- Erythrozytenzylinder.

Darüber hinaus findet sich eine Einschränkung der Kreatininclearance sowie eine mäßige Erhöhung von Kreatinin und Harnstoff im Serum.
Die Glomerulonephritis stellt eine absolute Kontraindikation für jede Operation dar (Ausnahme Noteingriffe); bis zur Ausheilung nach 2-3 Monaten ist ein geplanter operativer Eingriff zu verschieben.
Der Übergang der Erkrankung in eine chronische Nephritis ist häufig.

Obstruktionen der ableitenden Harnwege

Neben der üblichen Standarddiagnostik wird geprüft, ob die Obstruktion der ableitenden Harnwege bereits zu einer Einschränkung der Nierenfunktion geführt hat.
Die möglichen Ursachen einer obstruktiven Uropathie sind
- Steinbildungen,
- Strikturen,
- chronische Entzündungen,
- Tumoren der Nieren und ableitenden Harnwege,
- Erkrankungen der Prostata.

Im Zusammenhang mit der bevorstehenden Anästhesie ist jedoch die Ursache der Obstruktion unbedeutend, wesentlich ist die Auswirkung auf die Nierenfunktion.
Handelt es sich bei dem vorgesehenen operativen Eingriff um einen extrarenalen Eingriff, so sollte dieser insbesondere beim Vorliegen von Symptomen einer Infektion oder einer Niereninsuffizienz aufgeschoben werden.
Lediglich bei kurativen oder palliativen Eingriffen zur Behandlung der Harnwegsobstruktion ist die Durchführung einer Operation sinnvoll.

Chronische Niereninsuffizienz

Zu den diagnostischen Maßnahmen gehören
- Anamnese,
- physikalische und röntgenologische Untersuchung des Thorax,
- Messung von Blutdruck und Pulsfrequenz,

- Suche nach Ödemen,
- Untersuchung des Hautturgors,
- Serumprotein- sowie -kalzium, -phosphat, -magnesiumbestimmung,
- Blutgasanalyse,
- zentraler Venendruck,
- Messung der Urinausscheidung.

Veränderungen von Kreatinin und Harnstoff im Serum zeigen das Ausmaß der Niereninsuffizienz an.
Eine Erhöhung des Kreatininwertes auf über 6–10 mg% kann insbesondere im Zusammenhang mit weiteren Symptomen und Begleiterkrankungen eine Indikation zur perioperativen Dialyse darstellen, insbesondere wenn folgende Begleiterkrankungen vorliegen:

- Hyperhydratation,
- unkontrollierte Hypertonie,
- koronare Herzerkrankung,
- Herzinsuffizienz,
- Diabetes mellitus.

Entsprechend der Retention harnpflichtiger Substanzen, wird die Ausscheidung harnpflichtiger Medikamente reduziert. Bereits ab dem Frühstadium der Niereninsuffizienz fällt die Hämoglobinkonzentration kontinuierlich ab. Je nach Alter, kardialer Situation und vorgesehener Operation wird der Hb-Wert präoperativ auf Werte von 9–12 g% angehoben.

Laborparameter wie Natrium, Serumosmolarität, Elektrolyten Urinosmolarität und Urinelektrolyse vermitteln ein Bild über Elektrolytbedarf und Elektrolytverlust.

Häufig finden sich Elektrolytstörungen, Hyponatriämie und Hypokaliämie bei der Salzverlustniere im poliurischen Stadium bzw. unter Diuretikabehandlung ohne angemessene Elektrolytzufuhr, eine Hyperkaliämie im Spätstadium der Niereninsuffizienz oder durch übermäßige Kaliumzufuhr auch bereits im Frühstadium der Niereninsuffizienz.

Kalzium, Phosphor und Magnesium liegen häufig außerhalb des Normbereiches. Elektrolytstörungen sind Ursache für Herzrhythmusstörungen, die oft erst intraoperativ in Erscheinung treten.

Eine metabolische Azidose ist bei einer tubulären Azidose frühzeitig, bei schwerer Niereninsuffizienz regelmäßig vorhanden.

Proteinverluste führen zu mehr oder weniger ausgeprägten Hypalbuminämien und einer Verminderung des Gesamteiweißes. Die primäre Bedeutung liegt in der Verminderung des intravasalen Volumens, welches gerade während der Narkoseeinleitung zu einer Kreislauflabilität führt. Außerdem bewirkt Proteinmangel eine Vermehrung der interstitiellen Flüssigkeit in der Lunge, so daß mit einer Verschlechterung der Lungenfunktion bzw. des Gasaustausches gerechnet werden muß. Schwächung des Immunsystems führt zu allgemeiner Infektanfälligkeit, Wundheilungsstörungen resultieren daraus und aus einer vermehrten Ödembildung.

Im Frühstadium der Niereninsuffizienz steht die Konzentrationsschwäche der Niere im Vordergrund, die fast immer zu Hypovolämie führt. Im Spätstadium, welches mit einer Erhöhung des Gesamtkörpernatriums einhergeht, finden sich hypertone Blutdruckwerte, prätibiale Ödeme, ein erhöhter ZVD und eine im Verhältnis zur Flüssigkeitsaufnahme zu geringe Diurese. Sowohl das Stadium der Flüssigkeitsretention als auch des -verlustes erfordern eine sorgfältige Flüssigkeitsbilanz mit Hilfe des ZVD.

Die nahezu regelmäßig in Verbindung mit der chronischen Niereninsuffizienz auftretende renale Hypertonie kann anhand einer kontinuierlich geführten Kreislaufkurve exakt beurteilt werden.

Terminale dialysepflichtige Niereninsuffizienz

Die präoperative Diagnostik beinhaltet die Diagnostik des Patienten mit chronischer Niereninsuffizienz. Zusätzliche diagnostische Maßnahmen sind die Bestimmung der Transaminasen und die Virusserologie. Ebenso sollte eine aktuelle Röntgenaufnahme des Thorax vorliegen.

Im Gegensatz zur chronischen Niereninsuffizienz besitzt die Niere nur noch ausnahmsweise eine geringe Restfunktion in Form von Wasserausscheidung. Die erhaltene Restdiurese erleichtert die Infusionstherapie, da zumindest mit einer teilweisen Ausscheidung der zugeführten Flüssigkeit gerechnet werden kann.

Beim dialysepflichtigen niereninsuffizienten Patienten gelten folgende Besonderheiten
- Hypalbuminämie,
- eingeschränkte Flüssigkeitsbilanz,
- Anämie,
- Schwankungen der Laborparameter in Abhängigkeit vom Verdünnungsgrad (prä-, postdialytisch),
- Transaminasenerhöhung (Hepatitis),
- Gerinnungsstörungen im Rahmen der Dialyse.

Akutes Nierenversagen

Das akute Nierenversagen gilt als reversibel. Da am anurischen, akuten Nierenversagen der Organismus in der Regel schlechter als bei der chronischen Niereninsuffizienz an Elektrolytverschiebungen, Retention harnpflichtiger Substanzen und insbesondere an das erhöhte Flüssigkeitsvolumen adaptiert ist, kann es leicht zu einer Linksherzdekompensation bei Hypertonie und Hyperhydratation und Herzrhythmusstörungen kommen.

In der poliurischen Phase ist auf Elektrolytentgleisungen zu achten. Dem erhöhten Flüssigkeitsbedarf muß Rechnung getragen werden.
Während des akuten Nierenversagens sind nur Notfalleingriffe durchzuführen.

Zustand nach Nierentransplantation

Die präoperative Diagnostik orientiert sich an derjenigen der chronischen Niereninsuffizienz.
Die Funktionstüchtigkeit der Transplantatniere wird festgestellt anhand von
- Nierenretentionswerten,
- Kreatininclearance,
- Isotopennephrogramm.
- Sonographie.

Völlige Funktionstüchtigkeit bis zu kompensierter Retention sind möglich. Entsprechend dem Ausmaß der Nierenfunktion findet man die bei der chronischen Niereninsuffizienz beschriebenen Veränderungen der Untersuchungsparameter.
Da diese Patienten normalerweise unter immunsuppresiver Therapie und Glukokortikoidbehandlung stehen, sind Immunabwehr, Leukozyten und Glukosestoffwechsel besonders zu beachten.

Endokrines System

Schilddrüsenerkrankungen

Für die Vorbereitung zur Anästhesie liegt die Hauptbedeutung einer Vielzahl von Schilddrüsenerkrankungen wie z. B. Zysten, Tumoren, Strumae und Entzündungen in der evtl. vorhandenen Über- bzw. Unterfunktion des Organs mit den entsprechenden Auswirkungen auf den Stoffwechsel und der möglichen kardiovaskulären Entgleisung.
Bei lokalen Verdrängungserscheinungen ist zusätzlich mit Intubationsschwierigkeiten zu rechnen.
Es empfiehlt sich, die Stoffwechsellage (T_3/T_4) zu überprüfen bei
- Vorliegen einer Struma,
- Zustand nach Strumektomie,
- anamnestisch bekannten Funktionsstörungen,
- vorliegender medikamentös behandelter Funktionsstörung,
- vorgesehener Strumektomie wegen Adenom, Zysten oder Struma.

Obligat ist diese Untersuchung, wenn eindeutig klinische Anzeichen für eine Funktionsstörung vorliegen.

Die präoperative Diagnostik beinhaltet: Routineuntersuchungsprogramm, spezifische Schilddrüsenfunktionstests und evtl. ein Szintigramm. Einen Überblick über die Schilddrüsendiagnostik liefert folgende Auflistung:

	T₄	T₃	TSH basal	TSH nach TRH
Euthyreose	→	→ (↓)	bis 10 µU/ml meist 3-6	bis 25
Hypothyreose, latent, subklinisch primär	→	→	bis 10	>25
manifeste primäre Hypothyreose	↓	↓	>10	>25 bis 1000
manifeste sekundäre (hypophysäre) Hypothyreose	↓	↓	>10	kein typischer Anstieg
hypothalamische Hypothyreose	↓	↓	<10	↑
latente subklinische Hypothyreose	↗	↗	<10	<10
manifeste Hypothyreose	↑	↑	<10 meist <3	<10
T₃-Hypothyreose	→	↑	<10	<10
Hypothyreoiditis factitia	↑	↑	⌐→	⌐→
Jodfehlverwertung	⌐→	⌐→	↳	↳
kalter Knoten	(→)	(→)	(→)	(→)
Struma	(↕→)	(↕→)	(∽)	(∽)
				Veränderung je nach Stoffwechselfunktion
autonomes Adenom	↳	↳	⌐→*	⌐ bei Dekompensation
Thyreoiditis	∽	∽	∽	∽
Schilddrüsenkarzinom	∽	∽	∽	∽

Besondere Berücksichtigung finden neben laborchemischen Verfahren Anamnese und klinische Untersuchung. Tracheaspezialaufnahme und HNO-ärztliche Untersuchung ergänzen die präoperative Diagnostik (Beweglichkeit der Stimmbänder).

Hyperthyreose

Bei Hyperthyreose finden sich anamnestisch u. a. Hitzeintoleranz, Gewichtsabnahme trotz guten Appetits, Durchfälle, Herzbeschwerden, Nervosität und eine Übererregbarkeit (Abb. 32).
Bei der klinischen Untersuchung fallen z. B. folgende Veränderungen auf:
- Fingertremor,
- vermehrtes Schwitzen, heiße Haut,
- Exophthalmus,

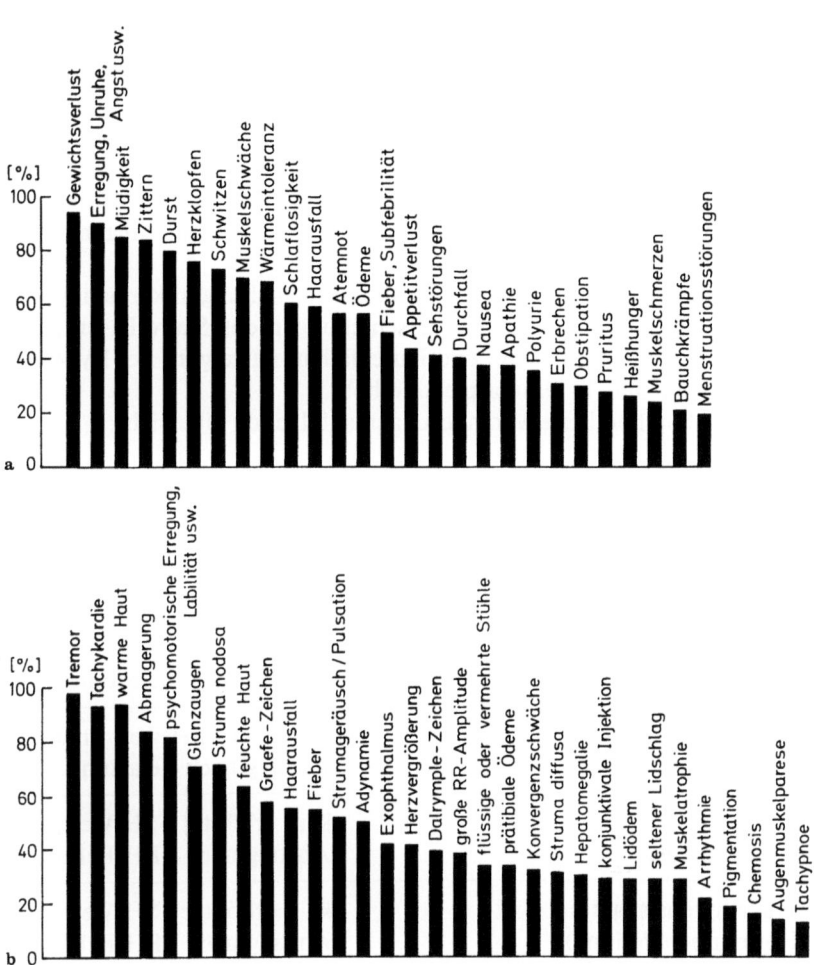

Abb. 32 Häufigkeit der subjektiven (a) und der objektiven (b) Symptome bei Hyperthyreose

- Tachykardie, Extrasystolen,
- Hypertonie,
- Vergrößerung der Schilddrüse, evtl. Stridor bei Tracheaeinengung.

Die folgenden EKG-Veränderungen bei Hyperthyreose beruhen sowohl auf einem erhöhten Sympathikotonus als auch auf der thyreotoxischen Stoffwechselstörung im Herzmuskel selbst:

- Sinustachykardie,
- betonte P-Welle,

- ST-Senkung und T-Abflachung,
- überhöhte T-Wellen (Ableitung II, III sowie linkspräkordial),
- Rhythmusstörungen (häufig Vorhofflimmern, selten Vorhofflattern),
- supraventrikuläre und ventrikuläre Extrasystolen.

Im Thoraxröntgenbild sind durch eine Struma evtl. vorhandene Kompressions- und Verdrängungserscheinungen der Trachea zu sehen. Mittels Tracheazielaufnahmen mit Breischluck werden diese Veränderungen deutlicher dargestellt.

Die routinemäßig durchgeführten Laboruntersuchungen können gravierende Elektrolytstörungen und Verschiebungen des Säure-Basen-Haushalts (infolge von Erbrechen und Durchfällen) aufzeigen. Bei Hyperthyreose sind T_3- und T_4-Plasmaspiegel erhöht.
Weitere laborchemische Veränderungen s. folgende Übersicht:

TRH-Stimulationstest

Beurteilung	T_4	T_3	TRH-Test vor und 30 min nach Stimulation
Subklinische Hyperthyreose	↗	↑	normaler TSH-Wert ohne Anstieg nach Belastung
T_3-Hyperthyreose	→	↑	normaler TSH-Wert ohne Anstieg nach Belastung
Manifeste Hyperthyreose	↑	↑	kein erhöhter TSH-Wert, kein Anstieg nach TRH-Belastung
Hyperthyreosis factitia (Hormonbehandlung)	↑	↑	kein erhöhter TSH-Wert, kein Anstieg nach TRH-Belastung

Labormäßige Begleitbefunde (diagnostisch nicht entscheidend):
Cholesterin ↓, Phosphatide ↘,
    Neutralfette ↗
    (Cholesterinbestimmung ist hier nur von bedingt diagnostischem Wert),
Basophile Leukozyten ↓,
β-Lipoproteide ↓ (ohne diagnostische Bedeutung),
Blutvolumen ↑,
Blutzucker ↑,
Cholinesterase ↑ (diagnostisch von geringer Bedeutung,
    häufig auch normale Werte),

Ca ↑, (verstärkter Knochenabbau),
Mg ↓,
Fe ↑,
Elektrophorese: α-Globulin ↑,
Albumin ↓,
Erythrozyten ↑,
Grundumsatz ↑ (ein erhöhter GU ist noch kein Beweis für die Diagnose),
Harnstoff (Harn) ↑,
Kreatin ↑,
Kreatinin ↑,
Kreatinin (Harn) ↓,
Kreatin (Harn) ↑,
Cu ↑,
Mg ↑ (nur proteingebundenes Magnesium),
Mg ↓ (ionisiertes Mg),
Quick-Wert wird angehoben,
$\frac{LDH}{CPK}$-Quotient ↓,
GOT ↗,
GPT ↗,
AP ↗.

Hypothyreose

Bei Hypothyreose finden sich anamnestisch u. a. Müdigkeit, Antriebsverlust und Interesselosigkeit, die bis zu einer Wesensveränderung führen können; außerdem Kälteintoleranz, Haarausfall, Appetitlosigkeit.
Bei der klinischen Untersuchung finden sich trockene, pastös wirkende Haut mit Schuppenbildung, Lidödeme und struppiges Haar. Charakteristischer blecherner Stimmklang ist ein Hinweis auf ödematöse Stimmbänder. Der Blutdruck ist normal oder niedrig, oft findet sich eine Bradykardie (Abb. 32). Ebenso wie bei der Hyperthyreose finden sich auch hier typische EKG-Veränderungen:

- Bradykardie,
- Niedervoltage in allen Ableitungen (Myxödem des Myokards, Perikarderguß, peripheres Ödem und erhöhter Hautwiderstand),
- abgeflachtes bis negatives T,
- verlängerte PQ- und QT-Zeit.

Im Thoraxröntgenbild können neben lokalen Verdrängungserscheinungen, wie sie auch bei der Hyperthyreose zu finden sind, Kardiomegalie oder Perikarderguß ein weiterer Befund bei Hypothyreose sein.
Zielaufnahmen der Trachea mit Breischluck zeigen das Ausmaß einer Verdrängung oder Einengung der Trachea infolge Strumenbildung an.

Laborbefunde
Oft liegt ein niedriges Hb als Zeichen einer normochromen Anämie vor. Bei der Hypothyreose sind T_3- und T_4-Plasmaspiegel erniedrigt. Weitere mögliche Begleitbefunde sind erniedrigter Blutzucker, Kupfer erniedrigt, Phosphor erhöht, Eosinophilie im Differentialblutbild.

Erkrankungen der Nebennierenrinde (NNR)
Die 3 Funktionszustände bei NNR-Erkrankungen sind
- Morbus Cushing,
- Aldosteronismus,
- NNR-Insuffizienz.

NNR-Erkrankungen treten selten spontan auf. Meistens sind sie iatrogen bedingt, so z. B. nach bilateraler Adrenalektomie oder Steroidbehandlung. Kenntnisse über Pathophysiologie und Substitutionstherapie helfen Komplikationen im Rahmen eines operativen Eingriffs vermeiden.

Cushing-Syndrom
Das Cushing-Syndrom kann verschiedene Ursachen haben, z. B.
- hypothalamische Dysfunktion,
- ACTH-bildender Tumor mit doppelseitiger NNR-Hyperplasie,
- NNR-Adenom,
- NNR-Karzinom,
- Langzeitbehandlung mit Glukokortikoiden (iatrogenes Cushing-Syndrom).

Anamnese und klinische Symptome sind von den Auswirkungen der verstärkten Kortisonwirkung geprägt. Es finden sich Psychosen und Depressionen, infolge eines Proteinkatabolismus ausgeprägte Muskelschwäche und Osteoporose, Stammfettsucht mit Vollmondgesicht und Büffelnacken sowie Veränderungen der Kohlenhydrattoleranz bis hin zum manifesten Diabetes mellitus.
Der Mineralokortikoideffekt äußert sich am Herz-Kreislauf-System in Form von Hypertonie, Hypokaliämie und Alkalose, die Androgenwirkung führt zu Störungen der Sexualfunktion sowie androgenen Veränderungen der Haut und Haare.
Am aussagekräftigsten ist bei Verdacht auf M. Cushing der Dexamethasonsuppressionstest. Hierbei wird dem Patienten vor dem Schlafengehen 1 mg Dexamethason verabreicht. Die Plasmakortisolspiegel werden zwischen 7 und 9 Uhr am folgenden Morgen bestimmt; Werte über 5 µg/100 ml sind pathologisch.
Für die bevorstehende Anästhesie stehen die Auswirkungen auf das kardiovaskuläre System, insbesondere die Hypertonie im Vordergrund. Dem-

gemäß muß beim Cushing-Syndrom präoperativ eine ausführliche Diagnostik des kardiovaskulären Systems erfolgen (vgl. Kap. „Kardiovaskuläres System").

Wegen der Mineralokortikoidwirkung verdienen die Serumelektrolyte besondere Beachtung. Mit der Durchführung eines Blutzuckertagesprofils wird rasch ein Überblick über die Glukosetoleranz gewonnen.

Weitere Laborbefunde sind folgender Übersicht zu entnehmen:

17-KS ↑,
17-OHCS ↑ (stärker erhöht als 17 KS),
Blutzucker ↑ (nüchtern),
K↓, im Harn↳,
Na/K-Quotient ↑,
Alkalose,
Ca↓, im Harn↳,
Azeton ∅ – +,
Elektrophorese: α_2-Globulin ↗, γ-Globulin ↓,
Blutbild: Leukozyten ↯,
         Lymphozyten ↓ (15%),
         Eosinophile ↓ (100/mm^3),
         Erythrozyten↳,
Hkt ↑ (Werte über 50% nicht selten).

Primärer Aldosteronismus (Conn-Syndrom)

Ursachen dieser Erkrankung sind NNR-Adenome, bilaterale NNR-Hyperplasie oder -karzinome (Laborbefunde s. unten).

Sekundärer Aldosteronismus

Ein sekundärer Aldosteronismus durch Stimulierung des Renin-Angiotensin-Systems findet sich unter folgenden Gegebenheiten:

1) organisch:
   a) mit Hypertonie: maligne Hypertonie,
                                   renovaskuläre Hypertonie,
                                   reninsezernierende Tumoren,
                                   renoparenchymale Hypertonie,
                                   Phäochromozytom;
   b) ohne Hypertonie: nephrotisches Syndrom,
                                   tubuläre Nephropathien,
                                   Bartter-Syndrom;

c) mit Störung des
   Aldosteronabbaus: Leberzirrhose,
                     Herzinsuffizienz;
2) funktionell   idiopathisches Ödem,
                    Anorexia mentalis,
                    Laxanzienabusus,
                    Östrogene,
                    postoperativ.

Mögliche Symptome in der Anamnese und klinischen Untersuchung sind:
- Hypertonie,
- Zeichen des Elektrolytungleichgewichts,
- unspezifische Symptome wie Muskelschmerzen und Muskelschwäche bis hin zu Lähmungen und Tetanien.

Eine nächtliche Polyurie gilt als Zeichen einer durch Kaliummangel induzierten Nephropathie mit ADH-Resistenz.
Die präoperative Diagnostik unterscheidet sich nicht von derjenigen des Cushing-Syndroms. Laborchemische Veränderungen des *Conn-Syndroms* sind in folgender Übersicht dargestellt:

Leitsymptome:
Hypertonie, Kopfschmerzen, Müdigkeit, Schwächegefühl, Sehstörungen, Muskelkrämpfe, Polydipsie, Polyurie, Obstipation.
Labor:
Harn: K ↑, Na ↓, Cl ↓,
Serum: K ↓ (kann erst Jahre nach Hypertoniebeginn auftreten), Na ↑, Cl (↑),
Alkalireserve (Alkalose häufig vorhanden),
Aldosteron im Harn ↑ (> 150 mval/24 h bei normaler oder erhöhter NaCl-Zufuhr),
Glukosebelastung (in 50% gestörte Kohlenhydrattoleranz),
Plasmarenin ↓ (auch durch Orthostase und Diuretika nicht stimulierbar),
Eiweiß im Harn +,
Konzentrationsversuch ↓ (das niedrige spezifische Gewicht läßt sich mit Pitressin nicht steigern).

Bei sekundären Aldosteronismus ist - im Gegensatz zum primären Aldosteronismus - der Plasmareninspiegel erhöht, die Plasma-Na-Konzentration kann auch normal oder sogar leicht vermindert sein.

Nebennierenrindeninsuffizienz *(Morbus Addison)*
Symptome der NNR-Insuffizienz können sein:
- Schwäche,
- Adynamie,
- Hyperpigmentierung der Haut,
- Pigmentierung der Schleimhäute,
- Gewichtsverlust,
- Anorexie, Übelkeit, Erbrechen,
- Hypotonie,
- Spontanhypoglykämie,
- Abdominalschmerz,
- Diarrhö,
- Obstipation,
- Muskelschmerzen.

Laborbefunde:
- Elektrolytstörungen (Hyperkaliämie, Hyponatriämie, Hypochlorämie),
- Hypoglykämie,
- durch Exsikkose Hkt-Erhöhung.

Infolge der ausreichenden Aldosteronproduktion bei der sekundären NNR-Insuffizienz fehlen die für die primäre NNR-Insuffizienz charakteristischen Veränderungen im Elektrolythaushalt. Die atrophische Nebennierenrinde kann jedoch bei bestehendem ACTH-Mangel auf ein Na-Defizit die Aldosteronsekretion nicht genügend steigern, so daß die Kranken durch Belastungen des Elektrolyt- und Wasserhaushalts durchaus gefährdet sein können. Die Patienten weisen wie bei primärer NNR-Insuffizienz eine besondere Empfindlichkeit gegenüber einer Wasserbelastung auf, die durch den Mangel an Kortisol bedingt ist. Es kommt leicht zu einer Wasserintoxikation mit Abfall von Natrium, Kalium sowie einer Abnahme des Hämatokrits.

Bei Patienten mit NNR-Insuffizienz muß ein geplanter operativer Eingriff so lange verschoben werden, bis die adrenokortikale Funktion durch therapeutische Maßnahmen ausgeglichen ist.

Die spezifische endokrinologische Diagnostik ist Aufgabe des Internisten; sie hat für die Abklärung des perioperativen Risikos keine weitere Bedeutung.

Erkrankungen der Adenohypophyse
Akromegalie

Bei Anamnese und klinischer Untersuchung des Patienten mit Akromegalie fällt die Vergrößerung der Akren auf. Wichtig ist die Beurteilung von

Gesichtsschädel und oberen Luftwegen, da Intubationsschwierigkeiten zu erwarten sind. Diese können bedingt sein durch
- größeren Abstand zwischen Zähnen und Kehlkopf,
- Vergrößerung von Lippen und Zunge,
- Vergrößerung der Epiglottis,
- Ödembildung des Gewebes im Nasen-Rachen-Raum (funktionelle Stenosen, Strumae).

Auf Zeichen einer Hyperthyreose ist zu achten.

Veränderungen von Wirbelsäule und Brustkorb (fortgeschrittenes Stadium) können gelegentlich Funktionseinschränkungen der Lunge bewirken. Da die Erkrankung nicht selten mit einem manifesten Diabetes mellitus einhergeht, sollte ein Blutzuckertagesprofil erstellt werden; der Serumphosphatspiegel ist ein Gradmesser des gesteigerten Knochenumsatzes. Bei begleitender Hypertonie finden sich im EKG die entsprechenden Ver-

Tabelle 35. Häufigkeit von Symptomen bei Akromegalie

Symptome	Häufigkeit [%]
Überschuß an Somatotropin	
Weichteilwachstum	100
Akrenwachstum	100
Prognathie	100
Splanchnomegalie	100
Osteoporose	80–100
Stoffwechselsteigerung	40–60
Arthrosen	60
Hypertrichose	50
Pigmentierungen	40
Gewichtszunahme	40
Struma diffusa	25
Verminderte Glukosetoleranz	25
Manifester Diabetes mellitus	10
Hypertonie	10
Lokal-paraselläre Manifestationen	
Sellavergrößerung	90
Kopfschmerz	85
Sehstörungen	60
Endokrine Störungen	
NNR-Insuffizienz	<5
NNR-Überfunktion	<5
Hyperthyreose	<1
Hypothyreose	5–10
Gonadotropindefizit	10
Libidoverlust (♂)	25
Libidosteigerung	35

änderungen. Das Thoraxröntgenbild zeigt, ob eine Kardiomegalie vorliegt. Symptome der Akromegalie und ihre Häufigkeit sind Tabelle 35 zu entnehmen.

Diabetes insipidus

Die Ursachen eines Funktionsausfalls der ADH-produzierenden Neurone sind vielfältig. Sie können idiopathisch, hereditär und iatrogen sein. Beispielsweise sind eine Hypophysektomie, Gefäßprozesse oder Tumoren an der Hypophyse dafür verantwortlich.

Bei Anamnsese und klinischer Untersuchung fallen Polyurie und Polydipsie mit täglichen Harnmengen bis zu 30 l auf. Daraus resultieren in der Regel hypotone Blutdruckwerte mit Tachykardie, trockener Haut und andere Zeichen der Exsikkose.

Laborbefunde sind:
- Erhöhung des Serumnatriums ($>$ 145 mval/l),
- Erhöhung der Serumosmolariät ($>$ 300 mosmol/l H_2O),
- Hb-Anstieg,
- Harnstoff- und Kreatininerhöhung,
- niedriges spezifisches Uringewicht ($<$ 1010),
- niedrige Urinosmolarität ($<$ 300 mosmol/l H_2O),
- erniedrigte Kreatininclearance.

Die einfachste Methode zur Diagnose eines Diabetes insipidus ist die Beobachtung der Änderung von Plasmaosmolarität, Urinvolumen und -osmolarität nach Wasserrestriktion.
Eine verminderte Reaktion auf exogen zugeführtes ADH ist für einen nephrogenen Diabetes insipidus (verminderte Ansprechbarkeit der Tubuli auf ADH) beweisend.

Hypophysenvorderlappeninsuffizienz

Die präoperative Diagnostik beim Vorliegen einer Hypophysenvorderlappeninsuffizienz entspricht derjenigen bei NNR-Insuffizienz (s. S. XXX).

Phäochromozytom

Das Phäochromozytom ist eine relativ seltene Ursache für die Hypertonie. Dieser meist gutartige Tumor des chromaffinen Gewebes im sympathikoadrenalen System führt durch überschießende Katecholaminbildung und -freisetzung zu paroxysmaler oder ständiger Blutdrucksteigerung. Die Tumoren finden sich bei 80-90% der Patienten einseitig im Nebennierenmark, vorzugsweise auf der rechten Seite, bei 10% extraadrenal in den lumbalen, thorakalen Geflechten des Sympathikus entlang der Aorta und nur in 1% außerhalb des Bauchraumes. Die Tumoren erreichen ein Gewicht zwischen 10 und 3000 g. Malignes Wachstum, Metastasierung in Knochen und Leber sind möglich.

Das klassische klinische Bild ist durch eine paroxysmale Hypertonie geprägt. Häufig findet sich auch ein anhaltend hoher Blutdruck mit intermittierenden Blutdruckspitzen. Während einer solchen Attacke zeigen die Patienten vielfältige Symptome (vgl. Tabelle 36).

Tabelle 36. Symptome bei Patienten mit Phäochromozytom [a) n = 76, nach Gifford XXX, b) n = 18, nach Kirkendall et al. XXX]

a) Symptome, subjektiv	Paroxysmale Form [%]	Persistierende Form [%]
Kopfschmerzen	92	72
Schweißausbrüche	65	69
Herzklopfen	73	51
Gesichtsblässe	60	28
Nervosität	60	28
Zittern	51	26
Brechreiz, Erbrechen	43	26
Schwächegefühl	38	15
Brustschmerzen	32	13
Bauchschmerzen	16	15
Sehstörungen	3	21
Gewichtsverlust	14	15
Atemnot	11	18
Hitzegefühl	11	8
Schwindel	11	3
Verstopfung	–	13
Kribbeln in den Armen	11	–
Pulsverlangsamung	8	3
Kälte und Schmerzen in den Fingern	8	3
Hitzeunverträglichkeit	3	8
Krampfanfälle	5	3

b) Symptome, objektiv	Häufigkeit [%]
Schlanker Habitus	89
Dauerhypertonie	50
Blutdruckkrisen	45
Hämoglobin über 15 g/100 ml	50
Proteinurie	45
Glukosurie	39
Nüchternblutzucker über 100 mg/100 ml	33
Glukoseintoleranz	28
Cholelithiasis	17
Orthostatische Hypotonie	11
Neurofibromatose	5

Selten ist eine hypotone Verlaufsform, bei der es nach initialen flüchtigen Blutdruckanstiegen durch Abnahme des Plasmavolumens und orthostatischem Kollaps zu anfallsweiser schwerer Hypotonie mit ausgeprägter Tachykardie kommt.

Mehr diagnostische als präoperative Relevanz hat die Bestimmung der Vanillinmandelsäure im 24-h-Urin und die Bestimmung der Plasmakatecholamine.

Die Angiographie der Aorta, das i. v.-Pyelogramm, das CT werden zur Lokalisation des Tumors durchgeführt. Die Angiographie kann gelegentlich eine hypertone Krise auslösen und erfordert deshalb eine präventive Therapie.

Die Messung des zentralvenösen Druckes ist hilfreich in der präoperativen Beurteilung des meist erniedrigten Plasmavolumens. Angiographie, Narkoseeinleitung, Manipulationen durch den Operateur am Tumor selbst können eine hypertone Krise auslösen, somit ist eine entsprechende präventive Therapie erforderlich.

Da das Phäochromozytem unbehandelt zu den Folgeschäden der Hypertonie führen kann, sind bezüglich der Diagnostik Veränderungen einzelner Organsysteme zu berücksichtigen (z. B. kardiovaskuläres System, Niere).

Karzinoide Tumoren

Diese Tumoren setzen vasoaktive Peptide frei, wie z. B.
5-Hydroxytryptophan, Serotonin, Kallikrein, Prostaglandin E, Histamin.
Das klinische Bild wird bestimmt durch

- Flush,
- Durchfall,
- Bauchschmerzen,
- Bronchospasmus,

Karzinoide treten v. a. im Appendix und im terminalen Ileum, ebenfalls in der Lunge auf. Metastasierungen werden häufig in der Leber gefunden, da vasoaktive Peptide im portalen Kreislauf der Leber abgebaut werden. Insbesondere durch Histaminausschüttung können diese Tumoren erhebliche Probleme während der Narkose durch Bronchospasmus hervorrufen.

Erkrankungen der Nebenschilddrüsen

Primärer und sekundärer Hyperparathyreoidismus

Bei ausgeprägter und länger bestehender Hyperkalzämie finden sich bei Anamnese und klinischer Untersuchung Organmanifestationen wie

- Nephrolithiasis mit sekundärer Pyelonephritis,

- Knochenschmerzen als Zeichen der Skelettbeteiligungen, Skelettdeformierungen,
- Frakturen,
- gastrointestinale Ulzera,
- Pankreatitiden (weniger häufig).

Die Thoraxröntgenaufnahme gibt Hinweise auf Sekundärschäden des Herz-Kreislauf-Systems infolge anhaltender Hypertonie (Niereninsuffizienz).
Bei sehr hohem Kalziumspiegel oder bei akut auftretender Hyperkalzämie können weitere Symptome wie Durst, Polyurie (Hemmung des ADH durch Hyperkalzämie), Anorexie, Übelkeit, Erbrechen sowie neurologische Symptome auftreten.

Klinische Symptome bei Hyperparathyreoidismus

a) Hyperkalzämiesyndrom
- Polyurie, Polydypsie,
- Hyposthenurie,
- Anorexie, Verstopfung,
- Nausea, Erbrechen,
- Muskelschwäche und -hypotonie,
- Depression, Apathie,
- psychorganisches Syndrom,
- Verwirrtheit, Delir, Koma,
- QT-Verkürzung im EKG,
- Arterielle Hypertonie.

b) Metastatische Verkalkungen in
- Kornea, Konjuktiva,
- Media der Arterien.

c) Knochenveränderungen
- Osteoporose,
- subperiostale Resorption,
- Kortikalisaufsplitterung,
- Osteoklastome, Zysten.

d) Nierenleiden
- Hyperkalzurie (Überwiegen der glomerulär filtrierten über die tubulär reabsorbierte Menge an Kalzium),
- Nephrolithiasis (Ca-Oxalat + Ca-Phosphat),
- Nephrokalzinose,
- Niereninsuffizienz mit Anstieg der anorganischen Phosphate im Serum.

Laborbefunde
- Serumkalziumerhöhung bis 10 mmol/l (bei sekundärem Hyperparathyreoidismus erniedrigt oder normal),
- Serumphosphaterniedrigung unter 3 mg/100 ml (erhöht bei Niereninsuffizienz),
- AP-Erhöhung (Skelettbefall),
- Serumkreatininerhöhung (sekundäre Niereninsuffizienz),
- Kalzium und Phosphat im Urin erhöht.

Im EKG resultieren aus Veränderungen des erhöhten Kalziumspiegels ST- bzw. QT-Verkürzung sowie aus dem absteigenden QRS-Schenkel abgehendes T. Eine Thoraxröntgenaufnahme ist für die Beurteilung von Sekundärschäden des Herz-Kreislauf-Systems aufgrund der Hypertonie wertvoll.

Hypoparathyreoidismus

Bei ausgeprägter Hypokalzämie finden sich Zeichen erhöhter neuromuskulärer Erregbarkeit, z. B.

- Muskelkrämpfe,
- Karpopedalspasmen,
- Parästhesien,
- Engegefühl in der Brust,
- allgemeine neurovegetative Labilität.

Die laborchemische Untersuchung zeigt erniedrigte Kalziumspiegel (bis 2,5 mval/l), erhöhte Phosphatspiegel (9–12 mg/100 ml) sowie erniedrigtes Parathormon. Eine aus dem erniedrigten Serumkalzium resultierende EKG-Veränderung ist eine ST- bzw. QT-Verlängerung.

Diabetes mellitus

Das Auftreten einer Glukosurie gilt als Verdachtsdiagnose eines Diabetes mellitus; die Diagnose wird gefestigt durch ein Blutzuckertagesprofil und/oder einen Glukosetoleranztest.

Der Nüchternblutzucker sollte dabei unter 5,55 mmol/l liegen. Spitzenblutzuckerwerte nach oraler Applikation von 100 g Glukose dürfen

1 h danach 12,2 mmol/l,
2 h danach 8,3 mmol/l,
3 h danach 7,2 mmol/l nicht überschreiten (vgl. Tabelle 37).

Tabelle 37. Blutglukosewerte (kapillär)

Blutentnahmen	Normal	Grenzbereich	Diabetisch
Nüchternwerte			
mg/dl	<100	100–129	>130
mmol/l	<5,55	5,55–7,16	7,22
1-h-Werte			
mg/dl	<160	160–219	>220
mmol/l	<8,88	8,88–12,15	>12,21
2-h-Werte			
mg/dl	<120	120–149	>150
mmol/l	<6,66	6,66–8,27	>8,33
3-h-Werte			
mg/dl	<100	100–129	>130
mmol/l	<5,55	5,55–7,16	>7,22

Typ I: Diabetes mellitus mit absolutem Insulinmangel,
Typ II: Diabetes mellitus mit relativem Insulinmangel.

Bei Typ I ist es wichtig, den Insulin- und den Kalorienbedarf zu kennen, um die durch Streß und operativen Eingriff veränderten Bedürfnisse des Organismus einschätzen zu können.

Bei einem bisher nicht insulinpflichtigen Diabetes ist damit zu rechnen, daß der Insulinbedarf während eines operativen Eingriffs zunimmt und ausgeprägte Hyperglykämien entstehen. Perioperative Insulingaben werden in diesem Falle nötig. Ein bis zur Operation evtl. unbekannter, latenter Diabetes kann durch den operationsbedingten erhöhten Insulinbedarf demaskiert werden. Permanent überhöhter Insulinbedarf bzw. nichteinstellbarer Blutzucker legen den dringenden Verdacht einer Infektionskrankheit nahe.

Im Verlauf der Erkrankung kann es zu in den verschiedenen Organsystemen mehr oder minder starker Ausprägung einer Makro-/Mikroangiopathie kommen. Folgen sind:
- koronare Herzerkrankung,
- Herzinsuffizienz,
- Hypertonie,
- Zerebralsklerose,
- arterielle Verschlußkrankheit,
- Nephropathie,
- gehäufte Infekte bei verminderter Immunabwehr.

Entscheidend für den Verlauf sind die regelmäßigen Blutzuckerkontrollen und eine weitestgehende Aufklärung der Patienten über die Einflüsse einer gesicherten Einstellung; letzteres ist nachhaltig durch Schulungsmaßnahmen zu erreichen. (Zur präoperativen Diagnostik vgl. die entsprechenden Abschnitte.)

Wenn möglich, sollten Patienten mit Diabetes mellitus 2 Tage vor einem geplanten operativen Eingriff dem Anästhesisten vorgestellt werden, damit eine sorgfältige Diagnosestellung als Voraussetzung einer metabolischen Stabilisierung möglich ist.

Bei der routinemäßig durchgeführten Laboruntersuchung sind insbesondere die Serumelektrolyte von Bedeutung. Des weiteren finden sich laborchemische Änderungen aufgrund von Stoffwechsel- und Organfunktionsstörungen.

Bei der Untersuchung des Herz-Kreislauf-Systems ist v. a. auf Zeichen eines veränderten Flüssigkeitshaushalts zu achten, und zwar anhand von
- Blutdruck,
- Herzfrequenz,
- Venenfüllung,
- Hautturgor.

Metabolische Azidose:	unvollständige Oxydation von Fettsäuren zu Ketonkörpern.
Kaliumverschiebungen:	Azidose (Maskierung eines absoluten Kaliummangels möglich).
Osmotische Diurese:	Glukosurie.
Kaliumverluste:	Erbrechen (Präkoma).
Erniedrigte Serumnatriumspiegel:	osmotische Diurese, Erbrechen.
Erhöhung der Triglyzeride:	Lipolyse.
Geringgradige Erhöhung von γ-GT und AP:	Fettleber.
Kreatinin- und Harnstofferhöhung:	diabetische Nephropathie.
Harnstofferhöhung:	diabetische Nephropathie.
Erniedrigung des Albuminspiegels:	renale Eiweißverluste.
Erhöhte Osmolarität:	Exsikkose.
Glukose und Ketonkörper im Urin:	schlecht eingestellter Diabetes mellitus, Hunger, Abmagerungskur.

Bei einem gut eingestellten Diabetes entspricht die operative Mortalität der Mortalitätsrate bei Nichtdiabetikern. Ist die Mortalität erhöht, so liegt das zum einen an den als Folge des Diabetes aufgetretenen Organfunktionsstörungen, zum anderen aber auch an aktuellen Veränderungen infolge erhöhter Blutzuckerwerte (Hypovolämie, Elektrolytverschiebungen, Störungen des Säure-Basen-Haushalts).

Hämatologisches System

Die Bedeutung der präoperativen hämotologischen Diagnostik ist in der Vermeidung von durch erhöhte Blutungs- oder Gerinnungsneigung bedingte Komplikationen zu sehen. Dabei sind für den Anästhesisten von besonderer Bedeutung:

- Thrombozytopenie,
- Thrombozytenfunktionsstörungen,
- verlängerte partiale Thromboplastinzeit,
- Low-dose-Heparintherapie,
- Antikoagulanzientherapie.

Hämatologische Komplikationen sind zu erwarten bei
- Sichelzellenanämie,

- Dysproteinämie,
- Lebererkrankungen,
- Gerinnungsfaktorenmangel,
- Willebrand-Jürgens-Syndrom.

Die Anamnese ist bei Verdacht auf eine hämatologische Erkrankung von größter Bedeutung.
Bei allen elektiven operativen Eingriffen sollte die Ursache einer Anämie vor der Operation geklärt werden.

Anämien

Die Anämie ist definiert als akute oder chronische Verminderung der zirkulierenden Erythrozytenzahl. Infolgedessen ist die Sauerstofftransportkapazität des Blutes vermindert, was bis zu einem gewissen Grad durch erhöhte kardiale Leistung kompensiert werden kann, wobei dann jedoch die verbleibende Kompensationsbreite gegenüber Streß eingeengt ist:
Anamnestisch geben die Patienten oft verminderte Belastbarkeit, chronische Müdigkeit, Belastungsdyspnoe oder Tachykardie bei geringen Belastungen an.
Die klinische Untersuchung richtet ihr Augenmerk bevorzugt auf die Durchblutung von Schleimhäuten und Akren. Zu beachten sind auch vergrößerte Leber und Milz sowie vergrößerte Lymphknoten. Auch sind Nieren- bzw. Lebererkrankungen oft Ursache einer Anämie.

Eisenmangelanämie

Die Eisenmangelanämie resultiert aus der Reduktion der für die Hämatopoese zur Verfügung stehenden Serumeisenkonzentration. Sie ist charakterisiert durch vermehrte Eisenbindungskapazität, verminderte Serumferritinkonzentration, Mikrozytose und hypochrome Anämie.
Die präoperative Diagnostik beinhaltet neben der üblichen Standarddiagnostik die Bestimmung von:

- Serumeisen,
- Serumferritin,
- Eisenbindungskapazität,
- Hb-Gehalt der Erythrozyten,
- Differentialblutbild

Aplastische Anämie

Eine aplastische Anämie kommt häufig nach einer zugrundeliegenden Chemotherapie mit Zytostatika vor. Weitere Ursachen einer aplastischen Anämie können sein:

- Bestrahlung,
- Virusinfektionen,
- immunologische Störungen,
- Chloramphenicol.

Die präoperative Diagnostik beinhaltet die Frage nach Bestrahlungen, Virusinfektionen und evtl. bekannten immunologischen Störungen, Differentialblutbild und Knochenmarkpunktion.

Megaloblastische Anämie

Diese Form der Anämie wird durch Vitamin-B_{12}- oder Folsäuremangel verursacht.

a) Vitamin-B_{12}-Mangel

Typisch für die Anamnese sind Dünndarmresektion und Magenschleimhautatrophie. Folge davon ist eine fehlende Intrinsic-Faktor-Produktion, welche für die regelrechte B_{12}-Resorption notwendig ist.

Das Blutbild zeigt eine makrozytäre Anämie mit hypersegmentierten polymorphkernigen Leukozyten.

b) Folsäuremangel

Folsäure ist für die Reifung und Entwicklung der Erythrozyten essentiell notwendig. Für einen Mangel sind meistens Ernährungsfehler die Ursache.

Bei der Anamnese ist u. a. zu achten auf:

- Hepatopathie (insbesondere alkoholbedingt),
- Chemotherapeutika, Phenytoin und andere antikonvulsive Medikamente,
- Barbiturate,
- gastrointestinale Malabsorption, z. B. bei Durchfallerkrankungen.

Das Differentialblutbild zeigt eine megaloblastische Anämie.

Hämolytische Anämien

Für hämolytische Anämien ist eine erhöhte Serumbilirubinkonzentration (Hämolyse) charakteristisch. Die Erythrozytenlebensdauer von normalerweise 90–120 Tagen ist stark verkürzt.

Die Hämolyse wird durch Anomalien der Zellmembran, Enzymdefekte, Strukturveränderungen des Hb-Moleküls, Medikamente sowie mechanische Zerstörung der Erythrozyten, z. B. durch künstliche Herzklappen verursacht.

Die Durchführung der Differentialdiagnostik ist insofern von Bedeutung, da einige Formen während einer Narkose exazerbieren können.

- **Intrazelluläre Störungen**
  a) Membrananomalien:
    - angeborene Sphärozytose,
    - paroxysmale nächtliche Hämoglobinurie;
  b) Enzymdefekte:
    - Glukose-6-phosphat-dehydrogenase-Defizit,
    - Pyruvatkinasedefizit;
  c) Hämoglobinopathien:
    - Thalassämie,
    - Hämoglobin-S-, Hämoglobin-C-Erkrankung,
    - instabiles Hämoglobin.
- **Extrazelluläre Störungen**
  a) Immunhämolytische Erkrankungen:
    - Kälteautoantikörper,
    - Wärmeautoantikörper;
  b) hämolytische Erkrankung durch Fragmentation:
    - mechanisch (Klappenersatz),
    - Mikroangiopathie;
  c) Clostridientoxämie;
  d) Hypersplenismus.

Glukose-6-phosphat-dehydrogenase-Defizit
Dies ist die häufigste Erythrozytenenzymstörung. Medikamente, welche durch Interaktion mit Oxyhämoglobin Peroxide bilden und die Hämolyse bei diesen Patienten auslösen können, sind:

a) **Analgetika:**
  - Phenacetin,
  - Aminopyrin,
  - Acetanicid.

b) **Antibiotika:**
  - Nitrofuran,
  - Penicillin,
  - Streptomycin,
  - Chloramphenicol,
  - Isoniazid,
  - Sulfonamide.

c) **Antimalariamittel**

d) **Sonstige, z. B.:**
  - Probenecid,
  - Chinidin,
  - Vitamin K (parenteral),
  - Methylenblau.

Folgende Medikamente können (unabhängig von einem Enzymdefizit) eine Hämolyse auslösen:
- α-Methyldopa,
- L-Dopa,
- Phenylhydrazin,
- Chlorate.

Sichelzellenanämie

Hierbei handelt es sich um eine Hämoglobinsynthesestörung. Anstelle von Hämoglobin A (Hb A) wird Hämoglobin S (Hb S) gebildet. Diese Erythrozyten nehmen bei der Deoxygenierung eine Sichelform an. Sie sind ausgesprochen rigide, so daß sie v. a. die Mikrozirkulation behindern und Schmerzen und Infarkte auslösen.

Unterschieden werden hetero- und homozygote Träger. Der Hämoglobingenotyp ist bei der heterozygoten Form Hämoglobin A, bei der homozygoten Form Hämoglobin S.

Bei Heterozygotie enthalten die Erythrozyten 20-40 % Hämoglobin S, der Rest ist Hämoglobin A. Patienten mit dieser heterozygoten Form zeigen in der Regel keine Symptome, solange sie nicht hypoxischen Bedingungen ausgesetzt werden.

Bei Homozygotie liegen 70-98 % des Hämoglobins als Hämoglobin S sowie wenig Hämoglobin F vor.

Bei der Sichelzellanämie dieses Typs ist die Erythrozytenlebensdauer infolge erhöhter Fragilität verkürzt. Eine hämolytische Krise kann durch niedrigen pO_2 ausgelöst werden; ein arterieller pO_2 unter 40 mm Hg führt zur Sichelzellbildung. Dieser Vorgang wird durch eine gleichzeitig bestehende Azidose und Erniedrigung der Körpertemperatur verstärkt.

Bei der präoperativen Diagnostik sind sowohl die geographische als auch ethnische Herkunft des Patienten zu beachten.

Die klinische und laborchemische Untersuchung läßt eine Anämie mit Hb-Werten zwischen 5 und 10 g/100 ml und eine Splenomegalie erwarten.

Die Thoraxröntgenaufnahme zeigt infolge rezidivierender Lungenembolien häufig eine Kardiomegalie.

Der mikroskopische Nachweis von Sichelzellen gelingt nach Zugabe von 2 %iger Natriumsulfatlösung.

Das Problem besteht in der Verhinderung einer hämolytischen Krise während der Anästhesie durch Vermeidung von

- Hypothermie,
- Azidose,
- Hypoxämie,

- Dehydratation (Störung der Mikrozirkulation und Stase im kapillären Bereich).

Die Lebenserwartung dieser Patienten beträgt selten mehr als 30 Jahre.

Methämoglobinämie

Methämoglobin (Met Hb) ist Hämoglobin A, in welchem das Eisenmolekül in 3wertiger und nicht in 2wertiger Form vorliegt und folglich keinen Sauerstoff binden kann. Eine Zyanose tritt auf, wenn 11 % des Gesamt-Hb als Met Hb vorliegen.

Verschiedene Medikamente können eine Met Hb-Bildung auslösen:
- Nitroglyzerin, Amylnitrit, Nitroprussidnatrium;
- Prilocain, Benzocain, Lidocain;
- Phenazetin,
- Mafenidazetat, Silbernitrat (Externa zur Therapie von Verbrennungen).

Die Anwendung von Medikamenten, die als Nebenwirkung eine Methämoglobinämie hervorrufen, gibt Anlaß zu einer entsprechenden Verdachtsdiagnose.
Der Nachweis von Met Hb erfolgt spektroskopisch.

Porphyrie

Bei den Porphyrien handelt es sich um angeborene Störungen des Porphyrinstoffwechsels. Für die bevorstehende Anästhesie sind v. a. die hepatischen Prophyrine von Bedeutung. Dabei kommt es zur exzessiven Ausscheidung von δ-Aminolävulinsäure und Porphobilinogen im Urin. Der biochemische Mechanismus ist nicht restlos geklärt. Vermutlich kommt es über eine Induktion von Zytochrom P 450 zur Aktivierung der δ-Aminolävulose- und der Porphobilinogensynthese.
Verschiedene Anästhetika löst eine akute Porphyrie bei entsprechend disponierten Patienten aus. In Frage kommen

- Barbitursäurepräparate,
- Althesin,
- Opioide,
- Meprobamat,
- Chlorderivate,
- Sulfonamide,
- Tolbutamid,
- Hydantoin,
- Östrogen,
- Aminopyrazon,
- Methyldopa,
- Alkohol.

Symptome der akuten hepatischen Porphyrie sind kolikartige abdominelle Schmerzen und neurologische Ausfallserscheinungen am peripheren, zentralen und autonomen Nervensystem. Zusätzlich kann es zu Fieber, Leukozytose, Erbrechen, Sinustachykardie und Hypertonie kommen. Die Diagnose wird durch direkte Messung der Uroporphyrinogen-I-Synthese in den Erythrozyten sowie des Porphobilinogen im Harn gesichert.

Erkrankungen des Blutgerinnungssystems

Die sorgfältige Anamneseerhebung mit Fragen nach ungewöhnlichen Blutungen nach Bagatellverletzungen, Zahnextraktionen oder vorangegangenen Operationen ist von großer Bedeutung. Blutungs- bzw. Gerinnungsprobleme, welche sich bereits in der Kindheit oder Jugend manifestiert haben, legen eine angeborene Störung nahe.

Ebenso wichtig ist die Erhebung der Familienanamnese, der Medikamentenanamnese sowie die Frage nach toxischen Substanzen in der Umgebung (z. B. am Arbeitsplatz).

Die körperliche Untersuchung läßt z. B. Petechien erkennen, welche auf eine Thrombozytenfunktionsstörung bzw. eine abnorme Gefäßfragilität hinweisen. Demgegenüber sind subkutane Blutungen und Gelenk- oder Muskelblutungen Hinweis auf einen gestörten Gerinnungsablauf.

Angeborene Gerinnungsstörungen

Angeborene Gerinnungsstörungen sind durch Fehlen oder Konzentrationsverminderung einzelner Gerinnungsfaktoren verursacht. Die bekanntesten angeborenen Störungen sind

- Hämophilie A (Faktor-VIII-Defizit, klassische Hämophilie),
- Hämophilie B (Faktor-IX-Defizit, „Christmas desease"),
- Willebrand-Jürgens-Erkrankung.

Hämophilie A

Die Hämophilie A ist durch eine verminderte Faktor-VIII-Aktivität charakterisiert. Der Faktor VIII ist genetisch auf einem X-Chromosom lokalisiert, dadurch wird die Manifestation dieser Erkrankung beim Mann erklärbar, wohingegen die Frau lediglich Trägerin sein kann.

Tabelle 38. Für die Blutungsstillung notwendige Faktor-VIII-Konzentrationen

Blutungsart	Faktor-VIII-Konzentration (% des Normalwertes)
Spontan	1–3
Durch mäßiges Trauma	4–8
Gelenk- und tiefe Muskelblutung	10–15
Durch große Operation	>30

Die Diagnose der Hämophilie A wird durch Familienanamnese sowie Messung der Faktor-VIII-Konzentration im Plasma gestellt. Dabei besteht eine direkte Beziehung zwischen der Schwere der Erkrankung und der Plasmakonzentration (Tabelle 38). Eine spontane Hämorrhagie wird wahrscheinlich, wenn die Faktor-VIII-Konzentration unter 1% des Normalwertes liegt.

Hämophilie B
Die Hämophilie B ist durch eine verminderte Faktor-IX-Aktivität charakterisiert. Vererbungsmuster und klinisches Bild unterscheiden sich nicht von der Hämophilie A.

Die Diagnose der Hämophilie B wird durch den Nachweis einer niedrigen oder fehlenden Faktor-IX-Konzentration im Plasma bei normaler Faktor-VIII-Konzentration gestellt.

Willebrand-Jürgens-Syndrom
Die Erkrankung wird autosomal-dominant vererbt und betrifft beide Geschlechter. Der spezifische Gerinnungsdefekt ist noch nicht bekannt. Wahrscheinlich ist, daß ein Aktivatorprotein für den Faktor VIII fehlt und die Thrombozytenfunktion gestört ist. Die klassischen Zeichen der Erkrankung sind

- verlängerte Blutungszeit,
- gestörte Thrombozytenaggregation,
- verminderte Faktor-VIII-Konzentration.

Klinisch zeigt der Patient

- Epistaxis,
- Schleimhautblutungen,
- oberflächliche Blutungen,
- Hämarthros und Skelettmuskeleinblutungen (selten),
- exzessive Blutungen nach Traumen oder chirurgischen Eingriffen.

Afibrinogenämie
Die Afibrinogenämie ist charakterisiert durch kongenitales Fehlen dieses Proteins.
Kleinere Traumen führen schon zu schwersten Hämorrhagien, selten kommt es zum Hämarthros.
Die präoperative Diagnostik umfaßt neben der üblichen Standarddiagnostik

- Blutungszeit,
- Prothrombinzeit,
- partielle Thromboplastinzeit,
- Thrombinzeit.

Die quantitative Bestimmung der Plasmafibrinogenkonzentration ist für die Diagnose beweisend und zeigt eine starke Verminderung bzw. das Fehlen dieses Proteins.

Hypoprothrombinämie
Angeborener Mangel der Prothrombinaktivität ist charakteristisch für diese Erkrankung. Es finden sich
- verlängerte Blutungszeit,
- verlängerte Prothrombinzeit.

Faktor-V-Defizit
Die Erkrankung ist als angeborener, autosomal-rezessiv vererbbarer, beide Geschlechter betreffender Defekt des Faktors V charakterisiert. Diagnostisch von Bedeutung sind im besonderen die Verlängerung von
- Blutungszeit,
- Prothrombinzeit,
- partielle Thromboplastinzeit.

Gewöhnlich sind Schleimhauteinblutungen und Menorrhagien nachweisbar. Exzessive Blutungen sind die Folge selbst kleinerer chirurgischer Eingriffe.

Faktor-XIII-Defizit
Ein Defizit des Faktors XIII bewirkt die Unfähigkeit des Organismus, unlösliches Fibrin zu bilden. Das klinische Bild ist durch Nachblutungen nach chirurgischen Eingriffen oder Traumen charakterisiert. Einblutungen in das Zentralnervensystem sind nicht ungewöhnlich. Beweisend ist der Monojodazetat-Test.

Erworbene Gerinnungsstörungen
Ursachen erworbener Gerinnungsstörungen sind
- Erkrankungen großer Organe (z. B. der Leber),
- Vitamin-K-Mangel,
- Einnahme von Anti-Koagulanzien,
- massive Bluttransfusionen,
- disseminierte intravaskuläre Gerinnung,
- medikamentös verursachte Thrombozytenfunktionsstörung,
- idiopathische thrombozytopenische Purpura.

Organsystemerkrankungen
In erster Linie sind hier Syntheseleistungsstörungen der Leber zu nennen. Darüber hinaus kommen Erkrankungen, die mit intra- oder posthepatischer Cholestase einhergehen in Frage, da für die Resorption von Vitamin K aus dem oberen Dünndarm Gallensäuren notwendig sind.

Vitamin-K-Mangel
Vitamin K ist für die Synthese der Gerinnungsfaktoren II, VII, IX und X notwendig.
Ursachen eines Mangels sind
- intra- oder posthepatische Cholestase;
- Fehl- oder Mangelernährung;
- Malabsorptionssyndrom;
- Störung der Darmflora, die für die Vitamin-K-Synthese notwendig ist, durch Antibiotika;
- Vitamin-K-Mangel bei Neugeborenen (besitzen keine Vitamin-K-Speicher).

Vitamin-K-Mangel wird durch eine verlängerte Prothrombinzeit bei normaler partieller Thromboplastinzeit diagnostiziert.

Antikoagulanzientherapie
Heparin wirkt indirekt durch Antithrombin III, welches verschiedene plasmatische Gerinnungsfaktoren (II, IX, X, XI, XII und XIII) neutralisiert. Möglich sind Blutungen, und zwar subkutan sowie in tiefer gelegenen Geweben (z. B. Muskulatur).
Prothrombin- und partielle Thromboplastinzeit sind verlängert, die Blutungszeit ist normal.
Zu bedenken sind hepatorenale Erkrankungen, da Heparin in der Leber inaktiviert und durch die Nieren ausgeschieden wird. Kumarinderivate stören die Vitamin-K-abhängige Synthese der Faktoren II, VII, IX und X.
Diagnostisch bedeutend sind
- Schleimhautblutungen,
- subseröse Blutungen,
- gastrointestinale Blutungen,
- Blutungen im Bereich des ZNS,
- Verlängerung von Prothrombin- und partieller Thromboplastinzeit.

Massive Bluttransfusionen
Die Transfusion von Vollblut oder Erythrozytenkonzentraten (10 E und mehr) können zu einer Gerinnungsstörung führen. Es entsteht eine Verdünnungsthrombozytopenie und/oder eine Verdünnung der Plasmakonzentration der Faktoren V und VIII (andere Faktoren bleiben in Blutkonserven haltbar).
Zur präoperativen Diagnostik gehört die Bestimmung der absoluten Thrombozytenzahl sowie der Serumkonzentration der Faktoren V und VIII.

Disseminierte intravaskuläre Gerinnung (DIC)
Diese Gerinnungsstörung ist durch eine Aktivierung des Gerinnungssystems bei gleichzeitigem Verbrauch von Thrombozyten und Gerin-

nungsfaktoren charakterisiert. Es entwickeln sich Mikrothromben im Bereich der Mikrozirkulation. Die dadurch bedingten Verluste an Gerinnungsfaktoren (I, II, V, VIII, XIII) haben weitere Blutungen zur Folge. Ein Verbrauch an Thrombozyten ist ebenfalls nachweisbar. Zusätzlich erhöht eine gesteigerte Fibrinolyse (Kompensationsmechanismus) den Verbrauch von Gerinnungsfaktoren und verstärkt dadurch die bereits bestehende hämorrhagische Diathese erheblich.

Die Diagnostik der DIC basiert auf dem klinischen Bild sowie auf Gerinnungstests.

Als Ursachen einer DIC kommen die unterschiedlichsten Grunderkrankungen in Frage:

- vorzeitige Plazentalösung,
- septischer Abort,
- Blasenmole,
- Sepsis,
- Schock,
- Neoplasmen,
- Leukosen,
- Pankreatitiden,
- Fettembolie,
- ausgedehnte Operationen,
- dekompensierte Zirrhosen und Intoxikationen.

Zum klinischen Bild gehören Wund- und Punktionsblutungen (Katheter, Kanülen).
Die Thrombozytenzahl ist oft auf Werte unter 150000 µl reduziert. Prothrombin- und partielle Thromboplastinzeit sind verlängert. Die Fibrinogenserumkonzentration liegt unter 150 mg/100 ml. Fibrinspaltprodukte sind vermehrt nachweisbar.

Medikamentös verursachte Thrombozytenfunktionsstörung
Entscheidend trägt hier die Erhebung der Medikamentenanamnese zur Diagnostik bei.
Folgende Substanzen kommen in Frage:

- nichtsteroidale, antiphlogistische Medikamente (z. B. Aspirin, Phenylbutazon, Indometacin),
- Antihistaminika,
- trizyklische Antidepressiva,
- Lokalanästhetika (Lidocain, Kokain),
- α-adrenerge Antagonisten.

Plättchenfunktionsstörungen bestehen über die gesamte Thrombozytenlebenszeit; sie werden durch eine verlängerte Blutungszeit und pathologische Plättchenaggregation diagnostiziert.

Die Ursache der Thrombozytopenie liegt in einer verkürzten Thrombozytenüberlebenszeit, und zwar aufgrund von immunologischen Vorgängen bei einer Absorption von Medikamenten-Antikörper-Komplexen durch Thrombozyten. Darüber hinaus kommen Autoimmunerkrankungen wie Lupus erythematodes, Raynaud-Phänomen, rheumatoide Arthritis und Hyperthyreose vor.

Idiopathische thrombozytopenische Purpura
Die idiopathische thrombozytopenische Purpura ist durch eine persistierende Thrombozytopenie charakterisiert. Sie wird durch zirkulierende Antiplättchenfaktoren verursacht, welche zu einer Plättchenzerstörung und nachfolgender Resorption durch das retikuloendotheliale System führen.

Die Erkrankung manifestiert sich meistens bei jungen Frauen, wobei die fehlende Drogen- oder Medikamentenanamnese charakteristisch ist. Auffallend sind Petechien, Epistaxis, Schleimhautblutungen. Darüber hinaus sind intrakranielle Blutungen nicht ungewöhnlich. Allgemeine Lymphknotenschwellungen sowie Splenomegalie sind ungewöhnliche Zeichen dieser Erkrankung.

Neuromuskuläres System

Bei Erkrankungen des neuromuskulären Systems kann es sowohl während einer Anästhesie als auch während der postoperativen Phase zu erheblichen, auch vital bedrohlichen Komplikationen kommen. Dabei ist die Art der Erkrankung nicht entscheidend.

Selbst bei nahezu normaler muskulärer Aktivität muß mit verminderten Kompensationsmöglichkeiten gerechnet werden, so daß Anästhesie und Operationsstreß zur Dekompensation führen können. Die Sicherheitsbreite der Sedativa, Analgetika und Hypnotika ist wesentlich eingeengt. Fixe Dosisschemata sind daher nicht anwendbar. Es gilt diejenige Dosis als optimal, die gerade noch zufriedenstellende Bedingungen erreicht.

Da insbesondere in der postoperativen Zeit mit Einschränkungen von Lungenfunktion und Atemreserven zu rechnen ist, kommt der präoperativen Funktionsdiagnostik im Rahmen vorbereitender physiotherapeutischer Maßnahmen (Verlaufskontrolle) ein hoher Stellenwert zu.

Myopathien

Bei Patienten mit Myopathien unbekannter Ursache muß präoperativ eine Abklärung dieser Erkrankung erfolgen, um das Risiko einer malignen Hyperthermie bzw. einer Kardiomyopathie auszuschließen.

Unter den Myopathien werden verschiedene Muskelerkrankungen zusammengefaßt, denen ein angeborener Stoffwechsel- bzw. Mitochondriendefekt zugrunde liegt.
Gemeinsam bieten sie das klinische Bild einer muskulären Schwäche mit eventuellen respiratorischen Funktionseinschränkungen.
Im allgemeinen ist die Diagnose bekannt, so daß sich die spezifische Diagnostik, wie z. B. eine elektromyographische Untersuchung, die Bestimmung muskulärer Enzyme (CPK) und Muskelbiopsien für den Anästhesisten erübrigen. Sollte die spezifische Form der Myopathie nicht bekannt sein, müssen die genannten Untersuchungen in Zusammenarbeit mit den entsprechenden Fachrichtungen durchgeführt werden.
Bei Anamneseerhebung sind Fragen zur Entwicklung und Progredienz der Erkrankung wichtig. Entscheidende Bedeutung kommt der klinischen Untersuchung des Patienten zu. Hierbei interessiert besonders die Ausdehnung der Muskelschwäche auf verschiedene Muskelgruppen und das Ausmaß der Kraftminderung, was den ausschlaggebenden Faktor zur Einschätzung des Anästhesierisikos darstellt.
Unerläßlich ist die Durchführung einer Lungenfunktionsprüfung zur Objektivierung der mechanischen Funktionseinschränkung (vgl. S. 81 f.).

Muskuläre Dystrophien

Die Gruppe der myatrophischen Erkrankungen unklarer Genese ist durch eine Degeneration der Muskelfasern mit zunehmendem Fett- und Bindegewebsgehalt ohne Zeichen einer Denervation charakterisiert. Die Permeabilität der Zellmembranen ist erhöht. Es lassen sich unter dem Gesichtspunkt der Vorbereitung zur Anästhesie mehrere Gruppen unterscheiden.

Typ Duchenne

Dieser Typ der muskulären Dystrophie manifestiert sich bereits im Kindesalter (2-6 Jahre) und betrifft zunächst die Beckenmuskulatur. Andere Muskelgruppen können je nach Progredienz der Erkrankung betroffen sein. Im Hinblick auf einen bevorstehenden operativen Eingriff und eine Anästhesie ist zu beachten, daß neben der muskulären Schwäche, die u. U. zur Zeit der bevorstehenden Operation noch sehr wenig ausgeprägt sein kann, kardiale Erkrankungen häufig sind (50-70 % mit klinisch relevanter Auswirkung). Beschrieben werden EKG-Veränderungen, v. a. Tachyarrhythmien und Mitralklappenprolaps (25 % der Fälle). Eine Dilatation des Herzens (Thoraxübersichtsaufnahme) mit oder ohne Hypertrophie ist ein Zeichen des Befalls der Ventrikelmuskulatur. Mit einer Beeinträchtigung der Herzleistung ist in diesem Falle zu rechnen.
Ebenso wie bei den Myopathien besteht die spezielle Diagnostik in der

Durchführung einer Muskelbiopsie und der Bestimmung der Plasmakonzentration muskulärer Enzyme (CPK, GOT, GPT, LDH), die durch die erhöhte Membranpermeabilität ansteigen. Die höchsten Konzentrationen werden in den frühen Phasen der Erkrankung gemessen.

Manifestationsform und Progredienz der Erkrankung sowie die körperliche Leistungsfähigkeit müssen erfragt werden. Die klinische Untersuchung richtet ihr Augenmerk auf Qualität und Quantität der betroffenen Muskelgruppen.

Das EKG gibt einen Hinweis auf Störungen der Erregungsausbreitung und der Rhythmik. Je nach Herzgröße kann aufgrund der Thoraxröntgenaufnahme ein Befall der ventrikulären Muskulatur mit Beeinträchtigung der Herzleistung in Betracht gezogen werden. Unerläßlich ist eine Lungenfunktionsprüfung zur Objektivierung eventueller mechanisch bedingter Funktionseinschränkungen.

Bei der Bewertung der Erkrankung stellt das Ausmaß der Atemreserve den entscheidenden Faktor dar.

Typ Landouzy-Déjerine

Betroffen sind hierbei faziale, pektorale und Schultergürtelmuskulatur, gelegentlich kann auch die Beckengürtelmuskulatur befallen sein. Die Krankheit manifestiert sich im frühen Erwachsenenalter.

Allgemeine und spezielle Untersuchungen unterscheiden sich nicht vom Typ Duchenne. Für eine bevorstehende Operation und Anästhesie ist von Bedeutung, daß die Skelettmuskelschwäche weniger ausgeprägt ist als beim Typ Duchenne. Kardiale Begleiterkrankungen sind seltener. Beobachtet wurden fehlende Vorhofaktivitäten, die zu Bradykardien führen können. Hier ist ggf. die Implantation eines Schrittmachers indiziert. Aufgrund des Ausfalls der Atemhilfsmuskulatur (Schultergürtel) muß mit verminderten Atemreserven gerechnet werden.

Typ Erb und Leyden-Moebius

Bei der Erb-Dystrophie ist primär der Schultergürtel, beim Leyden-Moebius-Typ primär der Beckengürtel betroffen. In der Bewertung liegen diese beiden Typen zwischen Duchenne und Landouzy.

Die Diagnostik entspricht der Diagnostik bei der Duchenne-Dystrophie. Kardiale Nebenbefunde können sein:

- Rechtsschenkelblock,
- Sinustachykardie,
- respiratorische Probleme (vgl. Typ Landouzy-Déjerine).

Myotonische Dystrophie (Steinert-Curschmann-Erkrankung)
Sie ist die häufigste myotone Muskelerkrankung. Die Patienten überstehen das 6. Lebensjahrzehnt meist nicht und erliegen einem Herzversagen oder einer Pneumonie. Betroffen sind Myokard, Skelettmuskulatur und glatte Muskulatur.
Diese Myotonie ist charakterisiert durch Muskelschwäche und verlangsamte Lösung des kontrahierten Muskels. Es handelt sich hierbei um eine Kontraktur, nicht um eine Kontraktion.
Die Diagnostik erfolgt nach den gleichen Gesichtspunkten wie bei der Duchenne-Dystrophie.
Relevante Nebenbefunde sind
- AV-Block 1. Grades,
- Mitralklappenprolaps,
- AV-Block 3. Grades bei progredienter Erkrankung.

Die maximalen Atemreserven und Vitalkapazität sind reduziert. Probleme entstehen aus der Schwäche thorakaler und pharyngealer Muskulatur. Die Anwendung depolarisierender Muskelrelaxanzien kann ebenso wie mechanische Reize aller Art (chirurgischer Reiz) eine Kontraktur dieser Muskelgruppen auslösen (*cave:* Ventilation).

Myotonia congenita (Thomsen)
Hierbei ist keine bestimmte Muskelgruppe betroffen. Die Erkrankung schreitet nicht fort, die Symptomatik entspricht der Steinert-Curschmann-Myotonie.
Die Diagnostik verläuft nach den gleichen Gesichtspunkten wie bei der Duchenne-Dystrophie.
Andere Organsysteme sind in der Regel nicht betroffen.

Myasthenien

Maysthenia gravis
Die Myasthenie ist gekennzeichnet durch eine Schwäche der quergestreiften Muskulatur, die durch eine Störung im Bereich der postsynaptischen Membran bedingt ist. Man geht davon aus, daß die Anzahl funktionsfähiger Azetylcholinrezeptoren infolge eines autoimmunologischen Mechanismus vermindert ist.
Entsprechend der Schwere der Erkrankung und je nach betroffenen Muskelgruppen lassen sich verschiedene Typen unterscheiden:
- *Typ I:* okulärer Typ;
- *Typ II:* langsam progressive Form mit Befall aller Muskelgruppen außer der Atemmuskulatur;

- *Typ III:* rasch progredient, akuter Beginn und Exazerbation innerhalb von 6 Monaten;
- *Typ IV:* schwere Verlaufsform von Typ I oder II.

Entscheidende Bedeutung kommt der klinischen Untersuchung zu. Die zunehmende Muskelschwäche (Bewegungen wiederholen!) und Besserung auf Neostigmin ist symptomatisch für die Erkrankung. Frühe Zeichen sind
- Ptose,
- Schluckstörungen,
- Sprachstörungen.

Im EMG finden sich charakteristische Veränderungen.

Im Hinblick auf die bevorstehende Operation und Anästhesie muß, insbesondere in der postoperativen Zeit, mit einer eingeschränkten Muskeltätigkeit und mit Störungen der Atmung bis hin zur Ateminsuffizienz gerechnet werden.

Myasthenisches Syndrom (Lambert-Eaton)

Dies ist eine seltene Störung der neuromuskulären Überleitung, die sich häufig in Verbindung mit einem Lungenkarzinom findet.

Klinisch kann durch Muskeltraining eine Verbesserung der Muskelkraft erzielt werden. Im Gegensatz zur Myasthenia gravis bringen Cholinesterasehemmer (Neostigmin) keine Besserung.

Sowohl bei der Myasthenia gravis als auch beim myasthenischen Syndrom besteht eine ausgesprochene Empfindlichkeit gegenüber nichtdepolarisierenden und depolarisierenden Muskelrelaxanzien.

Maligne Hyperthermie

Die maligne Hyperthermie ist gekennzeichnet durch
- Muskelrigidität,
- raschen Temperaturanstieg auf über 40°C,
- Myoglobinurie,
- Funktionsstörungen des Herz-Kreislauf-Systems,
- Funktionsstörungen der Atmung.

Pathophysiologisch liegt eine Störung im Kalziumstoffwechsel der Muskelzelle mit zunehmendem Energieverbrauch und Wärmeproduktion der Muskulatur vor. Das Krankheitsbild kann durch Anästhetika, depolarisierende Muskelrelaxanzien oder durch vorbestehende Systemerkrankungen der Muskulatur ausgelöst werden. Das Auftreten der malignen Hyperthermie ist vital bedrohlich.

Hinweise auf Prädisposition sind - im Rahmen von Familien- und Eigenanamnese - Angaben über hohes Fieber ohne erkennbare Ursache wäh-

rend früherer Narkosen. Abortive Formen sind bei der ersten Halothannarkose möglich. Bei der klinischen Untersuchung ist auf Myopathien, Myotonien, Ptose, hohen Gaumen u. ä. zu achten.
Normale CPK-Werte schließen eine maligne Hyperthermie nicht aus, 70 % der Patienten zeigen jedoch erhöhte Werte.
Im EMG finden sich in 50 % der Fälle Veränderungen wie polyphasische Aktionspotentiale und Fibrillationspotentiale. Die Skelettmuskelbiopsie (in Lokalanästhesie) mit isometrischen Kontraktionstests (in vitro) auf Koffein, Succinylcholin oder Halothan als Triggersubstanzen gilt als beweisend für das Vorliegen der Erkrankung. Bei Verdacht auf maligne Hyperthermie ist die genannte Diagnostik bis zum Beweis des Gegenteils durchzuführen.

Familiäre periodische Paralyse

Die familiäre periodische Paralyse ist charakterisiert durch intermittierende, akut einsetzende Muskelschwäche bis hin zu Lähmungen, gewöhnlich ohne Beteiligung der Atemmuskulatur.
Die Attacken dauern Stunden bis Tage. Verschiedene Typen können entsprechend der gemessenen Kaliumkonzentration unterschieden werden (Tabelle 39).

Tabelle 39 Klinische Zeichen der familiären periodischen Paralyse

Typ	K^+-Konzentration im Serum mval/l	Prädisponierende Faktoren	Andere Zeichen
Hypokaliämie	< 3	Große Mahlzeiten, Ruhe nach großen Anstrengungen, Glukose- und Insulininfusion	Im EKG Zeichen der Hypokaliämie, Herzarrhythmien, sensibel auf nichtdepolarisierende Muskelrelaxanzien
Normokaliämie	3–5,5	Alkohol, Anstrengung, Aufregung	Muskelschwäche dauert bis zu 14 Tagen
Hyperkaliämie	> 5,5	Anstrengung, Kaliuminfusion, Kälteexposition	Oft sind Zunge und Augenlider betroffen, sensibel auf Succinylcholin

Ursächlich kommt eine pathologische Durchlässigkeit der Zellmembran für Kalium (Genese unbekannt) in Frage. Arrhythmien sind in diesem Zusammenhang eine häufige Begleiterscheinung.

Myositis ossificans

Diese familiäre Erkrankung beginnt gewöhnlich im Kindesalter und ist durch Verkalkung der Muskulatur bzw. Verknöcherung nach minimalen Traumen gekennzeichnet. Herz, Zwerchfell, Muskulatur der Sphinkteren und des Larynx werden nicht befallen. Für eine bevorstehende Operation und Anästhesie ist von Bedeutung, daß besonders die Kiefer-, Hals- und Stammuskulatur betroffen ist.
Die Familienanamnese ist typisch; entscheidend ist die klinische Untersuchung bezüglich der befallenden Muskulatur.
Bei der Durchführung einer Lungenfunktionsprüfung findet man eine ausgeprägte restriktive Ventilationsstörung durch Einschränkung der Lungenmechanik infolge einer Stammuskelrigidität.

Intrakranielle Raumforderungen

Die präoperative anästhesiologische Diagnostik ist in aller Regel darauf ausgerichtet, Anhaltspunkte für einen erhöhten intrakraniellen Druck zu finden. Aus diesem Grunde kommen der Anamnese sowie der klinischen Untersuchung entscheidende Bedeutung zu.
Symptome des erhöhten intrakraniellen Drucks sind:

- Übelkeit,
- Erbrechen,
- wechselnde Bewußtseinslagen,
- Anisokorie,
- abgeschwächte Pupillomotorik,
- Störungen des Atemrhythmus.

Die klinische Untersuchung zeigt:

- Papillenödem,
- Bradykardie,
- Hypertonus,
- pathologischen Reflexstatus.

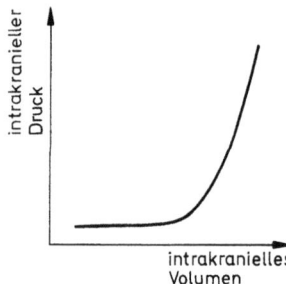

Abb. 33. Intrakranielle Druck-Volumen-Bezeichnung

Zur Objektivierung der erhobenen Befunde kann eine Computertomographie durchgeführt werden, die ein bestehendes intrazerebrales Ödem (fokal oder generalisiert) sowie einen evtl. erhöhten intrakraniellen Druck durch Verstreichen der Komplementärräume erkennen läßt.
Durch eine Reihe anästhesiologischer Maßnahmen wird die intrakranielle Druck-Volumen-Beziehung verändert, was eine Dekompensation verursachen kann (Abb. 33).

Intrakranielle Blutungen (Aneurysmen)

Neben der klinisch-neurologischen Untersuchung ist auch bei diesen Patienten die Kenntnis der intrakraniellen Druck- und Raumverhältnisse von entscheidender Bedeutung für die präoperative Vorbereitung. Hinzu kommt die für den operativen Eingriff notwendige Angiographie.

Zerebrovaskuläre Erkrankungen

„Siehe Kap. Indikationen zur Durchführung diagnostischer Verfahren bei speziellen operativen Eingriffen", Abschn. „Karotischirurgie".

Degenerative Erkrankungen

Syringomyelie

Die Syringomyelie ist eine chronische, langsam progredient verlaufende Degeneration des Rückenmarks.
Die Symptome beginnen gewöhnlich im 3.-4. Lebensjahrzehnt. Charakteristisch sind Gefühlsstörungen der oberen Extremitäten, Muskelschwäche mit Areflexie, Paralysen des weichen Gaumens, der Zunge, der Stimmbänder sowie ein Sensibilitätsverlust im Gesicht.
Für die präoperative Diagnostik dieser Erkrankung ist das Auftreten hyperkalämischer Phasen bedeutsam, welche durch depolarisierende Muskelrelaxanzien provoziert werden können. Die Atemmuskulatur ist in der Regel nicht beeinträchtigt.

Amyotrophe Lateralsklerose

Charakterisiert ist diese Erkrankung durch eine Degeneration der Motoneuronen des gesamten ZNS. Betroffen sind im wesentlichen Männer im Alter zwischen 40 und 60 Jahren.
Frühsymptome sind Muskelatrophie, Schwäche sowie Faszikulationen der Skelettmuskeln, die bei willkürlichen Bewegungen der Hand am ehesten zu beobachten sind. Darüber hinaus sind die meisten Skelettmuskeln mit Zungen-, Pharynx-, Larynx- sowie Thoraxmuskulatur beteiligt. Weiterhin sind Sensibilitätsstörungen in Form von Schmerzsensationen möglich, insbesondere an den unteren Extremitäten.

Die Bedeutung der präoperativen Diagnostik dieser Erkrankung liegt ebenfalls im möglichen Auftreten hyperkalämischer Zustände nach Anwendung depolarisierender Muskelrelaxanzien.

Friedreich-Ataxie

Charakterisiert ist die Friedreich-Ataxie durch eine Degeneration der spinozerebellaren und pyramidalen Bahnen. Charakteristische Untersuchungsbefunde sind
- Dysarthrie,
- Nystagmus,
- Muskelschwäche,
- Muskelatrophie,
- Muskelspastik,
- Ataxie.

Es treten häufig kardiale Nebenerkrankungen in Form von Kardiomyopathien mit Myokardhypertrophie sowie einer extrem reduzierten linksventrikulären Compliance auf.

Negativ inotrope Substanzen, wie sie häufig zur Anästhesieführung benutzt werden, können die Auswurfleistung ganz erheblich beeinflussen.

Parkinson-Erkrankung

Charakterisiert ist die Erkrankung durch eine Degeneration des ZNS, insbesondere der dopaminergen Nervenfasern.
Die charakteristischen klinischen Zeichen und Symptome sind
- verminderte Spontanbeweglichkeit,
- Rigidität der Extremitäten,
- Maskengesicht,
- rhythmischer Ruhetremor.

Die präoperative Diagnostik der Erkrankung ist wichtig, da bei medikamentöser Therapie mit L-Dopamin mit Nebenwirkungen auf die kardiovaskulären und gastrointestinalen Organe des ZNS zu rechnen ist. Neuroleptika wie Droperidol dürfen beim Vorliegen dieser Erkrankung nicht angewendet werden.

Huntington-Chorea

Diese Erkrankung ist durch eine Degeneration der Neuronen des Nucleus caudatus und - in geringerem Ausmaß - des Putamen und Globus pallidus charakterisiert, außerdem durch progressive Demenz und Choreathetose. Oftmals sind die Pharynxmuskeln betroffen, so daß die Patienten zur pulmonalen Aspiration neigen.

In einer Reihe von Studien über Einzelfälle wurde mitgeteilt, daß es auf-

grund einer Plasmacholinesteraseaktivitätsminderung zu einer verlängerten Succinylcholinwirkung, nach Applikation von Thiopental zu generalisierten tonischen Spasmen und verzögertem Erwachen kommen kann.
Der potentiellen Aspirationsgefahr aufgrund der Beeinträchtigung der Schlundmuskulatur kommt wohl die größte Bedeutung zu.

Shy-Drager-Syndrom

Dieses Syndrom ist durch ein generalisiertes Versagen der Regulationsmechanismen des vegetativen Nervensystems charakterisiert.

Hinweisende Symptome, gekennzeichnet durch ein Versagen des autonomen Nervensystems, sind

- orthostatische Dysregulation,
- Urinretention,
- Darmdysfunktionen,
- vermindertes Schwitzen,
- Dysfunktion der Barorezeptoren,
- neurologische Zeichen pyramidaler und zerebellarer Dysfunktion.

Die Bedeutung der präoperativen Diagnostik der Erkrankung liegt in der Kenntnis der Dysfunktion des vegetativen Nervensystems.

Multiple Sklerose

Die Multiple Sklerose ist eine erworbene Erkrankung des ZNS mit Demyelinisierung des Gehirns und des Rückenmarks.
Die Symptome der multiplen Sklerose spiegeln die Lokalisation der Erkrankung wider. So sind z. B. bei Befall der Nn. optici visuelle Störungen häufig. Störungen im Bereich des Rückenmarks führen zu Parästhesien der Glieder sowie zu Muskelschwäche, Urininkontinenz und sexueller Impotenz.
Der Verlauf der multiplen Sklerose ist durch eine Progredienz der Krankheitssymptome über eine Periode von mehreren Jahren charakterisiert.
Die Kenntnis und Diagnostik dieser Erkrankung ist wichtig, da eine Exazerbation dieser Erkrankung, insbesondere während des postoperativen Verlaufs, möglich ist; dies wird durch emotionalen Streß und drastische Temperaturänderungen begünstigt.

Neuropathien

Die Neuropathien umfassen eine Reihe kranialer oder peripherer Nerven.
Unbedeutend für die Durchführung einer Anästhesie sind

- idiopathische Fazialisparese,
- Trigeminusneuralgie,
- Vestibularisneuritis,

- Ulnarissyndrom,
- Karpaltunnelsyndrom,
- Plexus-brachialis-Neuropathie,
- Radialisparalyse,
- Peroneusparalyse.

Glossopharyngeale Neuralgie

Die glossopharyngeale Neuralgie ist durch Schmerzattacken im Bereich des Kehlkopfes, des Genicks, der Zunge und der Ohren charakterisiert; sie kann mit Bradykardien und Synkopen, verursacht durch eine Reflexaktivierung des N. vagus vergesellschaftet sein.

Hypotensionen, zerebrale Krämpfe aufgrund dieser Hypotensionen und konsekutive zerebrale Ischämie, selbst Herzstillstände sind bei einigen Patienten beobachtet worden.

Die kardialen Symptome können dominieren, so daß die Erkrankung mit einem Sick-sinus-Syndrom verwechselt werden kann; hierin liegt auch die anästhesiologische Bedeutung dieser Erkrankung.

Akute und chronische Para- bzw. Tetraplegie

Bei diesem Krankheitsbild liegt eine inkomplette bis komplette Zerstörung des Rückenmarks vor.

Die Diagnostik erfolgt durch exakte Erhebung des neurologischen Status.

Die anästhesiologische Bedeutung ist im Bestehen einer autonomen Hyperreflexie (Abb. 34) und im Auftreten von Hyperkaliämien nach Succinylcholingabe, insbesondere kurze Zeit nach dem Trauma, zu sehen.

Bei hohen Läsionen (C_{2-4}) muß mit einer Störung der Innervation des Diaphragmas und folglich mit der Beeinträchtigung bzw. Unmöglichkeit der Atmung gerechnet werden. Weiterhin kann die autonome Hyperreflexie

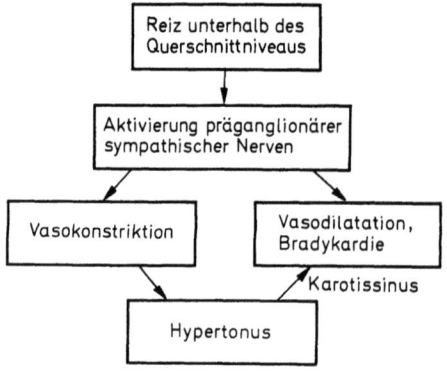

Abb. 34. Schematische Darstellung der Interaktionen zwischen Hirndurchblutung und Kreislaufverhalten

bei Reizung der Viszera (z. B. Absaugen des Tracheobronchialsystems) zu extremen Bradykardien bzw. Hypertonus führen.

Epilepsien

Entscheidende Bedeutung kommt der Anamneseerhebung sowie der Klinik des akuten Anfalls zu. Es können fokale oder generalisierte tonisch-klonische Krämpfe, Absencen mit/ohne Bewußtseinsverlust sowie psychomotorische Störungen beobachtet werden (vgl. Tabelle 40).

Tabelle 40. Klassifikation der Krampfleiden

Anfallstyp	Klinisches Bild	Wirksame Medikamente
Grand mal	Generalisierte motorische Konvulsionen, Bewußtseinsverlust	Phenytoin, Barbiturate
Petit mal	Absencen mit/ohne motorischer Beteiligung	Ethosuximid, Trimethadion, Valproinsäure
Akinesie	Bewußtseinsverlust, erhöhter Muskeltonus	Phenytoin, Phenobarbital, Clonazepam, Diazepam
Myoklonien	Isolierte klonische Zuckungen (vergesellschaftet mit degenerativen und metabolischen Gehirnerkrankungen)	Clonazepam, Diazepam, Valproinsäure
Psychomotorische Krämpfe	Veränderte Bewußtseinslage und seltsames Verhalten	Primidon, Phenytoin, Carbamazepin
Jackson-Anfälle	Fokale motorische oder sensorische Störungen	Phenytoin, Phenobarbital

Die anästhesiologische Relevanz in der Diagnostik dieser Erkrankung liegt darin, daß verschiedene Maßnahmen epileptische Anfälle provozieren können, z. B. Hyperventilation oder die Anwendung verschiedener Anästhetika wie z. B. Ethrane oder Ketamin.
Epileptische Anfälle (v. a. Grand mal) in der perioperativen Periode erhöhen die Morbidität.
Die wichtigste Überlegung zur präoperativen Diagnostik bei Patienten mit einem Anfallsleiden ist die Frage nach der medikamentösen Einstellung. Serumspiegel der Antikonvulsiva sollten gemessen werden. Auch das EEG zählt zur präoperativen Diagnostik.

Indikationen zur Durchführung diagnostischer Verfahren bei speziellen operativen Eingriffen

Lobektomie / Pneumektomie

Die präoperative Diagnostik vor Thoraxeingriffen (nicht Kardiochirurgie) orientiert sich an den diagnostischen Richtlinien anderer operativer Eingriffe. Zusätzlich sind die Kenntnis und Diagnostik der Grunderkrankung, die die Operation erforderlich macht, sowie die Diagnostik und Kenntnis bestehender Funktionseinschränkungen erforderlich.

Diagnostische Verfahren

Anamnese (allgemeine Symptomatik)

Neben der üblichen präoperativen Diagnostik und Erhebung der Anamnese sollte besonderes Augenmerk auf solche Organsysteme und ihre Klinik gerichtet werden, die bei der Durchführung der Anästhesie zur Thorakotomie von besonderer Bedeutung sind und die eventuelle Hinweise liefern auf Funktionsstörungen, die einer präoperativen Therapie zugänglich sind; dazu zählen:

- Dyspnoe,
- Husten,
- Auswurf,
- blutiges Sputum,
- Schluckbeschwerden,
- Zeichen einer Obstruktion der V. cava superior.

Bei Vorliegen einer Belastungsdyspnoe besteht die Schwierigkeit, diese in ihrem Ausmaß richtig einzuschätzen. Wenn sie nur auf Patientenaussagen beruht, sind klinische Tests (Treppensteigen) hilfreich, sie zu objektivieren.

Dyspnoe kann ein Hinweis sein auf

- Erkrankungen der peripheren Luftwege und Lungenalveolen, v. a. bei verstärkter Sekretproduktion (Asthma, chronische Bronchitis, Pneumonie),
- entzündliche Erkrankungen,

- Erkrankungen, die mit einem Serothorax einhergehen,
- Erkrankungen mit deutlicher Sekretproduktion,
- andere Erkrankungen, wie z. B. Herzinsuffizienz, Anämie, Thoraxdeformation bzw. -rigidität, Obstruktion der V. cava, Verletzung oder Verdrängung des Tracheobronchialbaumes.

Trockener Husten deutet auf entzündliche Veränderungen von Trachea oder Stammbronchien hin. Morgendlicher Auswurf ist bei Rauchern normal, stellt aber in jedem Fall einen prädisponierenden Faktor für postoperative pulmonale Komplikationen dar.

Blutiges Sputum ist ein Hinweis auf
- Bronchiektasen,
- Pilzerkrankungen,
- Tuberkulose (*cave:* Infektion des Personals),
- Gefäßtumoren,
- Tumorblutungen,
- Zustand nach Biopsie.

Bei Verdacht auf einen Gefäßtumor ist besondere Vorsicht bei der Intubation geboten (*cave:* Bronchocath).

Schluckbeschwerden sind insofern von Bedeutung, als immer mit einer Dehydratation infolge Kachexie gerechnet werden muß (*cave:* Anästhesieeinleitung!)

Klinische Untersuchung

Die klinischen Untersuchungsmethoden (Inspektion, Palpation, Perkussion und Auskultation des Thorax) müssen darauf ausgerichtet sein, Atemwegsobstruktion sowie Herzinsuffizienz festzustellen bzw. auszuschließen.
Es muß v. a. auf folgendes geachtet werden:

- Zyanose,
- Atemfrequenz und Atemmuster,
- Einsatz der Atemhilfsmuskulatur,
- Ausatemverhalten (Verlängerung der Exspirationszeit).

Liegen chronische Lungenerkrankungen vor, muß gezielt nach Zeichen der Rechtsherzinsuffizienz und pulmonaler Hypertonie gesucht werden; dazu zählen:
- periphere Ödeme,
- Hepatomegalie,
- erweiterte Jugularvenen,
- hepatojugulärer Reflux,

- gespaltener 2. Herzton,
- Galopprhythmus (bei Inspiration verstärkt, links parasternal).

Weiterhin ist zu achten auf
- Zahnstatus,
- Halsform (V.-cava-superior-Obstruktion),
- Stridor.

Die Beurteilung des Zahnstatus ist hinsichtlich spezieller Intubationstechniken (z. B. Bronchocath) von besonderer Bedeutung.
Die Inspektion des Halses wird zwecks Ausschluß einer Obstruktion der Cava superior durchgeführt.
Bei der Beurteilung der Thoraxbewegungen muß wie bei der Perkussion und Auskultation auf Ergüsse geachtet werden.

Laboruntersuchungen

Ausmaß und Bedeutung der durchzuführenden Laboruntersuchungen unterscheiden sich nicht von anderen operativen Eingriffen.

Ein erhöhter Hb-Wert kann einerseits Ausdruck einer kompensatorischen Polyglobulie, andererseits auch einer Dehydratation infolge Tumorkachexie sein.

Elektrokardiogramm

Das EKG ist essentieller Bestandteil der präoperativen Diagnostik. Auch hier wird gezielt nach den Zeichen der Rechtsherzbelastung gesucht. Die pulmonale Hypertension manifestiert sich im EKG als
- P pulmonale
- Rechtsverlagerung der Herzachse,
- rechtsventrikuläre Hypertrophie,
- kompletter oder inkompletter Rechtsschenkelblock.

(Siehe hierzu Kap. „Spezielle Diagnostik", Abschnitte „Kardiovaskuläres System" S. 16 ff., „Respiratorisches System" S. 72 ff.)

Röntgenuntersuchungen

Die radiologische Diagnostik beinhaltet eine Thoraxaufnahme in 2 Ebenen, tomographische Untersuchungen, evtl. axiale Tomographie, Bronchographie und nuklear-medizinische Untersuchungen.
Die Röntgenaufnahme des Thorax in 2 Ebenen kann bereits wertvolle Hinweise auf Verlagerungen von Trachea und Stammbronchien geben, ebenso kann hieraus ein evtl. vorliegender Pneumothorax diagnostiziert werden. Darüber hinaus sind ggf. zu erkennen:
- Atelektasen,

- Zysten (Rupturgefahr),
- Abszesse.

Zeichen einer chronischen obstruktiven Lungenerkrankung sind
- abgeflachte Zwerchfelle,
- schmales Herz,
- verminderte Lungengefäßzeichnung,
- vergrößertes Pulmonalissegment,
- vermehrte Gefäßzeichnung der Basis,
- vergrößerter retrosternaler Luftraum (Winkel zwischen Zwerchfell und Sternum größer als 90°; Seitenaufnahme).

Die Durchführung der Tomographie kann eine genaue Aussage über den Zustand von Hilusdrüsen, Gefäßverbindungen von Tumoren, Lage der Trachea und die mediastinalen Strukturen liefern. Ebenso können kalzifizierende Tuberkuloseherde, Beziehungen des Tumors zu Thoraxwand, Hilus oder den Hauptbronchien erkannt werden.
Die präoperative Bronchographie ist v. a. zur Lokalisation und Beurteilung von bestehenden Bronchiektasen wertvoll. Nuklearmedizinische Untersuchungen stellen eine wertvolle Hilfe zur Einschätzung und Beurteilung von Ventilation und Perfusion der Lunge dar.

Lungenfunktionsdiagnostik

Ausführliche Lungenfunktionstests und die Bestimmung der arteriellen Blutgase sind bei organisch gesunden Patienten ohne spezifische Symptomatik oder Zeichen einer respiratorischen Funktionseinschränkung nicht erforderlich. Hier genügt die orientierende bettseitige Bestimmung der Vitalkapazität (VC), des forcierten exspiratorischen Sekundenvolumens (FEV_1) und die Bestimmung der „peak flow rate". Diese Werte können mit transportablen Geräten routinemäßig bei allen Patienten bestimmt werden.
Bei Patienten mit klinischer Funktionseinschränkung des respiratorischen Systems (Dyspnoe, Belastungsinsuffizienz) oder bei Patienten, bei denen eine Pneumonektomie vorgesehen ist, muß ein kompletter Lungenfunktionstest durchgeführt werden. Durch diesen Test kann das Ausmaß der respiratorischen Funktionseinschränkung festgestellt und das operative Risiko abgeschätzt werden. Hier sind v. a. die Ergebnisse der Spirometrie von Bedeutung:
- FEV_1,
- Vitalkapazität (VC),
- maximale freiwillige Ventilation,
- Residualvolumen (RV),
- die funktionelle Residualkapazität (FRC),
- Flußvolumenkurve.

Durch die Bestimmung der Vitalkapazität und des forcierten exspiratorischen Sekundenvolumens kann unter Berücksichtigung von Grenzwerten eine Aussage über die Operabilität gemacht werden. So sollte beispielsweise das Verhältnis Einsekundenkapazität : Vitalkapazität 60 % nicht unterschreiten. Ebenso sind bei einer Erniedrigung der „peak flow rate" unter 70 % des erwarteten Wertes Probleme zu erwarten. Durch die Aufzeichnung der Flußvolumenkurve können obstruktive und restriktive Funktionsstörungen (allerdings nicht immer sicher) unterschieden werden.

Kriterien, die auf ein größeres Risiko hinsichtlich Morbidität und Mortalität nach Lungenresektion hinweisen, sind:

- Vitalkapazität weniger als 50 % des erwarteten Wertes,
- forciertes exspiratorisches Sekundenvolumen (FEV_1) weniger als 50 % der Vitalkapazität (bzw. < 2 l),
- maximale freiwillige Ventilation weniger als 50 % des erwarteten Wertes,
- p_aCO_2 über 45 mm Hg,
- Gastransport kleiner als 50 % des erwarteten Wertes,
- mittlerer pulmonalarterieller Druck während einseitiger Okklusion des linken oder rechten Hauptpulmonalarterienastes über 50 mm Hg.

Weitere Untersuchungen:

- Ganzkörperplethysmographie,
- Heliumverdünnungsmethode,
- Bestimmung der Lungenvolumina,
- Bestimmung des Gastransports,
- Blutgasanalyse,
- Ergometrie,
- Perfusions-Ventilations-Szintigramm,
- Radioisotopenscans,
- Herzkatheteruntersuchungen.

Erhöhte postoperative Morbidität und Mortalität

Maximale freiwillige Ventilation:	< 50 %,
FEV_1:	< 2 l,
p_aCO_2:	> 45 mm Hg (6 kPa),
Pulmonalarteriendruck während unilateraler Okklusion der linken oder rechten Pulmonalarterie:	> 50 mm Hg (6,67 kPa).

Die Bestimmung der Lungenvolumina ist eine einfache und wertvolle diagnostische Methode, die gerade beim Vorliegen von Begleiterkrankungen, wie Asthma bronchiale oder chronischer Bronchitis, wertvolle Aussagen liefert. Die Bestimmung des Gastransports hingegen hat eine geringe Aussagefähigkeit für die Durchführung der bevorstehenden Anästhesie. Die Blutgasanalyse erlaubt die Berechnung der notwendigen inspiratorischen O_2-Konzentration und gibt einen Hinweis auf einen möglichen postoperativen Abfall der O_2-Sättigung. Die Bestimmung des arteriellen CO_2-Partialdrucks ist wesentlich, da bei einer Hyperkapnie auf die Anwendung von Sedativa verzichtet werden muß.

Der Wert der Ergometrie besteht in einer exakten Bestimmung von Herzfrequenz, Atemminutenvolumen und der kardiopulmonalen Funktionen unter Belastung. Allerdings können damit keine prognostischen Aussagen gemacht werden.

Das Ausmaß zu erwartender Störungen in Abhängigkeit von bereits bestehenden Ausfällen ist mittels des Perfusions-Ventilations-Szintigramms möglich.

Pulmonaler Kreislauf

Die präoperative Messung des Pulmonalarteriendrucks (PAP) erlaubt Aussagen über zu erwartende kardiale Funktionsstörungen, jedoch nicht über postoperative Lungenfunktionsstörungen. Aus der Funktion des pulmonalen Kreislauf lassen sich Kriterien ansteigender Mortalität nach Pneumonektomie ableiten (Tabelle 41; vgl. hierzu auch Kap. „Spezielle Diagnostik", Abschn. „Herz-Kreislauf-Erkrankungen", S. 16 ff.).

Tabelle 41. Pulmonalarterien(mittel)drücke ($\overline{PAP}$)

Meßbedingung	Druck [mm Hg]
$\overline{PAP}$ in Ruhe	> 22–30
$\overline{PAP}$ in Ruhe bei Ballonokklusion	> 26–32
$\overline{PAP}$ während Belastung bei Ballonokklusion	> 35
p_aO_2 während Belastung und Ballonokklusion	< 45

Weiterführende diagnostische Verfahren

Weiterführende Untersuchungen, wie Bronchoskopie, Bronchographie, Mediastinoskopie, Thorakoskopie und Ösophagoskopie sind nur in Ausnahmefällen für die Durchführung einer Anästhesie notwendig. Sie dienen eher der qualitativen Diagnostik der Grunderkrankung und der Indikation zur operativen Intervention.

Bezüglich einer bevorstehenden Anästhesie können die genannten Untersuchungen allenfalls für die Diagnostik von Trachealverlagerungen, Verletzungen des Bronchialbaums oder bei Einflußstauungen aussagekräftig sein.

Aortokoronare Bypassoperation

Die spezielle Diagnostik zielt darauf ab, die koronare Kompensationsbreite sowie für die Anästhesie wichtige, das Gesamtrisiko beeinflussende Nebenerkrankungen zu erfassen.

Diagnostische Verfahren
Anamnese

Bei der Anamnese stehen 3 Aspekte im Vordergrund:
- Leistung,
- Begleiterkrankungen,
- Medikamente.

Aufgrund der Angaben des Patienten über Angina-pectoris-Anfälle lassen sich entsprechend der Canadian Cardiovascular Society 4 Schweregrade erfassen:

- I: normale körperliche Aktivität, Angina pectoris tritt nur bei starker, schneller oder langanhaltender Belastung oder während der Erholungsphase auf.
- II: die normale körperliche Aktivität ist leicht eingeschränkt, Angina pectoris tritt bei raschem Gehen oder Treppensteigen sowie nach emotionaler Belastung oder wenige Stunden nach dem Aufwachen auf.
- III: eine erhebliche Einschränkung der körperlichen Aktivität.
- IV: Beschwerden bei jeglicher körperlicher Aktivität, wobei auch pektanginöse Anfälle in Ruhe auftreten.

Die Anamneseerhebung muß nach evtl. bestehenden Begleiterkrankungen wie Infektionskrankheiten, Nierenfunktionsstörungen, Gerinnungsstörungen oder peripheren Gefäßkrankheiten fahnden.

Die genaue Erhebung der Medikamentenanamnese ist unerläßlich. Für eine bevorstehende Narkose sind v. a. folgende Medikamente von Bedeutung:

- Digitalis,
- β-Blocker,
- Nitrate,
- Antihypertensiva,

- Antiarrhythmika,
- Diuretika,
- Antikoagulanzien.

Klinische Untersuchung

Neben der üblichen körperlichen Untersuchung muß bei der klinischen Untersuchung auf folgendes besonders geachtet werden:
- Strömungsgeräusche über den Karotiden,
- Pulsstatus,
- Venenpulse bzw. erweiterte Halsvenen,
- Hepatomegalie,
- körperliche Belastbarkeit während der Untersuchung.

Besteht bei der klinischen Untersuchung der Verdacht auf eine Mitral- oder Aortenstenose, muß das volle nichtinvasive kardiologische Untersuchungsprogramm durchgeführt werden.

Laboruntersuchungen

Neben den routinemäßigen sind folgende Laboruntersuchungen unerläßlich:

- Differentialblutbild,
- Leberenzyme,
- Herzenzyme,
- Thrombozytenzählung,
- Fibrinogenbestimmung,
- arterielle Blutgase,
- Urinstatus.

Aufgrund folgender zusätzlicher Untersuchungen lassen sich die Koronarpatienten in 2 Gruppen (I und II) einteilen:

- Koronarangiographie,
- Ventrikulogramm,
- Ventrikelfunktion (Auswurffraktion).

I (Patienten mit guter Ventrikelfunktion):
- keine Zeichen der Herzinsuffizienz,
- Ejektionsfraktion über 0,55,
- LVEDP („left ventricular end-diastolic pressure") unter 12 mm Hg,
- keine Ventrikeldyskinesie,
- normales Herzzeitvolumen.

II (Patienten mit schlechter Ventrikelfunktion):
- Zeichen der Herzinsuffizienz,
- Ejektionsfraktion unter 0,4,

- LVEDP über 18 mm Hg,
- dyskinetische Ventrikelbezirke,
- vermindertes Herzzeitvolumen.

Patienten der Gruppe II haben ein deutlich erhöhtes Operations- und Narkoserisiko!

Herzklappenersatz

Die spezielle Diagnostik bei Erkrankungen, die einen Herzklappenersatz erfordern, zielt auf die individuelle Pathophysiologie des Patienten ab, um die speziellen, durch Narkose und Operation hervorgerufenen Veränderungen des Kreislaufs einschätzen zu können. Die wichtigsten Kompensationsmechanismen sind

- Steigerung des Sympathikotonus,
- Frank-Starling-Mechanismus,
- Hypertrophie des Ventrikels.

Diagnostische Verfahren

Anhand von Anamnese und klinischer Untersuchung werden diese Patienten nach den Richtlinien der New York Heart Association in 4 Gruppen eingeteilt.

I: Keine Einschränkung der körperlichen Belastbarkeit.
II: Das HZV wird durch kompensatorische Dilatation und/oder Hypertrophie aufrechterhalten; eine akute Dilatation mit Anstieg der linksventrikulären Füllungsdrücke tritt nur bei körperlicher Belastung auf.
III: Die Kontraktilität ist eingeschränkt, das normale HZV wird durch bereits in Ruhe erhöhte Füllungsdrücke aufrechterhalten; in Ruhe bestehen keine Beschwerden, treten jedoch bei geringer körperlicher Belastung auf.
IV: Die Kontraktilität ist beeinträchtigt, das HZV ist in Ruhe trotz erhöhter Füllungsdrücke (Dyspnoe) vermindert; in Ruhe treten Zeichen des „low output syndrome" auf:

- Müdigkeit,
- Schwäche,
- Verwirrung,
- Oligurie,
- Kachexie.

Die klinischen Zeichen der Herzinsuffizienz verstärken sich bei Belastung. Die präoperative Diagnostik orientiert sich neben der Anamnese, klinischen Untersuchung und den üblichen Routineuntersuchungsprogrammen regelmäßig an zusätzlichen Untersuchungen, die jedoch größtenteils der operativen Indikationsstellung dienen und nur ausnahmsweise zur Aufgabe des Anästhesisten gehören:

- Echokardiographie,
- Angiographie,
- Herzkatheterisierung.

Bei der Echokardiographie interessiert die Beurteilung von
- spezifischen Klappenläsionen,
- Klappenfunktionsstörungen,
- Kammervergrößerung,
- Hypertrophie,
- Ventrikelfunktionsstörungen,
- intrakardialen Tumoren,
- intrakardialen Thromben.

Die Angiographie dient der Darstellung von
- Klappenfunktionsstörungen,
- Kammervergrößerung,
- Hypertrophie,
- Ventrikelfunktionsstörungen,
- Ischämien,
- Infarkt,
- Veränderungen im Lungenkreislauf,
- Durchgängigkeit der Koronararterien.

Mittels Herzkatheterisierung (vgl. Kap. „Spezielle Diagnostik", Abschn. „Herzkatheter", S. 62 ff.) können die Druckverhältnisse im Herzen gemessen und zusätzliche Größen berechnet werden. Dazu zählen:

- Widerstandsverhältnisse im peripheren Kreislauf,
- Widerstandsverhältnisse im pulmonalen Kreislauf,
- Quantifizierung von Shuntvolumina,
- Ausmaß von Regurgitationen,
- Berechnung von Klappenoberflächen,
- Bestimmung des HZV,
- Bestimmung von Volumina und Ejektionsfraktion.

Mit Hilfe dieser Kriterien kann eine genaue pathophysiologische Beurteilung der jeweiligen kardiozirkulatorischen Reserven bzw. der bestehenden Kompensationsmechanismen erzielt werden.
Da hämodynamische Veränderungen im Lungenkreislauf Auswirkungen auf die Lungenfunktion haben, empfiehlt sich die präoperative Durchführung von Lungenfunktionstests.

Bauchaortenaneurysmen – Operationen peripherer Gefäße

Problembeschreibung

Die besondere Problematik dieser Patientengruppe liegt im Vorhandensein bestimmter Begleiterkrankungen:

- koronare Herzerkrankung (Angina pectoris),
- früherer Myokardinfarkt,
- Hypertonus,
- Arteriosklerose,
- chronisch obstruktive Lungenerkrankungen.

Patienten, die einmal einen Myokardinfarkt erlitten, haben ein erhöhtes Risiko, perioperativ einen Reinfarkt zu erleiden. Trotz der Verbesserung anästhesiologischer und operativer Techniken hat sich daran in den letzten 20 Jahren statistisch nichts geändert. Die Wahrscheinlichkeit, einen Myokardinfarkt perioperativ zu erleiden, liegt in der Normalbevölkerung bei 0,13 %, nach Myokardinfarkt liegt sie bei 6 %. Der Häufigkeitsgipfel für das Auftreten eines Reinfarkts in der postoperativen Zeit liegt zwischen dem 3. und 5. Tag nach der Operation. 20 % aller perioperativ auftretenden Myokardinfarkte fallen auf die intraoperative Zeit. Die Mortalität nach einem Reinfarkt liegt bei etwa 70 %.

Der zeitliche Abstand zwischen früherem Infarkt und dem Operationszeitpunkt ist eine der wichtigsten Determinanten für die Reinfarkthäufigkeit. Weiterhin sind wichtig:

- präoperativer Hypertonus,
- anhaltende intraoperative Hypotension,
- Operationsdauer länger als 3 h.

Dagegen sind andere Faktoren, wie Alter, Geschlecht, Diabetes mellitus, Angina pectoris, intraoperativer Hypertonus und die Wahl des Anästhesieverfahrens von untergeordneter Bedeutung.

Diagnostische Verfahren

Die Symptome eines Bauchaortenaneurysmas sind in der Regel gering ausgeprägt. Oft wird das Aneurysma erst bei einer Routineuntersuchung (Sonographie) entdeckt. Gelegentlich klagen die Patienten über Rückenschmerzen.

Die Diagnose wird nicht nur klinisch gestellt, sondern muß durch andere Untersuchungsmaßnahmen, wie Aortographie und Sonographie ergänzt werden. Nur so können auch begleitende Verschlüsse anderer Arterien, die innere Begrenzung des Aneurysmas und seine Ausdehnung exakt erfaßt werden. Die Lage des Aneurysmas in Beziehung zu den Nierenarterien muß geklärt sein.

Bei drohender Aneurysmaruptur ist mit folgenden klinischen Zeichen zu rechnen:
- Rückenschmerzen,
- Hypotension,
- heftiger Abdominalschmerz.

Bezüglich präoperativem Hypertonus gilt folgendes:
- eine milde Hypertension (diastolische Druckwerte 90–100 mm Hg) bedeutet kein zusätzliches operatives Risiko;
- ein permanent erhöhter diastolisches Druck (100–115 mm Hg) bedeutet ein erhöhtes operatives Risiko, unbehandelt haben diese Patienten ein 3fach erhöhtes Risiko, einen Infarkt oder eine akute Herzinsuffizienz zu erleiden;
- Patienten, bei denen der diastolische Druck zwischen 115 und 130 mm Hg liegt, lassen bei unbehandelter Hypertonie ein extrem hohes Operationsrisiko erwarten, und zwar bezüglich zerebrovaskulärem Insult, Myokardinfarkt, Herzinsuffizienz und Nierenversagen.

Diese Patienten gelten als nicht narkosefähig. Patienten mit chronisch obstruktiver Lungenerkrankung (chronische Bronchitis, Asthma, Emphysem) erfahren durch Operation und Anästhesie eine Einschränkung ihrer oftmals ohnehin schon geringen pulmonalen Reserven.

Folgende Laboruntersuchungen sind bei diesen Patienten angezeigt:
- Blutbild,
- Urinanalyse,
- Serumelektrolyte,
- Serumharnstoff,
- Serumkreatinin,
- Kreatininclearance (bei Verdacht einer präexistenten Niereninsuffizienz Gerinnungsanalyse mit Thrombozyten, Prothrombinzeit, PTT),
- Thoraxröntgenuntersuchung,
- arterielle Blutgasanalyse,
- Lungenfunktionsprüfung (VC, FEV_1).

Karotischirurgie

Die Ursache transitorischer ischämischer Attacken (TIA) ist nahezu ausschließlich in arteriosklerotischen bzw. thrombotischen Veränderungen zu sehen. Zwei Drittel aller Patienten sind Männer. Häufig findet sich als Begleiterkrankung ein Hypertonus.

Diagnostische Verfahren

Ein gestörter Blutfluß kann folgendermaßen diagnostiziert werden:
- pathologischer Auskultationsbefund über der A. carotis,
- Doppler-Untersuchung,
- Ophthalmodynamometrie,
- Angiographie.

Die Durchführung einer Angiographie führt in 5-10% der Fälle zu vorübergehenden Komplikationen, in 2-3% zu permanentem Defizit der Durchblutung.

Die Wahrscheinlichkeit des Auftretens eines Hirninfarkts einer transitorischen ischämischen Attacke liegt bei 20% innerhalb des ersten Monats und bei 50% innerhalb des ersten Jahres.

Das intrazerebrale Stealphänomen ist eine paradoxe Antwort auf den CO_2-Partialdruck. Hyperkapnie führt zu einer Abnahme des Blutflusses in ischämischen Bezirken als Folge einer CO_2-bedingten Vasodilatation der normalen Arteriolen in gesunden Gehirnabschnitten.

Das „inverse steal syndrome" oder Robin-Hood-Syndrom ist eine paradoxe Reaktion infolge Hypokapnie. Diese führt zu einem Anstieg der Durchblutung ischämischer Bezirke. Die Vasokonstriktion gesunder Arteriolen resultiert aus einem örtlichen Anstieg des Perfusionsdrucks und einer Verbesserung der Kollateraldurchblutung in den kranken Bezirken.

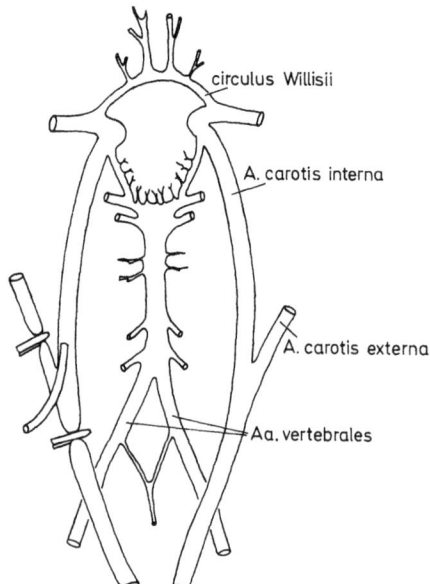

Abb. 35. Schematische Darstellung der hirnzuführenden Gefäße und des Circulus Willisii

Die zerebralen Arterien werden von der A. carotis interna und den Aa. vertebrales versorgt. An der Gehirnbasis finden sich die als Circulus Willisii bekannten arteriellen Anastomosen (Abb. 35).
Der normale zerebrale Blutfluß (CBF) beträgt im Mittel ca. 50 ml/100 g/min. Er ist in der grauen Substanz 4mal höher als in der weißen (80 ml/100 g/min graue Substanz, 20 ml/100 g/min weiße Substanz). Die kritische untere Grenze des zerebralen Blutflusses, ab der im EEG Veränderungen sichtbar werden, beträgt ungefähr 20 ml/100 g/min.
Die normalen Gaspartialdrücke im Gehirn betragen:
- pO_2: 100 mm Hg,
- pCO_2: 40 mm Hg.

Der zerebrale Blutfluß ändert sich in Abhängigkeit vom zerebralen CO_2-Partialdruck (4 %/mm Hg).
Weitere Determinanten des CBF sind
- Nervenzellaktivität,
- Perfusionsdruck,
- pH-Wert,
- O_2-Partialdruck,
- neurogene Faktoren.

Die präoperative Diagnostik besteht in der Routinediagnostik, in der sorgfältigen Erhebung der Anamnese und in einer weiterführenden neuroradiologischen Diagnostik.

Kraniotomie

Die präoperative Beurteilung von Patienten, die kraniotomiert werden müssen, weicht von der Routineuntersuchung des allgemeinchirurgischen Patienten ab.
Der besondere Aspekt der präoperativen Diagnostik des neurochirurgischen Patienten liegt in der Erkennung eines präoperativ erhöhten intrakraniellen Drucks.
Eine Vielzahl anästhesiologischer Maßnahmen beeinflussen die intrakraniellen Druckverhältnisse und können zur Dekompensation führen.
Im folgenden werden die diagnostischen Verfahren, die über das normale Routineuntersuchungsprogramm hinausgehen, erörtert.

Diagnostische Verfahren

Neurologische Anamnese und neurologischer Status

Die klinisch-neurologische Untersuchung ist entscheidend. Besonderes Augenmerk ist dabei auf Angaben bzw. Untersuchungsergebnisse zu

richten, die Zeichen für einen erhöhten intrakraniellen Druck sein können:
- anhaltende Kopfschmerzen,
- Erbrechen,
- veränderte Bewußtseinslage,
- erhöhter Blutdruck mit Brady- oder Tachykardie,
- Veränderungen des Atemrhythmus,
- Papillenödem, verminderte Pupillomotorik.

Des weiteren ist der neurologische Status sorgfältig zu dokumentieren, da dieser als Vergleichskriterium für den postoperativen Zustand herangezogen wird.

Weiterführende Untersuchungsverfahren

Die Objektivierung klinisch erhobener Befunde kann durch radiologische Untersuchungsmethoden erfolgen. In Frage kommen die Computertomographie, die Angiographie der zerebralen Gefäße sowie die Pneumenzephalographie.

Die Indikation zur Durchführung dieser Untersuchungen wird jedoch in der überwiegenden Anzahl der Fälle nicht Aufgabe des Anästhesisten sein.

Chirurgie der Gelenke

Die präoperative Diagnostik bei Eingriffen an den Gelenken orientiert sich zunächst am Routineuntersuchungsprogramm. Darüber hinausgehende Untersuchungen erfolgen aufgrund evtl. bestehender Nebenerkrankungen.

Diagnostische Verfahren

Anamnese und klinische Untersuchung

Besondere Bedeutung haben Erkrankungen aus dem rheumatoiden Formenkreis. Klinisch wird die Beweglichkeit des Temporomandibulargelenks, der Halswirbelsäule und der Larynxknorpel überprüft, um mögliche Intubationsschwierigkeiten präoperativ erkennen zu können.
Weiter kommt der Erhebung der Medikamentenanamnese eine nicht zu unterschätzende Bedeutung zu, da mit Veränderungen der thrombozytären Blutgerinnung oder bei Langzeitbehandlung mit Kortikoiden mit einer NNR-Suppression gerechnet werden muß.

Laboruntersuchungen

Eine spezielle, über das Routineuntersuchungsprogramm hinausgehende Labordiagnostik ist nicht indiziert.

Wirbelsäulenchirurgie

Von Bedeutung sind hier in erster Linie Korrektureingriffe bei Patienten mit verschiedenen Formen der Skoliose, durch die wesentliche Beeinträchtigungen des Herz-Kreislauf- und des respiratorischen Systems verursacht werden können.

Diagnostische Verfahren

Anamnese

Von besonderer Wichtigkeit ist die Erhebung der kardiopulmonalen Leistungsanamnese. Darüber hinaus muß nach klinischen Anzeichen einer kongenitalen kardialen Erkrankung (z. B. Mitral- oder Aortenklappenvitien) oder nach einem Marfan-Syndrom gefahndet werden.

Elektrokardiogramm

Ausgeprägte Skoliosen führen zu einer ausgeprägten Rechtsherzbelastung bis hin zum Rechtsherzversagen. Elektrokardiographische Zeichen der Rechtsherzbelastung sind zu beachten.

Echokardiographie

Besteht klinisch die Verdachtsdiagnose einer Klappenerkrankung, so kann als einfache, nichtinvasive Untersuchungsmethode die Echokardiographie zur Objektivierung der klinischen Befunde herangezogen werden.

Lungenfunktion

Zur Abschätzung insbesondere des postoperativen Risikos und zu erwartender Komplikationen ist die Durchführung einer Lungenfunktionsprüfung bei Skoliosepatienten indiziert.
Eine ausgeprägte Kyphoskoliose kann erhebliche Auswirkungen auf die Ventilation haben. Besondere Beachtung verdient die Tatsache, daß bei $\geq 100°$-Skoliosen die Lungenfunktion der Patienten klinisch relevant beeinträchtigt sein wird und darüber hinaus nach erfolgter operativer Korrektur der Rechts-links-Shunt erhöht, die arterielle O_2-Spannung erniedrigt und folglich das Risiko eines respiratorischen Versagens in der postoperativen Phase groß ist.

Polytrauma

Die Versorgung eines polytraumatisierten Patienten stellt besondere Anforderungen an den behandelnden Anästhesisten, da die Diagnostik rasch und straff durchgeführt werden muß.

Es sind die richtigen therapeutischen Maßnahmen zur Aufrechterhaltung der Vitalfunktionen zu treffen, gleichzeitig ist das Verletzungsmuster zu diagnostizieren. Im Einzelfall hängen die Prioritäten von der vitalen Gefährdung des Patienten und dem Funktionszustand der lebenswichtigen Organsysteme ab.
Neben dem Routineuntersuchungsprogramm, das auch in diesem Zusammenhang Gültigkeit hat, muß für die initialen Maßnahmen in der Diagnostik des akut verletzten Patienten eine Prioritätenliste zugrunde gelegt werden:
a) Bewußtseinslage,
b) Atmung,
c) Diagnostik evtl. offener Thoraxverletzungen, eines instabilen bzw. Hämato- oder Pneumothorax oder anderer Störungen,
d) Volumenhaushalt,
e) Laboruntersuchungen.

Diagnostische Verfahren

Erscheint der polytraumatisierte Patient aufgrund klinischer Untersuchungen hypovolämisch oder hypotensiv, ist das Einlegen eines Blasenkatheters zur halbstündlichen Bestimmung der Urinproduktion erforderlich.
Ein differenziertes invasives Monitoring ist bei Patienten mit einfachem Verletzungsmuster, die auf die initiale Therapie ansprechen, nicht notwendig.
Patienten mit schweren Verletzungen hingegen bedürfen sofort eines direkten intravaskulären Monitorings zur ZVD-Bestimmung und zur intraarteriellen Blutdruckmessung.

Spezielle Diagnostik

Hypovolämischer Schock

Beim hypovolämischen Schock ist, abhängig vom Blutverlust, mit unterschiedlichen pathophysiologischen Reaktionen zu rechnen;

● Verlust von 5% des zirkulierenden Blutvolumens:
- Abfall des Schlagvolumens,
- mäßiger Anstieg des Sympathikotonus,
- Konstriktion der venösen Kapazitätsgefäße,
- Reninsekretion,
- minimale Veränderung der Herzfrequenz zur Aufrechterhaltung des HZV;

● Verlust von 10% des zirkulierenden Blutvolumens:
- Abfall des Schlagvolumens,

- Anstieg des Sympathikotonus,
- Erhöhung der Herzfrequenz zur Konstanterhaltung des HZV;

● Verlust von 15% des zirkulierenden Blutvolumens:
- weiterer Anstieg des Sympathikotonus,
- Veränderungen der Perfusion,
- Kontraktion der präkapillären Sphinkteren in den Gefäßen von Skelettmuskulatur, Haut, Mesenterium und anderen, nicht lebenswichtigen Organen zur Aufrechterhaltung des Perfusionsdrucks in den lebenswichtigen Organen,
- Abnahme des kapillären hydrostatischen Drucks,
- Einstrom interstitieller Flüssigkeit in das Gefäßbett am distalen Ende von Kapillaren und Venolen,
- teilweise Kompensation des Blutverlustes durch den transkapillären Einstrom,
- zunehmende Hämodilution,
- Abnahme des Hkt-Werts,
- Abnahme des kolloidosmotischen Drucks;

● Verlust von 15-20% des zirkulierenden Blutvolumens:
- Hypotension,
- starker Anstieg des Sympathikotonus,
- extreme Tachykardie,
- Konstriktion sowohl der prä- als auch der postkapillären Sphinkteren;

● Verlust von 25-30% des zirkulierenden Blutvolumens:
- Abnahme des HZV,
- Hypotension,
- Vasokonstriktion,
- Minderdurchblutung der Eingeweide,
- Abnahme der Urinausscheidung,
- Desorientiertheit,
- anaerober Stoffwechsel, Laktatazidose,
- Dilatatation der präkapillären Sphinkteren (durch Azidose, Hypoxie),
- Konstriktion der postkapillären Sphinkteren,
- extrem erhöhter peripherer Widerstand mit Anstieg des hydrostatischen Drucks im Kapillarbett,
- Umkehrung der transkapillären Filtration,
- Plasmaverlust in den interstitiellen Raum, dadurch weiterer Anstieg von Hkt-Wert und Volumendefizit,
- Dekompensation des Organismus mit Todesfolge.

Mit dem Tod ist bei einem Blutverlust von 40-50% zu rechnen.

Ein durch Überinfusion evtl. entstandenes Lungenödem liegt in seiner Bedeutung hinsichtlich pulmonaler Komplikationen weit hinter dem direkten Thoraxtrauma, der Fettembolie oder der Aspiration sauren Magensafts.

Schädel-Hirn-Trauma

Patienten mit Schädel-Hirn-Trauma weisen häufig zusätzliche Verletzungen des Körpers und des Thorax auf. Als diagnostische Maßnahmen kommen Maßnahmen zur Erkennung von intrakraniellen Drucksteigerungen in Frage. Ursächlich kommen in Frage:
- Veränderungen der intrakraniellen Flüssigkeitsdynamik (sekundäre Hirnschädigung),
- Atemwegsverlegung,
- alveoläre Hypoventilation,
- Luftwegsobstruktion anderer Ursache,
- Behinderung des venösen Abflusses (Anstieg des zerebralen Blutvolumens).

Rückenmarkverletzungen

Der rückenmarkverletzte Patient bietet eine Reihe pathologischer Veränderungen, die von der Lokalisation und der seit dem Trauma vergangenen Zeit abhängen. Rückenmarkverletzungen werden eingeteilt in untere (unterhalb von Th 5/6) und hohe Verletzungen (oberhalb Th 5/6).
Die unteren Rückenmarkverletzungen sind häufiger mit anderen Verletzungsmustern wie etwa Schädel-Hirn- oder Thoraxtraumen kombiniert, so daß innerhalb von 24 h zu operieren ist.
Zu diesem Zeitpunkt besteht i. allg. kein außergewöhnliches Narkoserisiko, da meistens keine schweren Kreislaufstörungen auftreten. Auf sorgsame Lagerung des Patienten ist unbedingt zu achten (Gefahr sekundärer Rückenmarkverletzungen bei inkompletter Läsion), ebenso auf jede Veränderung des neurologischen Befundes.
Verletzungen oberhalb von Th 5 können zusätzliche Probleme bedeuten:
- Ateminsuffizienz,
- autonome Dysregulation,
- motorische Dysregulation.

Eine hohe Rückenmarkverletzung trennt die zentralen autoregulativen Mechanismen von der Peripherie und führt zu einer Dysregulation von peripherem Widerstand und Systemdruck. Daraus resultieren an pathophysiologischen Veränderungen:
- niedriger peripherer Gefäßwiderstand (schwere Hypotension),
- passive Volumenverlagerung (unter dem Einfluß der Schwerkraft),

- Beeinträchtigung der sympathischen efferenten Nerven, Bradykardie (Läsion zwischen Th 1 und Th 5),
- Unvermögen des Patienten, auf einen Blutverlust zu reagieren,
- fehlende Venenkonstriktion bei Anwendung einer positiven Druckbeatmung (Kompensationsmechanismus),
- Lungenödem,
- fehlende Vasokonstriktion der Hautgefäße mit Beeinträchtigung der Temperaturregulation.

Die Phase der autonomen Dysfunktion ist kurz, der Patient erholt sich meist schon nach 24 h, in seltenen Fällen kann die Erholungsphase auch einige Wochen dauern.

Bei einem Verlust der Interkostalmuskelinnervation sind folgende Veränderungen zu erwarten:

- Verminderung der inspiratorischen Kraft,
- Abnahme der Lungencompliance,
- Zunahme des Luftwegswiderstands,
- Hypoventilation,
- Hustenstoß ineffektiv (Sekretverhaltung),
- Atelektasen, Abnahme der Vitalkapazität,
- Beeinträchtigung der Funktion des Zwerchfells (bei Verletzungen in Höhe von C 4).

Traumatische Gesichtsverletzungen

Bei traumatischen Gesichtsverletzungen kann es zu raschen und ausgeprägten Ödemen bzw. Hämatombildungen mit daraus entstehenden Intubationsschwierigkeiten kommen.

Folgende Probleme können auftreten:

- Aspiration von Fremdkörpern oder größeren Blutmengen,
- Tracheaverletzungen.

Aus diesem Grunde sollten die direkte Laryngoskopie und die Inspektion der Atemwege als diagnostische Maßnahmen an die Intubation angeschlossen werden, Röntgenuntersuchungen sind unerläßlich.
Bei Verletzungen des Nasopharynx (Kieferfrakturen) findet man in 25% der Fälle ein spinales Leck.

Es ist besonders zu achten auf

- chirurgisch bedingte Beeinflussung der Atemwege,
- Veränderung der Atemwegswiderstände,
- Veränderungen des Ventilationsmusters,
- reflektorische Bradykardien (okulokardialer Reflex).

Verletzung der großen Luftwege

Eine Verletzung der größeren intrathorakalen Luftwege wird gelegentlich in Zusammenhang mit Thoraxtraumen gesehen. Der Verletzungsmechanismus ist nicht vollständig geklärt. Am ehestens kommt es zum plötzlichen Anstieg des intrathorakalen Drucks bei großem Lungenvolumen und geschlossener Glottis.
Der häufigste Sitz der Läsion liegt 2,5 cm oberhalb der Carina. Sie kann zirkumferent, komplett oder inkomplett, aber auch longitudinal sein.
Klinische Zeichen einer solchen Verletzung sind

- Husten,
- blutiger Auswurf,
- Dyspnoe.

In Zusammenhang mit der Verletzung der großen Luftwege häufig auftretende Probleme sind

- Pneumothorax,
- subkutanes Emphysem,
- Mediastinalemphysem.

Radiologische Untersuchungen sind zeitraubend und für die Primärdiagnose wenig hilfreich. Die Diagnose muß so bald als möglich endoskopisch durchgeführt werden.
Bei der Verletzung der unteren Luftwege dient die Bronchoskopie sowohl der Diagnosesicherung als auch der Therapie.

Thoraxtrauma

Außer bei direkten kardialen Verletzungen findet man beim Thoraxtrauma häufiger einen Schockzustand als bei abdominellen Verletzungen.
Die Mehrzahl der Thoraxverletzten bedürfen keiner Thorakotomie, brauchen aber häufig die Einlage von Thoraxdrainagen und künstliche Beatmung.
Verletzungen des Herzens oder der großen thorakalen Gefäße können nach kurzfristiger Kompensation in der Klinik abrupt zum Tode führen. Die häufigste Form eines stumpfen Herztraumas ist die Myokardkontusion.
Die Diagnose gelingt oft nicht wegen

- fehlender klinischer Symptomatik,
- Fehlens bzw. verspäteten Auftretens charakteristischer EKG-Veränderungen,
- der Tendenz zu Arrhythmien.

Sorgfältige und engmaschige Überwachung ist hier äußerst wichtig.
Eine ausgedehnte Myokardkontusion führt zu verminderter Auswurf-

leistung (negative Inotropie). Die direkte Bestimmung der Myokardfunktion unter Verwendung eines Swan-Ganz-Katheters ist dann angezeigt. Die Herzruptur ist letal. Die Ruptur eines Vorhofs kann überlebt werden, wenn das Perikard ebenfalls rupturiert.
Mit einer Perikardtamponade muß bei jedem Thoraxtrauma gerechnet werden. Die klinischen Zeichen sind
- niedriges HZV,
- hoher ZVD.

Die klassische Beck-Trias (niedriger Blutdruck, Jugularvenenstauung, abgeschwächte Herztöne) findet sich bei weniger als die Hälfte dieser Patienten.
Auch die Ruptur der thorakalen Aorta ist gewöhnlich letal. Sie kann bei Tamponade durch Einblutung in die Adventitia oder in das Mediastinum (Pseudoaneurysma) überlebt werden. Diese Situation ist sehr instabil und kann jederzeit zum plötzlichen Tod durch Ausblutung in die Thoraxhöhle führen.
Für solche Patienten ist eine äußerst intensive Überwachung erforderlich, da die Diagnosestellung in der ersten Zeit oft nicht möglich ist. Der initiale Blutverlust ist u. U. klein, und der Schockzustand sehr oft mit abdominellen Blutungen verbunden.

Der ambulante Patient

Aufgrund der Kostenzunahme bei stationärem Krankenhausaufenthalt werden immer häufiger ambulante operative Eingriffe durchgeführt. Für die Narkoseeinheit müssen im Einzelfall Voraussetzungen erfüllt sein, die sich in der Regel aus der Art des vorgesehenen Eingriffs ergeben.

● *Einfache Eingriffe:*
- weniger als 60 min dauernde Anästhesie,
- minimale Volumen- und Flüssigkeitsverschiebung,
- minimale physiologische Beeinträchtigung des Patienten.

● *Durchführbarkeit im Rahmen einer Ambulanz:*
- komplikationsloser postoperativer Verlauf (der bereits nach Hause entlassene Patient darf nicht gefährdet sein),
- guter Allgemeinzustand (Risikogruppe I und II),
- Motivation und Einwilligung des Patienten,
- gute Kooperation zwischen Operateur und Anästhesist.

Die präoperative Diagnostik erfolgt normalerweise 1-2 Tage vor der Krankenhausaufnahme des Patienten; sie kann durch den Operateur selbst oder den einweisenden Arzt durchgeführt werden. Wenn nötig, werden Konsiliaruntersuchungen veranlaßt. Eine Vergrößerung des Anästhesie- und Operationsrisikos aus organisatorischen Gründen ist unbedingt zu vermeiden. Dem Anästhesisten muß Gelegenheit gegeben werden, den Patienten vor dem Eingriff zu untersuchen, die Befunde prästationär durchgeführter Diagnostik zu bewerten und ggf. zusätzliche diagnostische Maßnahmen durchzuführen.

Ambulante Operationen

Zahnextraktionen	Ohrplastiken
Orchidopexien	Fremdkörperentfernungen
Inzisionen	der oberen Luftwege
Abszeßdrainagen	Nasenbeinfrakturen
Biopsien	Laryngoskopien
Hämorrhoidektomien	Tonsillektomien
Fisteloperationen	Adenektomien
Bartholini-Zysten	Hautverletzungen
Laparaskopien	Mammaaufbauplastik
Abortkürettage	Rhinoplastik
Zervixpolypenabtragung	Kosmetische Operationen
Iridektomien	Ösophagoskopie
Mobilisationen	Ösophagusdilatation
Repositionen	Bronchoskopie
Karpaltunnensyndrom	Zystoskopie
Ganglionexzisionen	Meatotomie
Arthroskopien	Zirkumzision
Septumplastiken	Vasektomie

Patienten, die für ambulante operative Eingriffe vorgesehen sind, sollten folgende Instruktionen schriftlich erhalten:
- Erwachsene müssen eine Nahrungskarenz von ca. 10 h einhalten (ab Mitternacht vor dem geplanten Eingriff auch keine Flüssigkeitsaufnahme mehr);
- Kinder dürfen weder feste Nahrung noch Milch 6 h vor dem Eingriff zu sich genommen haben, klare Flüssigkeiten können bis zu 4 h vorher noch gegeben werden (von den Eltern absolut zu beachten);
- Kinder müssen in Begleitung ihrer Eltern oder Erziehungsberechtigten sein;

- Erwachsene müssen eine Begleitperson haben und dürfen innerhalb von 24 h nach Beendigung der Anästhesie kein Fahrzeug führen;
- kein Make-up.

Treten Veränderungen des Allgemeinzustands (z. B. Husten, Fieber, Übelkeit, Frieren) unmittelbar vor dem geplanten Eingriff ein, muß dieser verschoben werden. Schriftliche Befunde bisher durchgeführter Untersuchungen müssen dem Anästhesisten vorliegen. Die präoperative Diagnostik beinhaltet das Routineuntersuchungsprogramm. Die Untersuchungen sollten innerhalb der letzten beiden Wochen vor der Operation durchgeführt werden. Die Angabe der Normalwerte bei Laboruntersuchungen ist Voraussetzung für die Beurteilung dieser Untersuchungsergebnisse.

Die Anamnese umfaßt Fragen nach
- früheren Erkrankungen,
- früheren Operationen,
- früheren Anästhesien,
- medikamentöser Therapie,
- Allergien,
- Neigung zu Erbrechen,
- Husten, Auswurf,
- Asthma bronchiale,
- Rauchgewohnheiten,
- körperliche Belastbarkeit,
- Angina pectoris.

Klinisch zu untersuchen sind:
- respiratorsches System,
- kardiovaskuläres System,
- Kopf, Mund und obere Luftwege,
- ZNS.

Bei Patienten, die ständig Medikamente einnehmen (Diuretika, Kardiaka, Antikoagulanzien, Antidiabetika), müssen unmittelbar präoperativ, jedoch mindestens 1 Tag vor dem geplanten Eingriff, die Laborwerte überprüft werden.

Ein schlecht eingestellter Hypertonus oder ungenügend vorbehandelter Diabetes mellitus rechtfertigen einen Aufschub der Operation und sollten Anlaß sein, den Eingriff nach präoperativer Therapie stationär durchzuführen.

In folgender Übersicht sind die für den Patienten notwendigen Informationen und Anweisungen zusammengestellt.

Anweisungen für den Patienten
- Einbestelldatum,
- Zeit und Ort der Anmeldung (2 h vor Eingriff),
- Nüchternheit (10 h vor Eingriff),
- keine Wertsachen, kein Make-up, keine Kosmetika,
- Prothesen entfernen,
- keine aktive Teilnahme am Straßenverkehr (innerhalb von 24 h),
- kein Alkohol,
- wichtige Entscheidungen ggf. frühestens 1–2 Tage nach dem Eingriff treffen,
- Benachrichtigungsmöglichkeit im Falle möglicher Komplikationen,
- Hinweis auf die Möglichkeit einer notwendig werdenden stationären Behandlung.

Der operative Eingriff ist abzusagen bei
- vollem Magen,
- zu später Anmeldung,
- fehlender Begleitung,
- akuten Infektionskrankheiten.

Kinderchirurgie

Kinder, bei denen ein elektiver Eingriff vorgesehen ist, müssen ebenso wie erwachsene Patienten zuvor sorgfältig untersucht werden. Der Zeitpunkt der Operation muß so festgelegt werden, daß der Anästhesist ausreichend Zeit hat, die zur Vorbereitung notwendigen diagnostischen Maßnahmen durchzuführen.

Um die Zeit der Trennung von den Eltern zu verkürzen, werden Kinder in der letzten Zeit immer häufiger ambulant operiert.

Die präoperative Diagnostik erfolgt 1–2 Tage vor dem Operationstermin, bei größeren Eingriffen früher.

Wenn immer möglich, sollte das Gespräch mit den Eltern in die präoperative Diagnostik einbezogen werden.

Dringliche Eingriffe stellen naturgemäß größere Anforderungen an die kleinen Patienten, insbesondere dann, wenn sie zuvor nie im Krankenhaus waren.

Diagnostische Verfahren

Bei der Anamnese liefert bereits das Alter des Kindes wertvolle Informationen über das erforderliche Instrumentarium. Die Dosierung der meisten für die Anästhesie verwendeten Medikamente wird nach Körpergewicht errechnet. Dieses ist genau zu bestimmen, da sonst unter- bzw. überdosiert wird.

Nimmt das Kind Medikamente ein, so müssen mögliche Interaktionen mit den Anästhetika berücksichtigt werden.

Die Anamnese muß wichtige Faktoren, wie z. B. durchgemachte oder vererbte Erkrankungen oder besondere medizinische Probleme, wie z. B. Dauermedikation beinhalten.

Bei der klinischen Untersuchung müssen Allgemein- und Ernährungszustand, Hautfarbe und -turgor untersucht werden.

Erhöhte Körpertemperatur läßt einen Infekt (z. B. des Respirationstrakts) vermuten und erfordert die Klärung der Ursache. Es sollte dabei mehrfach täglich gemessen werden; eine einzelne Temperaturspitze ist ohne klinische Signifikanz.

Eine Infektion der oberen Luftwege kann eine Obstruktion der kleinen Atemwege verursachen. Gleichzeitig besteht eine verstärkte Tendenz zum Laryngospasmus, zu Schleimhautblutungen des Respirationstraktes und zur Bakteriämie, so daß mit einem erhöhten Risiko postoperativer pulmonaler Komplikationen zu rechnen ist.

Bei Fieber und eitrigem Auswurf muß eine elektive Operation verschoben werden, da die Inhalationsanästhetika zu vermehrter Sekretproduktion führen (*cave:* Glottisreiz). Ist das Kind fieberfrei und das Sekret wäßrig, können kleine Eingriffe, für die keine Intubation erforderlich ist, durchgeführt werden.

Das kardiovaskuläre System muß sehr sorgfältig untersucht werden. Dazu gehört insbesondere auch die Herzauskultation zum Ausschluß eventueller Herzerkrankungen.

Bei Herzgeräuschen sind Punctum maximum, Ausstrahlung und Verteilung, Lautstärke und Qualität zu bestimmen. Das Kind muß liegend und aufrecht sitzend untersucht werden, so daß venös bedingte Geräusche ausgeschlossen werden können.

Herzgeräusche sind oft bedeutungslos, sie können aber auch ein Hinweis auf kongenitale Defekte sein. Diastolische Herzgeräusche sind in der Regel pathologisch.

Beim Neugeborenen können Herzgeräusche wieder verschwinden (z. B. verschließen sich ventrikuläre Septumdefekte öfter spontan). In jedem Fall ist ein Herzgeräusch sorgfältig abzuklären.

Eine bakterielle Endokarditis kann von einer Bakteriämie begleitet sein.

Ein Hochdruck ist im Kindesalter selten. Ursächlich kommen in Frage
- Koarktation der Aorta,
- renale Ursachen (akute Nephritis),
- Nierenarterienstenose,
- katecholaminproduzierende Tumoren (Phäochromozytom, Neuroblastom).

Das EKG wird ebenso wie die Durchführung einer Übersichtsaufnahme der Thoraxorgane der erweiterten präoperativen Diagnostik zugeordnet.

Bronchialasthma ist durch eine reversible Obstruktion der Atemwege charakterisiert; diese kann durch Schleimhautödem oder aber durch eine Konstriktion der Bronchialmuskulatur bei viskösem Sekret bedingt sein. Attacken kommen bevorzugt bei Infektionen, Allergien oder durch mechanische Faktoren vor (z. B. Überblähung, Husten oder lokale Irritation bei Temperaturveränderungen).

Zystische Fibrosen entstehen durch eine Dysfunktion der exokrinen Drüsen. Das Hauptproblem hierbei sind chronisch obstruktive Lungenerkrankungen, oft mit Superinfektion.

Sehr sorgfältig sollte auch nach anatomischen Anomalien gesucht werden, die möglicherweise eine Intubation erschweren können.

Folgende Laborwerte sind zu bestimmen:

- Hb, Hkt,
- Elektrolyte,
- Leberwerte,
- Kreatinin.

Jedes Kind, bei dem anamnestisch ein Hinweis auf verstärkte Blutungsneigung nach Trauma oder nach Zahnextraktion vorliegt, muß sehr sorgfältig auf etwaige angeborene Gerinnungsstörungen untersucht werden. In Frage kommen:

- Hämophilie A,
- „Christmas disease",
- Willebrand-Jürgens-Erkrankung,
- Thrombozytopenien.

Ein Hb-Wert unter 10 g/100 ml stellt eine Kontraindikation für elektive Chirurgie dar. Im 2.-3. Lebensmonat entwickeln Kinder eine physiologische Anämie, bei der der Hb-Wert auf 10-11 g/100 ml abfällt; bei Frühgeborenen sind die Werte noch niedriger, was durch den Abbau des fetalen Hb, das Fehlen von Erythropoetin und die Unreife des Knochenmarks zu erklären ist.

Die meisten der im Kindesalter bekannten Muskelerkrankungen sind genetisch bedingt; es zählen dazu:
- muskuläre Dystrophien,
- Myotonien,
- andere Myopathien.

Im Falle einer Nierenerkrankung handelt es sich ganz selten um eine akute Glomerulonephritis. Die Urinanalyse bezüglich Protein und Zellen ist dabei sehr wertvoll. Das spezifische Gewicht gibt einen Hinweis auf die Konzentrationsfähigkeit der Niere.

Eine Erhöhung des Serumharnstoffs kann durch eine Abnahme der glomerulären Filtrationsrate infolge gestörter Nierenfunktion oder Dehydratation zustande kommen; bei sehr proteinhaltiger Ernährung kann er ebenfalls leicht erhöht sein.

Der Kreatininwert beträgt normalerweise 0,06 mmol/l; er steigt an, wenn die glomeruläre Filtrationsrate abfällt.

Mit Ausnahme von diabetischen Kindern werden Kinder mit anderen endokrinen Erkrankungen äußerst selten operiert. Der Mangel an lebenswichtigen Hormonen stellt dabei das Hauptproblem für den Anästhesisten dar. Auch im Falle diabetischer Kinder ist eine Narkose nicht unproblematisch. Bei dringlichen operativen Eingriffen muß mit Hyperglykämien und Ketoazidose gerechnet werden, wenn die Zeit zur Einstellung des Blutzuckers fehlt. Elektrolytverschiebungen und Störungen des Wasserhaushaltes sind die Folge und müssen bei der Diagnose Berücksichtigung finden.

Kinder mit Bindegewebsveränderungen können Veränderungen der Bänder und Gelenkkapseln aufweisen, ebenso des Gaumens, der Wirbelsäule und des Thorax.

Kinder mit Chromosomenanomalien (z. B. Down-Syndrom) zeigen häufig kongenitale Herzerkrankungen. Eine zu große Zunge kann hier zu Intubationsschwierigkeiten führen.

Beim Turner-Syndrom kann der relativ kleine Oberkiefer bei gleichzeitig schrägem Unterkiefer ebenfalls Intubationsprobleme verursachen.

Spezielle diagnostische Verfahren

Ist ein allgemeinchirurgischer oder urologischer Eingriff geplant, so bedürfen die Kinder neben dem Routineuntersuchungsprogramm keiner zusätzlichen präoperativen Diagnostik.

In akuten Situationen liegt der Schwerpunkt der Diagnostik auf Veränderungen des Flüssigkeits- und Säure-Basen-Haushalts sowie auf Elektrolytverschiebungen.

Bei Kindern mit Pylorusstenose und Erbrechen ist mit einem massiven Verlust von Natrium, Kalium und Chlorid zu rechnen. Der Kaliumverlust kann teilweise mit einer Alkalose einhergehen, wenn Wasserstoffionen zurückgehalten werden und Kalium im Austausch mit Natrium im distalen Tubulus der Niere ansteigt. Gleichzeitig liegt eine Dehydratation vor.
Eine Überblähung des Abdomens kann durch Obstruktion des Magens, Pneumoperitoneum, Aszites oder Tumoren bedingt sein. Sie führt durch Zwerchfellhochstand zu einer massiven Behinderung der Atmung.
Abdominelle Zeichen, wie Abwehrspannung oder Magen- und Darmatonie, liegen nicht immer vor und können die präoperative Diagnose erschweren.
Das Hauptproblem bei angeborener Zwerchfellhernie liegt in der teilweisen Unterentwicklung der Lungen. Die Kinder sind bereits in den ersten beiden Lebenstagen zyanotisch, und die andauernde Hypoxie führt zu einer metabolischen Azidose.
Klinische Zeichen sind

- geblähtes Abdomen,
- faßförmiger Thorax,
- Verlagerung der Herztöne zur gegenüberliegenden Seite,
- verminderte bis fehlende Atemgeräusche auf der kranken Seite,
- Nachweis von Darmschlingen auf dem Thoraxröntgenbild.

Die Mehrzahl der angeborenen Zwerchfellhernien liegen links, doch können auch rechtsseitige mit teilweiser Verlagerung der Leber in den Thorax vorkommen. Eine Hernie durch das Morgagni-Foramen kann symptomlos sein.
Kinder, die sehr früh nach der Geburt eine schwere Zyanose entwickeln, haben in der Regel wenig entwickelte Lungen und eine entsprechend schlechte Prognose.
Bei Ösophagusatresien mit tracheoösophagealer Fistel lag während der Schwangerschaft häufig ein Hydramnion vor.
Weitere diagnostische Zeichen sind

- ausgeprägte Schleimsekretion,
- Aspiration,
- Zyanose.

Ist eine Operation am Herzen vorgesehen, müssen Anamnese und klinische Untersuchung besonders auf das Vorhandensein einer Herzerkrankung, einer gestörten Lungenfunktion oder von Infektionen ausgerichtet sein. Gerade hier kann die Röntgenaufnahme des Thorax wertvolle Hilfe leisten. Hinzu kommt die umfassende kardiologische Diagnostik.

Laboruntersuchungen wie Hb, Hkt, Blutgruppe und Gerinnungstests sind unabdingbar. Einige Kinder, insbesondere diejenigen mit Polyzythämie und Zyanose, zeigen aufgrund einer gesteigerten fibrinolytischen Aktivität Gerinnungsstörungen.

Bei neurochirurgischen Eingriffen ist eine eingehende neurologische Untersuchung erforderlich (Untersuchung der Fontanellen, Hirndruckzeichen).

Bei Halsoperationen muß man die Exazerbationsgefahr einer evtl. bestehenden chronischen Infektion gegenüber der Heilungsmöglichkeit dieser Infektion durch den Eingriff kritisch abwägen.

Bei manchen Kindern, bei denen eine Tonsillektomie und Adenektomie vorgesehen sind, kann die Vergrößerung dieser Organe zu einer Luftwegsobstruktion führen. Auch allergische Komponenten sind nicht selten.

Bei der Durchführung plastischer Operationen müssen die Kinder in bestmöglichem physischem Zustand sein. Verschiedene Bedingungen können zu Intubationsschwierigkeiten führen (z. B. Mikrognathie).

Kongenitale Mißbildungen gehen sehr häufig mit anderen Anomalien, z. B. des Herzens, der Lippen oder des Gaumens einher.

Kinder, bei denen orthopädische Eingriffe vorgesehen sind, sind in der Regel gesund, jedoch gibt es eine kleine Gruppe von Patienten, bei denen das orthopädische Problem nur eines von vielen darstellt, so z. B. Kinder mit Spina bifida.

Diese Kinder haben sehr häufig Mißbildungen der Urogenitaltrakts und in 50% der Fälle einen vesikouretralen Reflux. Die Infektion des Urogenitaltrakts führt zu Bakteriämie und kann für andere postoperative Infektionen prädisponieren.

Bei Kindern mit ausgeprägter Skoliose sollte präoperativ unbedingt eine Spirometrie durchgeführt werden. Eine Vitalkapazität unter 30% des erwarteten Wertes läßt postoperativ respiratorische Probleme erwarten.

Kinder mit Verbrennungen von weniger als 10% der Hautoberfläche bieten keine Probleme, wenn keine Verbrennung des Gesichts vorliegt.

Bei ausgedehnten Verbrennungen können die üblichen diagnostischen Kriterien nicht angewendet werden. Fieber, Infektion, Anämie oder Störungen des Respirationstraktes z. B. müssen in Kauf genommen werden, auch wenn sie das Risiko erhöhen.

Bei Verbrennungen des Thorax muß mit zusätzlichen Schwierigkeiten gerechnet werden (Auskultation, Röntgenuntersuchung erschwert).

Das EKG ist eine wertvolle diagnostische Methode bei Patienten mit fortgeschrittener Lungenerkrankung. Eine hohe P-Welle in der Standardableitung II (P pulmonale) ist ein Hinweis auf Hypertrophie des rechten Vorhofs. Eine dominierende R-Welle in den Ableitungen $V_1 - V_4$ und III weist ebenfalls auf eine Hypertrophie des rechten Ventrikels hin.

Rhythmusstörungen sind bei chronischen Lungenerkrankungen relativ selten, ein Rechtsschenkelblock kann gelegentlich in Zusammenhang mit einer pulmonalen Hypertension auftreten.

Anhang

A. Diagnostikprogramme

1. **Routineuntersuchungen (RU)**
   a) Anamnese:...
   b) Klinische Untersuchung:...
   c) Labor: Hb, Hkt
   Elektrolyte
   (Harnstoff)
   Kreatinin
   (GOT)
   GPT
   Quick-Wert
   (PTT, PTZ)
   Glukose
   (Thrombozytenzahl)
   d) Technische Untersuchungen: (Thoraxröntgen)
   EKG (Extremitäten- und Brustwandableitungen)

2. **Spezielle Untersuchungen (SU)**
   a) Labor:...
   b) Weitere (technische) Untersuchungen:...

Das *RU*-Programm gilt für alle nachfolgend alphabetisch aufgeführten Erkrankungen, es werden dort lediglich die zusätzlichen Spezialuntersuchungen *(SU)* angegeben.

Adenohypophyse, Akromegalie
a) Blutzuckertagesprofil
b) –

Anämien
a) Eisenbestimmung im Serum (Ferritin), Erythrozytenkonzentration, Differentialblutbild, Vitamin-B_{12}-Konzentration im Serum, spezielle Enzymbestimmung
b) Knochenmarkpunktion

Aortenaneurysmen
a) Differentialblutbild, Urinstatus, Kreatininclearance, Blutgasanalyse
b) Lungenfunktion

ARDS („adult respiratory distress syndrome")
a) arterielle und zentralvenöse Blutgasanalyse
b) Rechtsherzkatheter, Cardiac output, Rechengrößen: $D_{Aa}O_2$, $D_{av}O_2$, $\dot{Q}_s/\dot{Q}_t$, TPR, PVR, VO_2, C.I., O_2-Kapazität

Arterielle Verschlußkrankheit
a) –
b) Doppler-Angiographie

Chirurgie, ambulant
a) –
b) –

Chirurgie der Herzklappen
a) –
b) Echokardiographie, Angiographie, Herzkatheter, Rechengrößen: PVR, SVR, $\dot{Q}_s/\dot{Q}_t$, Klappenflächen, Cardiac output, Ejektionsfraktion

Chirurgie der Karotis
a) neurologischer Status,
b) Doppler-Sonographie, Angiographie, Ophthalmodynamometrie

Chirurgie bei Kindern
a) –
b) Körpertemperatur

Chirurgie bei koronarer Herzkrankheit
a) Urinstatus
b) Belastungs-EGK, Langzeit-EKG, Koronaranngiographie, Ventrikulographie, Ejektionsfraktion, Pulmonalarterienkatheter, Cardiac output

Chorea: s. Huntington-Chorea

Diabetes insipidus
a) Plasma- und Urinosmolarität, Urinvolumen/Zeiteinheit
b) –

Epilepsie
a) evtl. Serumkonzentrationsbestimmung der Antiepileptika (therapeutischer Bereich)
b) EEG

Gallenwegsobstruktion
a) γGT, alkalische Phosphatase, Bilirubin, BKS
b) –

Gerinnung
a) Einzelfakorenbestimmung, Thrombozytenfunktionstest
b) klinische Blutungszeichen

Glomerulonephritis
a) Urinstatus,
   BKS,
   Leukozyten,
   Kreatininclearance
b) Temperatur

Harnwege, ableitende
a) BKS,
   Leukozyten,
   Urinstatus
b) –

Hepatitis
a) Leberenzyme,
   HbS-Antigentiter,
   HbE-Antigentiter,
   IgM-Anti-HBG-Titer
b) –

Herzerkrankung, koronare:
s. auch *Chirurgie bei koronarer Herzkrankheit*

Herzinsuffizienz
a) Digitalisspiegel
b) zentralvenöser Katheter, pulmonalarterieller Katheter

Huntington-Chorea
a) Cholinesterasekonzentration
b) –

Hyperthermie, maligne
a) CPK
b) Muskelbiopsie und isometrischer Kontraktionstest mit Koffein, Halothan oder Succinylcholin

Hypertonie
a) –
b) Untersuchung des Augenhintergrunds, Blutdruck- und Pulskurve

Intrakranielle Raumforderung
a) –
b) CT,
   Pupillomotorik,
   Atmungsrhythmik,
   Augenhintergrund,
   neurologischer Status

Karotischirurgie, Klappenchirurgie:
s. *Chirurgie* ...

Kinderchirurgie: s. *Chirurgie bei Kindern*

Kraniotomie
a) –
b) CT,
   Angiographie,
   neurologischer Status und klinische Hirndruckzeichen

Leberparenchymerkrankungen
a) alkalische Phosphatase,
   γGT,
   Bilirubin,
   Elektrophorese,
   Cholinesterase,
   Ammoniak,
   Leukozytenzahl
b) Sonographie

Leberzirrhose
a) Leberenzyme,
   HbS-Antigentiter,
   HbE-Antigentiter,
   IgM-Anti-HBG-Titer
b) –

Lobektomie, Pneumektomie
a) Blutgasanalyse

b) CT,
Bronchoskopie,
Ergometrie,
Pulmonalarterienkatheter,
Lungenfunktion

Lungenfunktionsstörungen, obstruktive
a) Blutgasanalyse,
Sputum und Blut auf Eosinophilie untersuchen
b) Lungenfunktion und Broncholysetest,
kardiale Diagnostik (rechtes Herz)

Lungenfunktionsstörungen, restriktive
a) Blutgasanalyse,
Sputum,
Disk-tine-Tuberkulintest
b) Lungenfunktion

Lungeninfarkt, Lungenembolie
a) Blutgasanalyse
b) Lungenfunktion,
Szintigramm,
Pulmonalarterienkatheter

Lungenneoplasma
a) Blutgasanalyse,
Sputum
b) Lungenfunktion,
Szintigramm

Methämoglobinämie
a) Methämoglobinkonzentration im Serum
b) –

Myopathien
a) CPK,
LDH
b) EMG,
Biopsie,
Lungenfunktion,
kardiopulmonale Nebenbefunde

Myositis ossificans
a) –
b) Lungenfunktion,
Beweglichkeit der Kiefer-, Schlund-, Larynxmuskeln

Nebennierenrindenerkrankungen
a) Dexamethasonsuppressionstest (Blutzuckertagesprofil),
Plasmahormonspiegel
b) –

Nebenschilddrüsen
a) Ca,
Phosphat,
alkalische Phosphatase,
Urinelektrolyte,
Bestimmung des Parathormonspiegels
b) typische Elektrolytveränderungen im EKG

Niereninsuffizienz, chronische
a) Phosphat,
Magnesium,
Blutgasanalyse
b) zentralvenöser Druck

Phäochromozytom
a) Vanillinmandelsäure im Urin,
Plasmakatecholamine
b) Untersuchung des Augenhintergrunds

Pneumektomie: s. Lobektomie

Polytrauma
a) kurzfristige Wiederholung des gesamten Labors,
Blutgasanalyse
b) Urinproduktion,

kontinuierliche Blutdruckmessung,
zentralvenöser Katheter,
pulmonarterieller Katheter
Porphyrie
a) Uro-I-Synthetase in Erythrozyten,
Porphobilinogen im Urin
b) –
Schilddrüse
a) T_3, T_4,
Blutgasanalyse,
TRH-Stimulationstest
b) Laryngoskopie (Beweglichkeit der Stimmbänder),
Spezialaufnahme der Trachea,
Szintigraphie

Sichelzellanämie
a) Splenomegalie,
Kardiomegalie
b) mikroskopisch: Sichelzellen

Skoliose
a) Blutgasanalyse
b) Lungenfunktion,
zentralvenöser Katheter,
Echokardiographie,
Klappenvitien

B. Laborparameter

a) Normalwerte für Erwachsene

Internationale Abkürzungen für das untersuchte System
B   Blut
P   Plasma
S   Serum
dU Tagesurin (Urin in 24 h)
F   Stuhl (Fäzes)
Sf Liquor cerebrospinalis (engl.: „spinal fluid")
U   Urin

Methoden [Spalte (M) in Tabellen]
1 enzymatischer UV-Test
2 UV-Test nach Bergmeyer
3 optimierte Standardmethode
4 kinetischer UV-Test
5 Molybdat/Vanadat
6 Jendrassik-Grof
7 Photometrie
8 Coulometrie
9 enzymatischer Farbtest
10 immunologisch
11 Jaffé
12 Bathophenanthrolin
13 mit Magnesiumcarbonatfällung
14 Biuret
15 Kupfernitrat nach Duncombe
16 Sulfophosphovanillin
17 UV-Test nach Kornberg
18 kinetisch nach Persijn und Szaz
19 immunologischer Trübungstest
20 Flammenphotometrie
21 Bathocuproin
22 Turbidimetrie
23 Atomabsorption
24 UV-Test nach Gerlach
25 Solid-phase-tube-Test
26 Ionenaustauscherstreifen
27 Methode Hillmann (mod.)

● Klinische Chemie			(M)
Acetessigsäure (B)	0,18-0,78 mg/dl	17,6-76,1 μmol/l	1
Aldolase (F-1,6-P$_2$-ALD) (S)	bis 3,1 U/l (25°C)	bis 7,6 U/l (37°C)	2
Alkalische Phosphatase optimiert (S)	60-170 U/l		3
Ammoniak (EDTA-P) Männer Frauen	25-94 μg/dl 19-82 μg/dl	14,7-55,3 μmol/l 11,2-48,2 μmol/l	1
α-Amylase (S) Substrat: p-Nitrophenyl- maltoheptosid Substrat: Maltoheptose	bis 120 U/l bis 100 U/l		9 4
Anorganischer Phosphor	2,5-5,0 mg/dl	0,81-1,62 mmol/l	5
Gesamtbilirubin	bis 1,0 mg/dl	bis 17 μmol/l	6
„Direktes" Bilirubin (S)	bis 0,25 mg/dl	bis 4,3 μmol/l	6
Calcium (S)	4,05-5,2 mval/l	2,03-2,6 mmol/l	7
Chlorid (S) (dU)	95-108 mval/l 110-225 mval	95-108 mmol/l 110-225 mmol	8
Gesamtcholesterin (S) verdächtig ab: erhöht ab:	220 mg/dl 260 mg/dl	5,7 mmol/l 6,7 mmol/l	9
HDL-Cholesterin Männer: prognostisch günstig prognostisch ungünstig Frauen: prognostisch günstig prognostisch ungünstig	> 55 mg/dl < 35 mg/dl > 65 mg/dl < 45 mg/dl	> 1,42 mmol/l < 0,90 mmol/l > 1,68 mmol/l < 1,16 mmol/l	
LDL-Cholesterin prognostisch günstig prognostisch ungünstig	< 150 mg/dl > 190 mg/dl	< 0,88 mmol/l > 4,91 mmol/l	
Cholinesterase (S) Substrat: Acetylthiocholin Substrat: Butyrylthiocholin	1900-3800 U/l 2400-8500 U/l*		

			(M)
Creatinin (S)			
Männer	0,50-1,10 mg/dl	44-97 µmol/l	1
Frauen	0,50-0,90 mg/dl	44-80 µmol/l	
Männer	0,6-1,1 mg/dl	53-97 µmol/l	11
Frauen	0,5-0,9 mg/dl	44-80 µmol/l	
Creatinkinase aktiviert (S) (CK NAC-aktiviert)	Männer 10-80 U/l Frauen 10-70 U/l		3
Eisen (S)			12
Männer (Weippl et al.)	59-158 µg/dl	10,6-28,3 µmol/l	
Frauen	37-145 µg/dl	6,6-26,0 µmol/l	
EBK total (S) (Eisenbindungskapazität)	259-388 µg/dl	46,4-69,5 µmol/l	13
EBK (frei) (EBK total - Gesamtserumeisen)		wird errechnet	
Eiweiß (gesamt)			
(S)	6,6-8,7 g/dl	66-87 g/l	14
(dU)	25-70 mg		
(Sf)	15-45 mg/dl	0,15-0,45 g/l	
Eiweißfraktionen	Mikroazetatfolienelektrophorese (S)		
Albumin	3,5-5,0 g/dl (55-64 rel%)	35-50 g/l	
α_1-Fraktion	0,16-0,34 g/dl (2,5-4,0 rel%)	1,6-3,4 g/l	
α_2-Fraktion	0,45-0,85 g/dl (7-10 rel%)	4,5-8,5 g/l	
β-Fraktion	0,53-1,0 g/dl (8,3-12,5 rel%)	5,3-10 g/l	
γ-Fraktion	0,91-1,7 g/dl (14-20 rel%)	9,1-17,0 g/l	
Fettsäuren, freie (S)	0,09-0,6 mval/l	90-600 µmol/l	15
Galaktose (B)	bis 4,3 mg/dl	bis 240 µmol/l	1
Gesamtlipide (S)	400-1000 mg/dl	4-10 g/l	16
Glukose			
(B)	70-100 mg/dl	3,89-5,55 mmol/l	1
(P)	76-110 mg/dl	4,22-6,11 mmol/l	
(U)	15 mg/dl	0,83 mmol/l	
G-G-PDH			
Serum:	0-0,18 mU/ml		17
Erythrozyten:	131 ± 13 mU/10^9 Erythrozyten		

			(M)
GLDH aktiviert (S) Männer Frauen	bis 4 U/l bis 3 U/l		3
GOT optimiert (S) Männer Frauen	bis 18 U/l bis 15 U/l		3
GPT optimiert (S) Männer Frauen	bis 22 U/l bis 17 U/l		
γ-Glutamyltransferase (γ-GT) (S) Männer Frauen	6–28 U/l 4–18 U/l		18
Hämoglobin A_1 (B) Stoffwechselgesunde unbefriedigende Einstellung	5–8 % > 10 %		
Harnsäure (S) Männer Frauen	3,4–7,0 mg/dl 2,4–5,7 mg/dl	202–416 µmol/l 142–339 µmol/l	1,9
Harnstoff (S) (dU)	10–50 mg/dl 20–35 g	1,7–8,3 mmol/l 333–583 mmol/l	9
β-Hydroxybuttersäure (B)	0,58–1,71 mg/dl	55,7–164,3 µmol/l	1
α-HBDH optimiert (S)	55–140 U/l		3
Immunglobuline (S) IgA IgG IgM Männer Frauen	90– 450 mg/dl 800–1800 mg/dl 60– 250 mg/dl 70– 280 mg/dl	54–268 IU/ml 92–207 IU/ml 69–287 IU/ml 80–322 I/ml	19
Kalium (S)	13,7–21,5 mg/dl	3,5–5,5 mmol/l	20
Kupfer (S)	65–165 µg/dl	10,2–26,0 µmol/l	21
Laktat (B) (P) (Sf)	9–16 mg/dl 5,7–22 mg/dl 10,8–18,9 mg/dl	1,0–1,78 mmol/l 0,63–2,44 mmol/l 1,2–2,1 mmol/l	1
LAP optimiert (S)	11–35 U/l		3
LDH optimiert (S)	120–240 U/l		3

			(M)
Lipase (S) Substr.: Triolein	bis 190 U/l		22
Magnesium (S)	1,32-1,82 mval/l	0,66-0,91 mmol/l	23
Natrium (S)	310-345 mg/dl	135-150 mmol/l	20
Phospholipide (S)	158-284 mg/dl 150-250 mg/dl	2,04-3,66 mmol/l 1,94-3,23 mmol/l	9 5
Pyruvat (B)	0,36-0,59 mg/dl	41-67 µmol/l	1
Gesamte saure Phosphatase (S) p-Nitrophenylphosphat Naphthylphosphat (Männer) (Frauen)	bis 11 U/l bis 4,7 U/l ⎱ 37°C bis 3,7 U/l ⎰	bis 4,2 U/l ⎱ 30°C bis 3,0 U/l ⎰	27
Prostataphosphatase (S) Immunologischer Farbtest p-Nitrophenylphosphat Naphthylphosphat	bis 2,3 U/l bis 4 U/l ⎱ 37°C bis 1,6 U/l ⎰	bis 1,5 U/l 30°C	27
Sorbitdehydrogenase (SDH) (S)	bis 0,4 U/l		24
Transferrin (S) Männer Frauen	200-380 mg/dl 185-405 mg/dl	23-43 µmol/l 21-46 µmol/l	10
Triglyceride (S) verdächtig ab: erhöht ab:	150 mg/dl 200 mg/dl	1,71 mmol/l 2,29 mmol/l	1

● Gerinnung

Blutungszeit (TBT)	3-6 min
Einphasengerinnungszeit (nach Quick)	70-120 %[a]
PTT (partielle Thromboplastinzeit)	30-40 s[a]
TZ (Thrombinzeit)	16-20 s
Hepato Quick	70-130 %
Antithrombin III	80-120 %
Fibrinogen	150-450 mg/dl[a] 1,5-4,5 g/l[a]

[a] Die angegebenen Normalwerte gelten für die Bestimmung mit Gerinnungsdiagnostika der Fa. Boehringer Mannheim.

Reptilasezeit	bis 20 s[a]
Thrombinkoagulasezeit	bis 23 s[a]
Rekalzifierungszeit, plättchenreiches Plasma	100–115 s
Rekalifizierungszeit, plättchenarmes Plasma	130–140 s

[a] Die angegebenen Normalwerte gelten für die Bestimmung mit Gerinnungsdiagnostika der Fa. Boehringer Mannheim.

● Hämatologie

BSG (B)		
Männer	3– 8 mm/1 h	
Frauen	6–11 mm/1 h	
Rotes Blutbild		
Hämoglobin (B)		
Männer	14–18 g/dl	8,7–11,2 mmol/l
Frauen	12–16 g/dl	7,5– 9,2 mmol/l
Erythrozyten		
Männer	4,5–5,5 Mill./µl	4,5–5,5/pl
Frauen	4,0–5,0 Mill./µl	4,0–5,0/pl
HB_E	27–35 µµg	27–35 pg
Hämatokrit (HKT)		
Männer	40–50 Vol.-%	
Frauen	35–40 Vol.-%	
Weißes Blutbild		
Gesamtleukozytenzahl	4000–9000/µl	4–9/nl
Differentialblutbild	(absolute Zahlen/µl)	(%)
Basophile Granulozyten	– 90	0– 1
Eosinophile Granulozyten	80– 360	2– 4
Neutrophile Stabkernige	120– 150	3– 5
Neutrophile Segmentkernige	2000–6300	50–70
Lymphozyten	1000–3600	25–40
Monozyten	80– 540	2– 6
Thrombozyten	150.000–300.000/µl	150–300/nl
Retikulozyten	5–15 ‰	
Osmotische Resistenz der Erythrozyten	beginnende Hämolyse 0,48–0,42 % NaCl komplette Hämolyse 0,34–0,30 % NaCl	

● Funktionsproben

Bromsulfophthaleintest (5 mg pro kg Körpergewicht (S)	Retention nach 60 min 0-2 % (0-0,2 mg/dl)	(0-2,4 µmol/l)
Galaktosetest (B) (oral 40 g Galaktose)	nach 90 min bis 25 mg/dl	bis 1,39 mmol/l
Clearanceuntersuchungen[b] Creatininclearance (S, dU) Männer Frauen	98-156 ml/min 95-160 ml/min	1,63-2,20 ml/s 1,58-2,67 ml/s
Inulinclearance (S, dU) Männer Frauen	124 ± 25,8 ml/min 109 ± 13,5 ml/min	2,07 ± 0,43 ml/s 1,82 ± 0,23 ml/s
PAH-Clearance (S, dU) Männer Frauen	654 ± 163 ml/min 592 ± 153 ml/min	10,9 ± 2,72 ml/s 9,87 ± 2,55 ml/s

[b] Alle Werte sind auf eine durchschnittliche Körperoberfläche von 1,73 m² bezogen und gelten für Plasma bzw. Serum.

Glukosebelastung oral (B) mit DEXTRO O.G-T. (≙ 100 g Gkukose)

normal		
nüchtern	< 100 mg/dl	< 5,55 mmol/l
nach 60 min	< 160 mg/dl	< 8,88 mmol/l
nach 120 min	< 120 mg/dl	< 6,66 mmol/l
nach 180 min	< 100 mg/dl	< 5,55 mmol/l
Grenzbereich		
nüchtern	100-130 mg/dl	5,55- 7,22 mmol/l
nach 60 min	160-220 mg/dl	8,88-12,21 mmol/l
nach 120 min	120-150 mg/dl	6,66-8,33 mmol/l
nach 180 min	100-130 mg/dl	5,55-7,22 mmol/l
pathologisch		
nüchtern	> 130 mg/dl	> 7,22 mmol/l
nach 60 min	> 220 mg/dl	> 12,21 mmol/l
nach 120 min	> 150 mg/dl	> 8,33 mmol/l
nach 180 min	> 130 mg/dl	> 7,22 mmol/l

Konzentrationsversuch (U) (nach 12 h Dursten)
Dichte (relative)	1,030-1,035	1030-1035 g/l
Osmolalität	900-1200 mmol/l	900-1200 mosm/kg

● Hormone (M)
(Richtwerte[c])

Thyreodea stimulierendes Hormon (TSH-RIA) (S)	0-4 µU/ml		
Thyroxin (S) Enzymun-Test T₄	5-11,5 µg/dl	64,4-148 nmol/l	25
Trijodthyronin (S) Enzymun-Test T₃	0,8-1,6 ng/ml	1,23-2,46 nmol/l	
Enzymun-Test TBK FT₄I RA T₃-uptake FT₃I	0,85-1,35 3,70-13,5 0,93-1,07 3,74-12,37 } bei Euthyreose		26

Enzymun-Test TBG
TBG-Spiegel bei Männern
    Frauen
T₄/TBG-Quotient
  Männer
  Frauen
	9,2-17,8 µg/ml
	10,4-19,0 µg/ml
	
	3,6-6,5
	3,4-6,4 } bei Euthyreose		

[c] Da Normalwerte vom Einzugsbereich des Labors abhängen, wird empfohlen, die laborspezifischen Normalwerte selbst zu bestimmen.

Haltbarkeiten nach der Probenahme				(M)
	Probe im verschlossenen Gefäß aufbewahren!			
	+ 4°C	+ 20-25°C	- 20°C	
Aldolase (S)	Aktivitätsverlust nach 5 Tagen 8 %	Aktivitätsverlust nach 5 Tagen 15 %	15 Tage	
Alkalische Phosphatase (S)	nach 7 Tagen keine Änderung	Aktivitätsverlust nach 7 Tagen 10 %	7 Tage	
Ammoniak (EDTA-P)	2 Stunden	-	-	
Amylase (S)	nach 5 Tagen keine Änderung	nach 5 Tagen keine Änderung	nach 7 Tagen keine Änderung	
Amylase (U)	mindestens 10 Tage	2 Tage	Rasche Aktivitätsabnahme	
Anorganischer Phosphor (S)	7 Tage	2 Tage	10 Tage	
Bilirubin (Gesamt) (S)	Nur frische Proben einsetzen! Vor Licht und Sonneneinwirkung schützen!			

				(M)
Calcium (S)	10 Tage	10 Tage	32 Wochen	7
Chlorid (S) (dU)	7 Tage 7 Tage	7 Tage 7 Tage	7 Tage -	8
Cholesterin (Gesamt) (S)	6 Tage	6 Tage	6 Monate	
Cholesterin (HDL) (S)	7 Tage	-	-	
Cholinesterase (S)	nach 7 Tagen keine Änderung	nach 7 Tagen keine Änderung	3 Monate	
CK NAC-aktiviert (S)	Aktivitäts-verlust nach 7 Tagen 2 %	Aktivitäts-verlust nach 24 Stunden 2 %	-	
Creatinin (S)	24 h	-	mehrere Monate	
Digoxin (S)	5 Tage	5 Tage	6 Monate	
Eisen (S)	7 Tage	4 Tage	-	
Galaktose (B) Überstand nach Enteiweißung:	Enteiweißung von Blut sofort durchführen! 3 Tage	-	mehrere Monate	
Gesamteiweiß (S) (U) (Sf)	6 Tage - 2 Wochen	6 Tage 4 Tage 2 Tage	10 Tage - nach 6 Monaten nur geringfügige Änderung	
Glukose (B) (P) (U)	Enteiweißung von Blut sofort durchführen! Plasma von zellulären Bestandteilen abtrennen und verschlossen aufbewahren! 7 Tage 24 h	3 Tage sofort bestimmen	3 Tage -	
GLDH (S)	Aktivitäts-verlust nach 3 Tagen 5 %	Aktivitäts-verlust nach 3 Tagen 15 %	7 Tage	
GOT (S)	Aktivitäts-verlust nach 3 Tagen 8 %	Aktivitäts-verlust nach 3 Tagen 10 %	7 Tage	

				(M)
GPT (S)	Aktivitäts-verlust nach 3 Tagen 10 %	Aktivitäts-verlust nach 3 Tagen 17 %	7 Tage	
γ-GT (S)	nach 7 Tagen keine Änderung	nach 7 Tagen keine Änderung	nach 7 Tagen keine Änderung	
Hämoglobin Heparin/EDTA-Blut	4 Tage	4 Tage	4 Tage	
Hämoglobin A, Heparin/EDTA-Blut	12 Tage	4 Tage	-	
Harnsäure (S)	nach 5 Tagen keine Änderung	nach 5 Tagen keine Änderung	6 Monate	
Harnstoff (S)	3 Tage	24 h	6 Monate	
IgA/IgG/IgM (S)	7 Tage	3 Tage	6 Monate	
Insulin (S)	4 Tage	6 h	6 Monate	
Insulinantikörper (S)	7 Tage	7 Tage	-	
Kalium (S)	14 Tage	14 Tage	-	20
Kupfer (S)	14 Tage	14 Tage	-	
Laktat Fluorid/EDTA-Plasma (abdekantierter Überstand) (B)	6 Tage	3 Tage	14 Tage	
	Enteiweißung von Blut sofort durchführen! Überstand nach Enteiweißung: - 8 Tage -			
LAP (S)	nach 7 Tagen keine Änderung	nach 7 Tagen keine Änderung	7 Tage	
LDH (S)	Aktivitäts-verlust nach 3 Tagen 8 %	Aktivitäts-verlust nach 3 Tagen 2 %	Einfrieren nicht zulässig	
α-HBDH (S)	Aktivitäts-verlust nach 7 Tagen 5 %	Aktivitäts-verlust nach 7 Tagen 5 %	10 Tage	
Lipase (S)	5 Tage	24 h	3 Jahre	

				(M)
Lithium (S)	nach 5 Tagen keine Änderung	nach 5 Tage keine Änderung	-	20
Magnesium (S)	-	7 Tage	-	23
Natrium (S)	14 Tage	14 Tage	-	20
Phospholipide (S)	-	6 Tage	1 Monat	
Saure Phosphatase (S) stabilisiert mit 5 mg $NaHSO_4 \cdot H_2O$ pro 1 ml Serum	3 Tage	24 h	-	
SDH (S)	Bestimmung sofort durchführen	Bestimmung sofort durchführen	2 Tage	
Thyroxin (S)	4 Wochen	4 Wochen	4 Wochen	
Thyroxinbindungs- kapazität (S)	4 Wochen	3 Wochen	4 Wochen	
Trijodthyronin	2 Wochen	24 h	4 Wochen	
Transferrin	7 Tage	3 Tage	3 Monate	
Triglyceride (Neutralfett) (S)	3 Tage	Aufbewahrung nicht zu empfehlen	mehrere Wochen	
Vanillinmandelsäure (dU) (nach Vorlage von 10 ml 10 % Salzsäure in das Sammelgefäß)	Bestimmung sofort durchführen	Bestimmung sofort durchführen	mehrere Wochen	

Die Angaben wurden Publikationen entnommen, die bei den Autoren erfragt werden können.

b) Richtwerte für Kinder

	Altersgruppen			Einheit	(M)[a]
	1.–10 Tag	10. Tag – 12. Monat	ab 2. Jahr		
Alkalische Phosphatase	150–380	130–700	100–600	U/l (25°C)	1
optimiert	Neugeborene (1. Tag– 4. Woche)	Säuglinge (2.– 12. Monat)	Kinder (ab 12. Monat)		
Anorganischer Phosphor	4,8–9,5 1,6–3,1	4,9–7,9 1,6–2,6	3,4–6,2 1,1–2,0	mg/dl mmol/l	2
Bilirubin	– –	bis 1,0 bis 17	bis 1,0 bis 17	mg/dl µmol/l	3
Calcium	3,5–5,4 1,75–2,70	4,1–5,4 2,05–2,70	4,1–5,4 2,05–2,70	mval/l mmol/l	4, 5, 6
Chlorid	95–112	95–112	95–112	mval/l, mmol/l	7
Cholesterin	bis 170 bis 4,4	bis 190 bis 4,9	bis 210 bis 5,4	mg/dl mmol/l	8
CK NAC-aktiviert	–	bis 85	bis 85	U/l (25°C)	1
Creatinin	bis 1,2 bis 106	bis 1,0 bis 88	bis 1,0 bis 88	mg/dl µmol/l	9
Eisen	40–160 7,2–29	40–160 7,2–29	40–160 7,2–29	µg/dl µmol/l	10
Gesamteiweiß	4,6–6,8 46–68	4,8–7,6 48–76	6,0–8,0 60–80	g/dl g/l	11
GLDH aktiviert	bis 7,3	bis 4,3	bis 2,8	U/l (25°C)	1
GOT optimiert	bis 39	bis 27	bis 22	U/l (25°C)	1
GPT optimiert	bis 30	bis 30	bis 24	U/l (25°C)	1
γ-GT	bis 150	bis 100	bis 20	U/l (25°C)	12
Harnsäure	2,0–6,0 120–350	2,0–6,0 120–350	2,0–6,0 120–350	mg/dl µmol/l	8

	Altersgruppen			Einheit	(M)[a]
	1.-10 Tag	10. Tag - 12. Monat	ab 2. Jahr		
Harnstoff	bis 45 bis 7,5	bis 45 bis 7,5	bis 45 bis 7,5	mg/dl mmol/l	8, 13
α-HBDH optimiert	-	100-275	90-212	U/l (25°C)	1
Kalium	3,6-6,0	3,7-5,7	3,2-5,4	mval/l, mmol/l	4
LDH optimiert	bis 800	bis 500	bis 300	U/l (25°C)	1
	Neugeborene (1. Tag- 4. Woche)	Säuglinge (2.- 5. Monat)	Kinder (ab 6. Monat)		
Natrium	130-145	130-145	130-145	mval/l, mmol/l	4

		Kinder (1-15 Jahre)		
Triglyceride	verdächtig ab:	erhöht ab:		
	121 1,38	140 1,60	mg/dl mmol/l	14

[a] *Methoden*
1 optimierte Standardmethode (bei 25°C)
2 Molybdat/Vanadat
3 Jendrassik-Grof, DPD-Methode
4 Flammenphotometrie
5 Atomabsorption
6 komplexometrische Titration
7 coulometrische Titration
8 enzymatischer Farbtest
9 Jaffé
10 Bathophenanthrolin, Ferrozin
11 Biuret
12 kinetisch nach Persijn und Szaz (bei 25°C)
13 BUN-Analyzer (Beckmann)
14 enzymatischer UV-Test

C. Protokolle

Befundprotokoll

Blatt ___

Name/Vorname	männlich	Datum		Größe cm		Risikogruppe	
Straße	weiblich	Aufnahme-Nr.		Gewicht kg			
Wohnort		Patienten-spezifische Nr.		Blutgruppe			
Geburtsdat. Wahlleistung ja	nein	Krankenkasse		Blutdruck		Allergie	
Bettenführende Klinik		Art der Untersuchung		Herzfrequenz			
Operierende Klinik		Stationär		Diabetes mellitus		Dringlichkeit des Eingriffs	
Vorgesehener Eingriff		Prästationär		insulinpflichtig		Nicht dringlich	
		Anästhesieambulanz		Raucher		Bedingt dringlich	
		Arztpraxis		Dauermedikation		Dringlich	
		Andere Klinik		Temperatur max. < 24 h		Noteingriff	

Befund (klinische Untersuchung):

Allgemeine Aspekte:	AZ	EZ	
	Ödeme	Einflußstauung	Lymphome
Herz:	Perkussion		
	Töne		
	Geräusche		
Lunge:	Thorax	Lungengrenzen	
	Atemverschieblichkeit		
	Klopfschall	AG	

Neurologischer Befund:	Bewußtseinslage	Reflexe
Leber:	Größe	
Niere:	Nierenlager	
Haut:	Petechien	
Gefäßsystem:	Arterien	Venen

Myokardfunktion	Blutdruck	Lungenfunktion	Leber
Normal	Normotonie < 160, < 95 mm Hg	Normal	Normal
Rekompensiert	Behandelte Hypertonie	Obstruktion	Pathologisch
Dekompensiert	Unbehandelte oder kurzfristig behandelte Hypertonie	Restriktion	Keine Werte vorhanden
Belastungsinsuffizienz	Behandelte oder unkontrollierte Hypertonie	Infektion	Diabetes mellitus
Nicht beurteilbar		Dyspnoe	Nicht eingestellt
Koronarfunktion		Partialinsuffizienz	Oral eingestellt
Normal		Globalinsuffizienz	Insulinpflichtig
Angina pectoris		Bewußtseinslage	Niere
Instabile Angina pectoris	Gefäßsystem	Klar	Normal
Koronarer Bypass	Normal	Komatös	Pathologisch
Letzter Herzinfarkt > 6 Monate	Thrombose	Getrübt	Keine Werte vorhanden
Letzter Herzinfarkt < 6 Monate	Embolie	Muskelerkrankungen	
	AVK	Bekannt	

AOK	LKK	BKK	IKK	VdAK	AEV	Knappschaft

Name des Versicherten/Ehegatten/Geburtsdatum/
Arbeitgeber/Mitglieds-Nr./Freiwillig/Rentner/
Anschrift des Patienten/Beruf

Laborwerte:

Hb	Hkt

Na	K

Blutzucker	Kreatinin

Quick	

EKG:

Nicht pathologisch	
Extrasystolen 5/min	
ST-Veränderung	
Erregungsrückbildungsstörung	
Blockbild	
Anderer als Sinusrhythmus	
SM-EKG	
Kein EKG	

Dauermedikation:

Beurteilung: Unterschrift

Prämedikationsverordnung   Applikation

Datum	Uhrzeit	Art des Medikamentes	Dosis (mg)	Applikationsort	Verabreicht von	Verabreicht (Uhrzeit)

Unterschrift

0	1	2	4	8	16	Punkte
Geplante Operation, nicht dringlich	Geplante Operation, bedingt dringlich	Nicht geplante Operation, dringlich	Soforteingriff			
Oberflächenchirurgie	Extremitäteneingriff	Operation mit Eröffnung der Bauchhöhle	Operation mit Eröffnung von Thorax oder Schädel	Zweihöhleneingriff	Polytrauma/Schock	
Alter 1-39 Jahre	0- 1 Jahre 40-69 Jahre	70-79 Jahre	> 80 Jahre			
Voraussichtliche Operationszeit 60 min	61-120 min	121-180 min	> 180 min			
Normgewicht ± 10%	10-15 % Untergewicht	10-30 % Übergewicht 15-25 % Untergewicht	> 30 % Übergewicht			
Normotonie < 160, < 95 mm Hg	Behandelte Hypertonie (kontrolliert)	Unbehandelte oder kurzfristig behandelte Hypertonie	Behandelte Hypertonie (unkontrolliert)			
Herzleistung normal	Rekompensierte Herzinsuffizienz		Angina pectoris		Dekompensierte Herzinsuffizienz	
EKG normal	Mäßige EKG-Veränderungen	Schrittmacher-EKG	Fehlender Sinusrhythmus > 5 ventrikuläre Extrasystolen/min			
Kein Herzinfarkt	Herzinfarkt > 2 Jahre	Herzinfarkt > 1 Jahr	Herzinfarkt > 6 Monate	Herzinfarkt < 6 Monate	Herzinfarkt < 3 Monate	
Atmung normal	Obstruktion behandelt	Obstruktion unbehandelt	Bronchopulmonaler Infekt - Pneumonie	Restriktion	Manifeste Ateminsuffizienz; Zyanose	
Laborwerte Leber normal	Laborwerte Leber leichte Veränderungen	Laborwerte Leber schwere Veränderungen				
Laborwerte Niere normal	Laborwerte Niere leichte Veränderungen	Laborwerte Niere schwere Veränderungen				
Laborwerte SBH und Elektrolyte normal	Laborwerte SBH und Elektrolyte leichte Veränderungen	Laborwerte SBH und Elektrolyte schwere Veränderungen				
Hb > 12,5 g %	Hb 12,5-10,0 g %	Hb < 10,0 g %				
Verbrennungsindex (% Verbrennungsfläche x Alter)	Bis 20	Bis 40	Bis 60	Bis 80	80	
				Anzahl Punkte		

Literatur

Barron DW (1982) Anaesthesia related subjects in orthopaedic surgery. Blackwell, Oxford London Boston Melbourne
Barthels M, Poliwoda H (1980) Gerinnungsanalysen. Thieme, Stuttgart
Bevan DR (1979) Renal function in anaesthesia and surgery. Academic Press, London
Börger HH (1978) EKG-Information. Steinkopf, Darmstadt
Brown BR (ed) (1978) Outpatient anaesthesia. Davies, Philadelphia
Brown BR (ed) (1980) Anaesthesia and the patient with heart disease. Davies, Philadelphia
Brown BR (ed) (1981) Anaesthesia and the patient with liver disease. Davies, Philadelphia
Brown TCK, Fisk GC, Bush GH (1979) Anaesthesia for children. Blackwell, Oxford London Edinburgh Melbourne
Campkin TV, Turner JM (1980) Neurosurgical anaesthesia and intensive care. Butterworths, London Boston
Chung DC (1982) Anaesthesia in patients with Ischaemic heart disease. Arnold, London
Coltrell JE, Turndorf H (1979) Anaesthesia and neurosurgery. Mosby, St. Louis Toronto London
Deutsch E, Geyer G (1975) Laboratoriumsdiagnostik. Hartmann, Berlin (Vertrieb Karger, Basel)
Gothard JWW, Branthwaite MA, English ICW (1982) Anaesthesia for thoracic surgery. Blackwell, Oxford London Edinburgh Boston Melbourne
Gross R, Scholmerich P (1977) Lehrbuch der Inneren Medizin. Schattauer, Stuttgart New York
Hadorn W, Zöllner N (1979) Vom Symptom zur Diagnose. Karger, Basel
Hatch DJ, Sumner E (1981) Neonatal anaesthesia. Arnold, London
Hegglin, Siegenthaler (1980) Differentialdiagnose innerer Krankheiten. Thieme, Stuttgart
Katz I, Benumolf I, Kadis LB (1981) Anaesthesia and uncommon diseases. Saunders, Philadelphia
Lake CL (1985) Cardiovascular anaesthesia. Springer, Berlin Heidelberg New York Tokyo
Larsen R (1984) Anästhesie für Herz-, Thorax- und Gefäßchirurgie. Springer, Berlin Heidelberg New York Tokyo
Löllgen H (1983) Kardiopulmonale Funktionsdiagnostik. Ciba-Geigy, Basel
Miller RD (1981) Anaesthesia. Churchill Livingstone, New York London Melbourne
Morr-Strathmann, Tillmann (1984) Grundlagen des invasiven Kreislaufmonitoring. Deutsche Abboth
Piper W (1974) Innere Medizin. Springer, Berlin Heidelberg New York Tokyo
Schettler G (1976) Innere Medizin. Thieme, Stuttgart
Schrier RW (1981) Manual of nephrology. Little Brown, Boston

Smith NT, Miller RD, Corbascio AN (1981) Drug interactions in anaesthesia. Lea & Febinger, Philadelphia

So CS (1974) Praktische Elektrokardiographie. Selecta-Verlag

Stoelting RK, Vierdorf SF (1983) Anaesthesia and coexisting disease. Churchill Livingstone, New York London Melbourne

Strauer BE (1983) Das Hochdruckherz. Springer, Berlin Heidelberg New York Tokyo

Tarnow J (1983) Anaesthesie und Kardiologie in der Herzchirurgie. Springer, Berlin Heidelberg New York Tokyo

Vandam LD (1984) To make the patient ready for anaesthesia: Medical care of the surgical patient. Addison-Wesley, Reading/Mass, London Amsterdam

Vickers (1977) Medicine for anaesthesists. Blackwell, Oxford London Boston Melbourne

Weiß G (1979) Laboruntersuchungen nach Symptomen und Krankheiten. Springer, Berlin Heidelberg New York

Zander HL (1980) Anaesthesia for orthopaedic surgery. Davies, Philadelphia

Sachverzeichnis

Adam-Stokes-Anfall 45, 46
Adenohypophyse 205, 267
Adrenokortikotropes Hormon (ACTH) 124
Afibrinogenaemie 220
Akromegalie 205, 267
Albumin 102, 115
Aldosteron 125
Aldosteronismus 203
Alkalische Phosphatase 101
Ambulante Operation 259
Amyotrophe Lateralsklerose 231
Anaemie 214 ff., 268
- Eisenmangel 214
- aplastische 214
- haemolytische 215
- megaloblastische 215
Aneurysma, intrakranielles 231
Angina pectoris 161
- Differentialdiagnose 162
Angiographie 245
Antikoagulanzien 133, 222
Antithrombin III (AT 3) 141 ff.
Aortenaneurysma 247
Aorteninsuffizienz, chronische 173
Aortenruptur 247
Aortenstenose 171
ARDS (adult respiratory distress syndrome) 268
Arteria carotis interna Syndrom 175
Arterielle Verschlußkrankheit 175 ff., 268
Aspergillose 177
Asthma bronchiale 176
Astrup 92 ff.
Atemstoßtest, forcierter 83, 88
Auskultation 22, 78
AV-Block 45
Azidose, metabolische 113

Beck Trias 257
Beckenvenenthrombose 176, 183

Befunderhebung (Checkliste) 2
Belastungs-EKG 51 ff.
Bilirubin 102
BKS (Blutkörperchensenkungsgeschw.) 26
Blutbild 26, 148
Blutdruckmessung 23
Blutgasanalyse 92 ff.
Blutgerinnung 13, 103, 219, 268
- Antithrombin III 141 ff.
- Blutungszeit 143 ff.
- Einzelfaktorbestimmung 137 ff.
- Gerinnungskaskade 127 ff.
- Fibrinogenbestimmung 135 ff.
- Plasminogen 142
- Plättchenfaktoren 145
- PTT (partielle Thromboplastinzeit) 130 ff.
- Faktor V, XIII-Defizit 221
- Quick 103, 129 ff., 138
- Thrombinkoagulasezeit (Reptilase) 134 ff.
- Thrombinzeit 132 ff.
Blutgruppe 13
Blutung, intrakranielle 231
Blutungszeit 143 ff.
Bluttransfusion, massive 222
Blutverlust 14
Blutzucker 13, 103
Bocksbeutelherz 127
Bradykardie 41
Bronchiektasen 178
Bronchitis, chronische 178
Bypass, aortokoronarer 242

Calcium 115
Cava-Katheter 59
Chlorid 115
Cholelithiasis 186
Cholezystographie 106
Cholinesterase 102

289

Chorea Huntington 232, 268
Closing capacity 84
Closing volume 84
CO_2-Partialdruck 96
Conn-Syndrom 203
Cor pulmonale 38
Corticosteroide 124, 125
Crigler-Najjar-Syndrom 192
CT (Computertomographie)
- Leber 106
- Niere 121
Cushing-Syndrom 202, 203

Degenerative Erkrankungen 231
Diabetes insipidus 207 ff., 268
Diabetes mellitus 211
Diagnostikprogramm 267
DIC (disseminierte intravasale Gerinnung) 222
Differentialblutbild 26, 148
Diffusionskapazität 84, 89
Digitalistherapie 25, 39
Doppler-Sonographie 57
Dubin-Johnson-Syndrom 192
Dyspnoe, Differentialdiagnose 74
Dystrophie, myotonische (Curschmann-Steinert) 227
Dystrophie, muskuläre 225
- Typ Duchenne 225
- Typ Landouzy-Déjérine 226
- Typ Erb und Leyden-Moebius 226

Echokardiographie 56, 245, 251
Eisenbindungskapazität 152
Eisenmangelanämie 214
EKG (Elektrokardiogramm) 12, 30 ff.
- Hypertonie 34
- KHK (Koronare Herzkrankheit) 34 ff.
- Myokardinfarkt 36
- Cor pulmonale 38, 81
- Myokarditis 38
- Perikarditis 39
- Digitalistherapie 39
- Rhythmusstörung 40
- Schrittmacher-EKG 48
- *Langzeit-EKG* 49
- Belastungs-EKG 51 ff.
- Elektrolytstörungen 118 ff.
Elektrolyte 12, 25, 110 ff.
Elektrophorese 102
Emphysem 179

Endokrines System 122 ff., 197 ff.
Epilepsie 235 ff., 268
Extrasystolie 42 ff., 50, 56

Fettleber 187
FEV (forciertes exspiratorisches Volumen) 83, 88
Fibrinogenbestimmung 135
Fick'sches Prinzip 69
Fluß-Volumen-Diagramm 84, 89, 90
Foetor uraemicus 107
- hepaticus 99
Folsäure 152
Folsäuremangel 215
Frank-Starling-Mechanismus 68
FRC (funktionelle Residualkapazität) 83
Fremitus 76
Friedreich-Ataxie 232

GOT 100
GPT 100
Gallenwege, Obstruktion 186 ff., 268
Gamma-GT 101
Gastrokopie 106
Gasverteilung 84
Gefäßwiderstand 68
Gelenkchirurgie 250
Gerinnungsstörungen 219 ff.
Gerinnungssystem 13, 127 ff.
Gesichtsverletzung, traumatische 255
Glomerulonephritis, akute 193 ff., 268
Glukose-6-Phosphat-Dehydrogenase-Mangel 128, 216
Goldman-Studie 5
Grass-System 6

Haematokrit 11, 103
Haematologisches System 126 ff., 213
- Laborwerte 126, 271
- Differentialblutbild 148
- Gerinnung 127 ff.
Haemiglobin 129, 218, 269
Haemoglobin 11, 25, 103, 114
Haemolyse, akute 128
Haemophilie A, B 131, 139, 219
Harnstoff 13, 113
Harnwege, ableitende 192 ff., 268
Heliumdilution 83
Hepatitis 187 ff., 269
- akute infektiöse: A, B, Non A, Non B, Sonstige 187

- chron. persistierende 188
- alkoholtoxische 189
Hepatitisserologie 104 ff.
Herzerkrankung, Koronare 34 ff., 161 ff, 269
Herzerkrankung, Symptomatik 18
Herzfrequenz, maximale 53
Herzinfarkt 25 ff., 161
- Killip-Klassifikation 161
- EKG-Veränderungen 35, 165
- Enzyme 25, 167
Herzinsuffizienz 23, 27, 159
Herzkatheter 61 ff., 245
Herzklappen 128 ff., 268
- künstliche 174, 244
Herzminutenvolumen 67
Herzrhythmusstörungen 40, 167
Herzschrittmacher 48
Hiatus leucämicus 150
Hyperbilirubinaemien, idiop. 192
Hypercalcaemie 209
Hypercalcaemie Syndrom 210
Hyperkaliämie 111, 112
Hyperkaogulabilität 147
Hyperparathyreoidismus 209
Hypertension, pulmonale 28, 238
Hyperthermie, maligne 184, 228, 269
Hyperthyreose 122, 198
Hypertonie 23 ff., 157 ff., 269
Hypokaliaemie 101, 111, 112
Hypoparathyreoidismus 211
Hypophysenvorderlappeninsuffizienz 207
Hypoprothrombinaemie 221
Hypothyreose 201
Hypotonie 158
Hypoventilation, primäre 179

Indikatorverdünnungsmethode 69
Ischämie d. Herzens 34 ff.

Jugularis-Katheter 60

Kalium-Haushalt 101, 111 ff.
Kammerflimmern 45
Kardiozirkulatorisches System 16 ff., 157
- Untersuchung 19
- Labor 25
- EKG 30 ff.
- weiterführende Untersuchung 56 ff.
Karotischirurgie 175, 247, 269

Karzinoidtumor 209
Katecholamine 125
Kinderchirurgie 260 ff., 269
- Diagnostik 261
- spezielle Diagnostik 263
Knochenmark 154
Koproporphyrin 128
Koronare Herzkrankheit 34, 161, 269
Kraniotomie 249 ff., 270
Kreatinin 13, 104, 114
Kreatininclearance 120
Kreislauf, pulmonaler 241

Laborparameter, Normwerte 271
- Erwachsene 271
- Kinder 282
Langzeit-EKG 49
Leberabszeß 191
Leberdiagnostik 98 ff.
- klinische Untersuchung 99
- Labor 100 ff.
- weiterführende Untersuchung 106 ff.
Leberkarzinom, primäres 191
Leberzirrhose 189 ff., 270
- Klassifikation 191
Leberparenchymerkrankungen 187 ff., 221, 270
leukämoide Reaktion 150
Leukozytenzahl 26, 116, 149 ff.
Linksherzbelastung 29 ff.
Linksherzhypertrophie 34
Linksherzkatheter 69 ff.
Linksverschiebung 149
Lown-Klassifizierung 50
Lunge 176
- Verletzung der Luftwege 256
Lungenembolie 181 ff., 269
Lungenerkrankung 176
- obstruktive 176
- restriktive 179
Lungenfunktionsdiagnose 177, 239, 251
Lungenfunktionsstörung 269
Lungenfunktionstest 81 ff., 85, 89, 91
Lungeninfarkt 181 ff., 269
Lungenneoplasma 185 ff., 269
- Lobektomie 236 ff., 270
- Pneumektomie 236 ff., 270
Lungenoedem 27
Lungenversagen, akutes 183
Lungenvolumen 82 ff.
- RV (Residualvolumen)

- FEV (forciertes, exspiratorisches Volumen) 83, 88
- FRC (funktionelle Residualkapazität) 83
- Vmax (freiwillige maximale Ventilation) 83, 85, 89
- CV (closing volume) 84
- CC (closing capacity) 84
- Normwerte 91

Magnesium 115
Methaemoglobin 129
Methaemoglobinaemie 218 ff., 269
Meulengracht-Syndrom 192
Mitralinsuffizienz, chronische 170
Mitralstenose 169
Multiple Sklerose 233
Muskelerkrangungen 154
Muskelbiopsie 155
Myasthenia gravis 154, 227
Myasthenisches Syndrom (Lambert-Eaton) 228
Myokarditis 38, 174
Myokardinfarkt 25, 161
- Enzyme 25, 167
- EKG 35, 165
Myopathien 224 ff., 269
Myositis ossificans 230 ff., 270
Myotonie 154, 227

Natriumhaushalt 101, 110, 117 ff.
Nebenniere, Rinde 202 ff., 270
- Insuffizienz 205
Nebenschilddrüse 125, 209 ff., 270
Nephritis, interstitielle 193
Nephrolethiasis 210
Neuralgie, glossopharyngeale 234
Neuromuskuläres System 154 ff., 224
Neuropathie 233
Niere 192
Nierendiagnostik 107 ff.
- Labor 110
- Funktionsdiagnostik 120
- weiterführende Untersuchung 120 ff.
Nierenfunktionsstörung 193
Niereninsuffizienz, chronische 194 ff., 270
- terminale, dialysepflichtige 196
Nierentransplantation 197
Nierenversagen, akutes 196
Nomogramm 93

Normwerte 91, 271
- Lunge 91 ff.
- Belastungs-EKG 52, 53
- Gefäßdruck 63
- haemodynamische Funktionsgrößen 70
- Astrup 98
- Leberdiagnostik 106
- Niere 116

O_2-Partialdruck 96
O_2-Sättigung, verminderte 21
Oedeme, Differentialdiagnose 21
Orthostase 159
Osmolarität 117

Paraplegie 234
Paralyse, familiäre periodische 229
Parathormon 125
Parkinson-Erkrankungen 232
Partialdruck (O_2, CO_2) 96
Perikarderguß 174
Perikarditis 27, 39, 174
pH-Wert 112
Phäochromozytom 207
Phlebitis, akute 176
Phonokardiogramm 57
Phosphat 115
Pickwick-Syndrom 179
Plasminogen 142
Plättchenfaktor 145
Pleuraempyem 186
Pleuraerguß 186
Pneumonie 180
Pneumothorax 186
Polytrauma 251
Porphobilinogen 128
Porphyrie 128, 218
Praeinfarktsyndrom, Differentialdiagnose 163
Protokoll 284
Protoporphyrine 128
PTT (partielle Thromboplastinzeit) 117, 130
Pulmonalarterieller Druck 66, 241
Pulmonaliskatheter 62 ff.
Pulmonalsklerose 28
Pulsation 20
Pulspalpation 21
Pyelonephritis, akute 193

Quick-Test 129 ff.

Raumforderung, intrakranielle 230
Raumforderung, Lunge 185 ff., 269
Radio-Xenon-Methode 84
Rechtsherzbelastung 29 ff.
Rechtsherzkatheter 62 ff.
Rechtsverschiebung 151
Reptilasezeit 134
Residualkapazität 83
Residualvolumen 82
Respiratorisches System 72 ff., 176 ff.
- Thoraxuntersuchung 75 ff.
- Lungenfunktion 81 ff.
Rhythmusstörungen 40
Risiko-Checkliste 6 ff.
Risiko-Gruppeneinteilung 4 ff.
Rotor-Syndrom 192
Röntgendiagnostik
- Thorax 14, 27 ff., 28, 80 ff.
- Leber 106
- Niere 119 ff.
RR-Blutdruckmessung (Riva Rocci) 23
Rückenmarkverletzung 254

Schädel-Hirn-Trauma (SHT) 254
Schenkelblock 47
Schilddrüse 122 ff., 197 ff.
- Diagnostik, Übersicht 198
- Laborbefunde 200
- Hormone 122
- Feinnadelpunktion 124
- Funktionstest 122 ff.
Schock, hypovolämischer 252
Schrittmachertherapie 47, 48
Sekundenkapazität 83, 88
Serumeisen 152
Serumelektrophorese 102
Serumosmolarität 125
Serumproteine 12
Shy-Drager-Syndrom 233
Sichelzellenanaemie 217 ff., 270
Sichelzellennachweis 129
Sick-Sinus-Syndrom 41
Sinuaurikulaerer Block 45
Skoliose 271
Sonographie
- Schilddrüse 123
- Leber 106
- Niere 120
- Herz (Doppler) 57
Sternalpunktion 154

Stimmfremitus 76
Subclaviakatheter 61
Synkope, vasovagale 159
Syringomyelie 231
Szintigraphie
- Schilddrüse 123
- Niere 121
- Leber 106
Myokard, Ventrikel 58

Tetanie 115
Tetraplegie 234
Thermodilution 69
Thoraxauskultation 78
Thoraxdeformität 19
Thoraxtrauma 256
Thrombelastogramm 146
Thrombinkoagulasezeit 134
Thrombinzeit 132
Thrombophlebitis, akute 176
Thrombozyten 103, 117, 143 ff.
Thrombozytenfunktionsstörung 223
- medikamentös 223
- idiopathische 224
Transferrin 152

Überleitungsstörungen 45
Urin
- spezifisches Gewicht 125
- Analyse 117
Uroporphyrogen-Synthetase 127

Vanillinmandelsäure 125
Varikosis 175
Venenkatheter 60
Venenstauung 20
Vitamin B_{12}-Mangel 152, 215
Vitamin-K-Mangel 222
Vorhofflimmern 44

Wasserhaushalt 109, 117, 118
Wedge-Druck 65
Wenckebach-Periodik 46
v. Willebrand-Jürgens-Syndrom 131, 140, 220
Wirbelsäulenchirurgie 251
Wirbelsäulendeformität 19
WPW (Wolff-Parkinson-White-Syndrom) 40

Zerebrovaskuläre Erkrankung 231
Zystitis 192

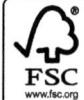

MIX
Papier aus verantwortungsvollen Quellen
Paper from responsible sources
FSC® C105338

If you have any concerns about our products,
you can contact us on
ProductSafety@springernature.com

In case Publisher is established outside the EU,
the EU authorized representative is:
**Springer Nature Customer Service Center GmbH
Europaplatz 3, 69115 Heidelberg, Germany**

Printed by Libri Plureos GmbH
in Hamburg, Germany